全国卫生职业教育教学指导委员会
医学检验技术专业分委会审定教材

医学检验技术士（师）资格考试"岗课赛证"融通系列教材

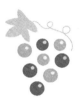

生物化学检验

总主编　钟楠楠　李珍珠

主　编　李珍珠　钟楠楠　刘观昌

副主编　梅　蕾　李晨燕　徐　敏

编　者　（以姓氏笔画为序）

田宝莹　汉中职业技术学院

代荣琴　沧州医学高等专科学校

冯　凯　西安市卫生学校

吕荣光　甘肃卫生职业学院

刘　隽　河南医学高等专科学校

刘　敏　哈尔滨市卫生学校

刘观昌　菏泽医学专科学校

孙红梅　菏泽家政职业学院

李玉白　湖南环境生物职业技术学院

李珍珠　陕西能源职业技术学院

李晨燕　西安市卫生学校

张婧博　陕西能源职业技术学院

陈雪花　安康职业技术学院

邵红英　宝鸡职业技术学院

赵红霞　新疆昌吉职业技术学院

钟楠楠　西安市卫生学校

秦梁智　安顺职业技术学院

徐　敏　安顺职业技术学院

梅　蕾　黑龙江农垦职业学院

西北大学出版社

·西安·

U0280621

图书在版编目(CIP)数据

生物化学检验 / 李珍珠，钟楠楠，刘观昌主编. — 西安：西北大学出版社，2021.12（2023.8 重印）

医学检验技术士(师)资格考试"岗课赛证"融通系列教材 / 钟楠楠，李珍珠总主编

ISBN 978 - 7 - 5604 - 4812 - 1

Ⅰ.①生… Ⅱ.①李… ②钟… ③刘… Ⅲ.①生物化学—医学检验—教材 Ⅳ.①R446.1

中国版本图书馆 CIP 数据核字(2021)第 166985 号

生物化学检验

SHENGWU HUAXUE JIANYAN

总 主 编	钟楠楠 李珍珠	
主 编	李珍珠 钟楠楠 刘观昌	
出版发行	西北大学出版社	
地 址	西安市太白北路 229 号	
邮 编	710069	
电 话	029 - 88303310	
网 址	http：//nwupress．nwu．edu．cn	
电子邮箱	xdpress@nwu．edu．cn	
经 销	新华书店	
印 装	西安日报社印务中心	
开 本	787mm×1092mm 1/16	
印 张	24	
字 数	590 千字	
版 次	2021 年 12 月第 1 版 2023 年 8 月第 2 次印刷	
书 号	ISBN 978 - 7 - 5604 - 4812 - 1	
定 价	57.00 元	

医学检验技术士（师）资格考试
"岗课赛证"融通系列教材
编写委员会

主 编
（以姓氏笔画为序）

刘观昌	李 卓	李珍珠	张纪云	张家忠	陈华民
钟楠楠	殷 彦	彭 进	谢 春	窦 迪	

副主编
（以姓氏笔画为序）

牛靖萱	冯秋菊	师 越	闫晓华	李红岩	李晨燕
袁学杰	徐 敏	梅 蕾	韩际梅		

编 者
（以姓氏笔画为序）

万雪莲	马 婷	王 丹	王 红	王 盼	王纯伦
王海凤	支金华	田宝莹	代荣琴	冯 凯	吕荣光
刘 宁	刘 隽	刘 敏	刘慧丽	汤智慧	孙红梅
杜彬彬	李 甜	李 影	李文娜	李玉白	李丽芳
杨 英	杨亚楠	杨青青	宋 艳	张 迁	张 佩
张立梅	张淑娟	张婧博	陈雪花	邵红英	武云博
苗 宁	屈文婷	赵 岩	赵红霞	胡东坡	胡明翠
段 茜	段晓丹	秦梁智	莫 莎	贾 彤	徐 倩
高菊兴	高瑞君	唐 佳	黄卉妍	曹利君	曹薇薇
龚晓华	梁红军	程振娜	游晓拢	谢 乐	谢佳艺
谢满晴	詹小妍				

序 言

Preface

　　为全面贯彻《国家职业教育改革实施方案》(简称为"职教二十条")精神，在职业教育的教学中真正实现"岗课赛证"的深入融通，在全国卫生职业教育教学指导委员会医学检验技术专业分委会的组织和指导下，由八十余名来自全国职业院校的卓越教师和行业专家担任编者，历时三年多精心编写完成了本系列教材。本系列教材将医学检验技术人员上岗必须通过的资格考试大纲要求内容贯穿于日常教学过程中，实现岗位需求与资格考试对接、资格考试与课程标准对接、课程标准与岗位需求对接；涵盖了医学检验技术专业的核心课程内容，内容系统而周密，习题均配有参考答案及解析，可以作为医学检验技术专业各赛项的备考材料及试题来源。因此，本系列教材不但在"岗""课"与"证"之间架起了有效的沟通桥梁，也实现了"岗""课"与"赛"的有效衔接，真正实现了"岗课赛证"的有效融通。

　　各职业院校已经认识到了"岗课赛证"融通的必要性，在教学体系中加入了"课证融合"课程，但却苦于没有相应的配套教材。这套"医学检验技术士(师)资格考试'岗课赛证'融通系列教材"将弥补这一遗憾。

　　本系列教材包括《临床检验基础》《生物化学检验》《微生物学检验与寄生虫学检验》《免疫学检验》《血液学检验》五种。每种教材的编者均是长期从事医学检验技术专业教学的卓越教师和长期从事医学检验临床工作的行业专家，大多数教师有着长期辅导资格考试的丰富经验。他们在仔细研读考试大纲的前提下，将丰富的教学经验和临床工作经验浓缩于教材之中。每种教材章节划分均与资格考试大纲相互对接，每个章节分为"本章考纲""内容概要""归纳总结""相关习题"和"考题示例"五个模块。在"本章考纲"模块列出了资格考试大纲中的本章节内容要求，作为该章节的指导和引领；"内容概要"模块是教师多年教学经验总结出的围绕考试大纲所要求内容的简要解读；"归纳总结"模块是对本章节内容较精炼的总结，以期帮助学习者精确掌握本章节核心的内容。通过"相关习题"模块的练习，强化和检验学习效果；"考题示例"模块以高度仿真的考题形式，让学习者通过大量的练习，在掌握和强化知识点的同时，对资格考试的题型、形式、难度等熟记于心。

为了便于教学和学习，本系列教材还配有网络学习平台——葡萄医考。

我们有理由相信，本系列教材一定会在课本和资格考试之间架起一座有效的沟通桥梁，结出硕果。

2021 年 5 月

前言

Foreword

为适应国家对职业教育的要求，促进医学检验教育发展，帮助医学检验技术专业学生、临床检验工作者更好地掌握学习、复习和应试技巧，同时也帮助教师进行有针对性的教学，提高教学质量，实现教学的"岗课赛证"深度融通，在全国卫生职业教育教学指导委员会医学检验技术专业分委会的组织和指导下，我们编写了"医学检验技术士（师）资格考试'岗课赛证'融通系列教材"之一《生物化学检验》。本教材充分体现了专业与职业岗位对接、课程内容与职业标准对接、教学过程与岗位工作对接、学历证书与职业资格证书对接、职业教育与终身学习对接的职业教育理念和要求。

本教材共分为绪论，糖代谢紊乱及糖尿病的检查，脂代谢及高脂血症的检查，血浆蛋白质检查，诊断酶学，体液平衡紊乱及其检查，钙、磷、镁代谢与微量元素，治疗药物监测，心肌损伤的标志物，肝胆疾病的实验室检查，肾功能及早期肾损伤的检查，胰腺疾病的检查，内分泌疾病的检查，临床化学常用分析技术，临床化学自动分析仪等十五章内容，以全国规划教材《生物化学检验》为蓝本，以教学大纲和医学检验技术士（师）资格考试大纲为依据，以"本章考纲""内容概要""归纳总结""相关习题""考题示例"为基本模块，涵盖了生物化学检验课程的核心内容。"相关习题"与"考题示例"模块内容以选择题为主，系统而周密，每题均配有参考答案及解析并单独成册，帮助学生明确教材基本内容，掌握答题基本要领，以提高分析问题能力和记忆效果。另附有相应课程标准以供参考。

本教材主要供医学检验技术专业的教师和学生使用，也可作为医学检验技术专业各赛项的备赛资料，也可供检验医师资格考试和医学检验技术人员在工作中参考使用。

衷心感谢全国卫生职业教育教学指导委员会医学检验技术专业分委会的精心组织和指导，也非常感谢各位编者在本教材编写过程中的全力配合与真诚合作，还要感谢所有编者工作单位的大力支持。由于编者的学术水平以及对教材内容理解和掌握的能力有限，书中不妥之处，敬请广大读者批评指正。

李珍珠　钟楠楠　刘观昌

2021 年 5 月

目 录 ◀

Contents

参考答案及解析

第一章 绪 论

本 章 考 纲

单元	细目	要点	要求	科目
绪论	临床化学	(1)基本概念	熟悉	1，2
		(2)临床化学检验及其在疾病诊断中的应用	熟悉	3，4

注：1—基本知识；2—相关专业知识；3—专业知识；4—专业实践能力。

内 容 概 要

一、基本概念

临床化学，又称为临床生物化学或生物化学检验，是一门新兴的、年轻的学科，只有几十年的历史。它是化学、生物化学和临床医学的结合，目前已经发展成一门成熟的独立学科。临床化学有其独特的研究领域、性质和作用，是一门理论性和实践性均较强的，并以化学和医学为主要基础的边缘性应用学科，也是检验医学中一个独立的主干学科。

临床化学、临床生物化学、生物化学检验，这几个名词在内容上没有极严格和明确的区分，常互相使用。

二、临床化学检验及其在疾病诊断中的应用

1. 临床化学的主要作用

(1)阐述有关疾病的生物化学基础和疾病发生、发展过程中的生物化学变化。这部分内容又可称为化学病理学。

(2)开发应用临床化学检验方法和技术，对检验结果及其临床意义做出评价，用以帮助临床做出诊断和采取正确的治疗措施。

2. 临床化学检验的主要内容和任务

(1)寻找疾病发生、发展过程中的特异性物质及其检测方法，为诊断和治疗疾病提供最有力的证据。

(2)研究和改进检测方法，使检测技术更简单，方法特异性更强、灵敏度更高、精

密度和准确度更好。

（3）持续改进实验室工作流程及与之配套的计算机管理系统，建立行之有效的实验室管理体系。

（4）向临床提供科学、合理、满意的解释服务，即检验信息咨询，使检验资源得到充分利用。

归 纳 总 结

1. 临床化学，又称为临床生物化学或生物化学检验，是一门理论性和实践性均较强的学科。

2. 临床化学阐述疾病的生化基础和疾病发生、发展中的生物化学变化。

3. 临床化学通过对组织和体液的化学成分进行定性或定量检测，来为疾病的机制、诊断、病情监测、药物疗效、预后判断、疾病预防等方面提供依据。

4. 临床化学技术发展达到了微量、自动化、高精密度的程度。

5. 临床化学能检测糖、蛋白质、脂肪、酶、电解质、微量元素、内分泌激素等，也包含肝、肾、心、胰等器官功能的检查。

相 关 习 题

1. 临床生物化学是一门新兴的、年轻的学科，它是化学、生物化学和临床医学的结合，它又被称为以下哪种
   A. 化学
   B. 生物化学
   C. 临床化学
   D. 临床医学
   E. 化学病理学

2. 临床化学着重研究以下内容，除了
   A. 实验方法
   B. 应用化学
   C. 生物化学的理论
   D. 疾病发生机制
   E. 实验操作技术

3. 临床生物化学为下列医疗方面提供信息和理论依据，除了

A. 疾病诊断
B. 病情监测
C. 疗效评估
D. 预后判断
E. 细胞形态学观察

4. 关于临床化学的基本概念，叙述不恰当的是
   A. 它是一门新兴的、年轻的学科
   B. 它是化学、生物化学和临床医学的结合
   C. 目前已经发展成一门较为成熟的独立学科
   D. 它是一门实践性比理论性更重要的应用学科
   E. 它是检验医学中的主干学科

5. 临床化学的主要作用不包括
   A. 阐述有关疾病的生物化学基础和疾病发生、发展过程中的生物化学变化
   B. 疾病时组织细胞的病理形态改变
   C. 开发应用临床化学检验方法和技术
   D. 对检查结果及其临床意义做出评价
   E. 帮助临床做出诊断和采取正确的治疗措施

考 题 示 例

1. 临床化学的主要作用包括【相关专业知识】
   A. 研究临床药物的药代动力学基础
   B. 开发新的化学合成药物
   C. 阐述临床致病微生物在疾病发生、发展过程中的生物化学反应
   D. 提供临床化学药物的基础与临床应用等相关知识
   E. 阐述有关疾病的生物化学基础和疾病发生、发展过程的生物化学变化

2. 临床化学是研究【基础知识】
   A. 人体器官、组织、体液的化学组成和进行着的生物化学反应过程
   B. 动物疾病模型的器官、组织、体液的化学组成和进行着的生物化学反应过程
   C. 细胞培养液的化学组成和进行着的生物化学反应过程
   D. 病原微生物的化学组成和进行着的生物化学反应过程
   E. 环境的化学组成和进行着的生物化学反应过程

3. 临床化学检验在检查内容方面包括【专业实践能力】
   A. 细胞形态学的检查内容
   B. 组织形态学的检查内容
   C. 肝脏、肾脏、心脏、胰腺等器官功能的检查内容
   D. 遗传性疾病的检查内容
   E. 病毒、细菌等感染性物质的检查内容

第二章　糖代谢紊乱及糖尿病的检查

本章考纲

单元	细目	要点	要求	科目
糖代谢紊乱及糖尿病的检查	1. 糖代谢简述	(1)基础知识	熟练掌握	1
		(2)血糖的来源与去路	熟练掌握	1，2
		(3)血糖浓度的调节	熟练掌握	1，2
		(4)胰岛素的代谢	熟练掌握	2，3
	2. 高血糖症与糖尿病	(1)高血糖症	熟练掌握	3，4
		(2)糖尿病与糖尿病分型	熟练掌握	2，3
		(3)糖尿病诊断标准	熟练掌握	1，2
		(4)糖尿病的代谢紊乱	熟练掌握	2，3
		(5)糖尿病急性代谢合并症	熟练掌握	3，4
	3. 糖尿病的实验室检查内容、方法学评价、参考值和临床意义	(1)血糖测定	熟练掌握	3，4
		(2)尿糖测定	熟练掌握	3，4
		(3)口服葡萄糖耐量试验	熟练掌握	3，4
		(4)糖化蛋白测定	熟练掌握	3，4
		(5)葡萄糖-胰岛素释放试验和葡萄糖-C肽释放试验	熟练掌握	3，4
		(6)糖尿病急性代谢合并症的实验室检查	熟练掌握	3，4
	4. 低血糖症的分型及诊断	(1)低血糖症概念	熟悉	2，3
		(2)空腹型低血糖	熟悉	2，3
		(3)餐后低血糖反应	熟悉	2，3
	5. 糖代谢先天性异常	(1)糖原代谢异常	了解	1，2
		(2)糖分解代谢异常	了解	1，2
		(3)葡萄糖-6-磷酸脱氢酶缺乏	了解	1，2

注：1—基本知识；2—相关专业知识；3—专业知识；4—专业实践能力。

内 容 概 要

一、糖代谢简述

(一)基础知识

1. 糖的分类

糖分为单糖(葡萄糖)、寡糖(双糖)、多糖(淀粉、糖原及纤维素)。

2. 糖的代谢途径

糖的代谢途径有糖的无氧酵解途径(糖酵解途径)、糖的有氧氧化途径、糖原的代谢途径、糖异生、磷酸戊糖途径、糖醛酸途径。

3. 糖的无氧酵解途径(糖酵解途径)

(1)概念　糖酵解途径指在无氧情况下,葡萄糖分解生成乳酸的过程。它是体内糖代谢最主要的途径。

(2)部位　糖酵解途径的部位在细胞液。

(3)条件　糖酵解途径的条件是无氧或缺氧。

(4)产物　糖酵解途径的产物是乳酸及少量腺苷三磷酸(ATP)。1分子葡萄糖可净生成2分子ATP,糖原中的1个葡萄糖单位可净生成3分子ATP。

(5)反应过程　糖的无氧酵解途径分为两大阶段。

第一阶段:在细胞液中,葡萄糖或糖原生成丙酮酸。

第二阶段:在细胞液中,丙酮酸还原生成乳酸。

(6)限速酶　糖酵解途径的限速酶有己糖激酶、6-磷酸果糖激酶、丙酮酸激酶。

(7)生理意义　①机体在无氧或缺氧条件下供应能量的重要方式。②某些细胞的主要供能途径,如红细胞、白细胞、视网膜、睾丸、表皮、肿瘤细胞等。③糖酵解的某些中间产物是脂类、氨基酸等的合成前体,并与其他代谢途径相联系。

4. 糖的有氧氧化途径

(1)概念　糖的有氧氧化途径指葡萄糖在有氧条件下彻底氧化成水(H_2O)和二氧化碳(CO_2)的过程,是糖氧化的主要方式。

(2)部位　糖的有氧氧化途径部位在细胞液及线粒体。

(3)条件　糖的有氧氧化途径的条件是有氧。

(4)产物　糖的有氧氧化途径的产物是H_2O、CO_2及大量ATP。1分子葡萄糖可净生成30或32分子ATP。

(5)反应过程　糖的有氧氧化途径分为三大阶段。

第一阶段:在细胞液中,葡萄糖或糖原生成丙酮酸。

第二阶段:在线粒体中,丙酮酸经脱氢脱羧反应生成乙酰辅酶A。

第三阶段:在线粒体中,乙酰辅酶A进行三羧酸循环。

三羧酸循环是在线粒体内进行的系列酶促反应,从乙酰辅酶A和草酰乙酸缩合成柠檬酸，到草酰乙酸的再生，构成一次循环过程，其间共进行 4 次脱氢氧化产生 2 分子 CO_2，脱下的 4 对 H_2，经氧化磷酸化生成 H_2O 和 ATP。

三羧酸循环的特点是：①从柠檬酸的合成到 α-酮戊二酸的氧化阶段为不可逆反应，故整个循环是不可逆的。②在循环运转时，其中的每一成分既无净分解，也无净合成。③三羧酸循环氧化乙酰辅酶 A 的效率取决于草酰乙酸的浓度。④每次循环所产生的还原型烟酰胺腺嘌呤二核苷酸(还原型辅酶 I，NADH)和还原型黄素腺嘌呤二核苷酸($FADH_2$)都可通过与之密切联系的呼吸链进行氧化磷酸化以产生 ATP。⑤该循环的限速步骤是异柠檬酸脱氢酶催化的反应。

(6)限速酶　糖的有氧氧化途径的限速酶有柠檬酸合成酶、α-酮戊二酸脱氢酶复合体、异柠檬酸脱氢酶。

(7)生理意义　糖的有氧氧化途径是机体获得能量的主要方式。

5. 糖原的代谢途径

(1)概述　糖原是动物体内糖的储存形式，是葡萄糖通过 α-1，4-糖苷键和 α-1，6-糖苷键相连而成的具有高度分枝的聚合物。糖原是可以迅速动用的葡萄糖储备。

(2)糖原的合成途径　①合成部位：肝、肌肉(糖原分为肌糖原和肝糖原)。②合成意义：糖原是动物体内糖的储存形式。③限速酶：糖原合酶。④耗能：合成 1 分子糖原需要消耗 2 分子 ATP。

(3)肝糖原的分解途径　①分解部位：肝。②分解意义：肝糖原可分解为葡萄糖而补充空腹血糖的不足(空腹 12h 内)；由于肌肉缺乏葡萄糖-6-磷酸酶，因此肌糖原不能分解葡萄糖，只通过糖酵解为肌肉收缩供能。③限速酶：磷酸化酶。

6. 糖异生

(1)部位　糖异生的主要部位是肝脏，其次是肾脏。

(2)原料　糖异生的原料有乳酸、丙酮酸、甘油、生糖氨基酸。

(3)限速酶　糖异生的限速酶有葡萄糖-6-磷酸酶、果糖-1，6-二磷酸酶、丙酮酸羧化酶、磷酸烯醇式丙酮酸激酶 4 种。

(4)生理意义　①补充空腹血糖的不足(空腹 12h 后)，维持血糖水平恒定；②防止乳酸中毒；③协助氨基酸代谢。

7. 磷酸戊糖途径

(1)部位　磷酸戊糖途径的部位在细胞质，存在于肝脏、乳腺、红细胞等组织。

(2)生理意义　①磷酸戊糖途径是体内唯一生成 5-磷酸核糖的途径，用于核苷酸和核酸的生物合成；②磷酸戊糖途径能产生大量的 NADPH，参与多种代谢反应，维持谷胱甘肽的还原状态等。

8. 糖醛酸途径

(1)生成有活性的葡萄糖醛酸(尿苷二磷酸葡萄糖醛酸，UDP-GlcA)。

(2)葡萄糖醛酸是蛋白聚糖的重要成分，如硫酸软骨素、透明质酸、肝素等。

(二)血糖的来源与去路

空腹时血糖(葡萄糖)浓度为 3.89～6.11mmol/L。

1. 血糖来源

(1)糖类消化吸收　糖类消化吸收为血糖的主要来源。

(2)肝糖原分解　在短期饥饿后发生肝糖原分解而来。

(3)糖异生　在较长时间饥饿后发生糖异生而来。

(4)其他来源　其他单糖的转化而来。

2. 血糖去路

(1)氧化分解　氧化分解为细胞代谢提供能量，为血糖主要去路。

(2)合成糖原　在进食后，血糖合成糖原，以储存。

(3)转化成非糖物质　血糖转化为氨基酸，以合成蛋白质。

(4)转变成其他糖或糖衍生物　血糖转变成其他糖或糖衍生物，如核糖、脱氧核糖、氨基多糖等。

(5)随尿排出　血糖浓度高于肾糖阈时可随尿排出一部分。肾糖阈：8.9～10mmol/L(160～180mg/dl)。

（三）血糖浓度的调节

血糖浓度的调节包括器官(肝脏)、激素和神经调节。

1. 肝脏对血糖的调节

(1)饱食后，血糖浓度↑，糖原合成↑，糖异生↓，糖原分解↓。

(2)饥饿时，血糖浓度↓，糖原合成↓，糖异生↑，糖原分解↑。

2. 激素对血糖的调节

(1)升高血糖的激素　升高血糖的激素有肾上腺素、糖皮质激素、胰高血糖素、生长激素。

(2)降低血糖的激素　胰岛素，由胰岛β细胞产生，是唯一降低血糖的激素。胰岛素通过促进肌肉、脂肪组织细胞摄取葡萄糖；促进糖原合成；加速糖的氧化分解；促进糖转变为脂肪、抑制脂肪分解；阻止糖异生，使血糖下降。

3. 神经对血糖的调节

(1)迷走神经兴奋，促使胰岛β细胞释放胰岛素，糖原合成↑，糖异生↓，血糖↓。

(2)交感神经兴奋，促使胰岛α细胞释放胰高血糖素，肾上腺髓质释放肾上腺素，糖异生↑，肝糖原分解↑，血糖↑。

（四）胰岛素的代谢

1. 合成

胰岛素由胰岛β细胞合成。C肽无胰岛素活性；胰岛素原有3%的胰岛素活性。

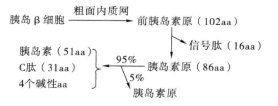

2. 分泌

(1)生理性刺激因子有高血糖(主要)、高氨基酸、脂肪酸、胰高血糖素等。

(2)一些药物也可刺激胰岛素分泌。

(3)胰岛素的基础分泌量为 0.5～1.0U/h,进食后分泌量可增加 3～5 倍。

(4)正常人呈脉冲式分泌。

3. 作用机制

(1)胰岛素发挥作用首先要与靶细胞表面的特殊蛋白受体结合。胰岛素受体主要分布于脑细胞、性腺细胞、红细胞和血管内皮细胞。

(2)血糖↑,刺激胰岛 β 细胞分泌胰岛素。

(3)胰岛素+受体 α 亚基→受体变构→激活 β 亚基蛋白激酶→生物学效应。

二、高血糖症与糖尿病

(一)高血糖症

1. 概念

空腹血糖浓度高于 7.0mmol/L 时称为高血糖症,血糖高于肾糖阈值 8.9～10mmol/L(160～180mg/dl)时可出现尿糖。

2. 高血糖的原因

(1)生理性高血糖　高糖饮食后 1～2h、运动、紧张等是生理性高血糖产生的原因。

(2)病理性高血糖　病理性高血糖产生的原因:①各型糖尿病及甲状腺功能亢进症等;②颅外伤、颅内出血等引起颅内压升高及在疾病应激状态下;③脱水,血浆呈高渗状态,如高热、呕吐。

(二)糖尿病与糖尿病分型

1. 概念

糖尿病(DM)是在多基因遗传基础上,加上环境因素、自身免疫的作用,通过未完全阐明的机制,引起胰岛素分泌障碍和胰岛素生物学效应不足,导致以高血糖症为基本生化特点的糖、脂肪、蛋白质、水电解质代谢紊乱的一组临床综合征。

糖尿病的临床典型表现为"三多一少"(多食、多饮、多尿、体重减少),其慢性并发症主要是非特异和特异的微血管病变(以视网膜、肾脏受累为主,还可见冠心病、脑血管病、肢端坏疽等),以及末梢神经病变。

2. 糖尿病分型

美国糖尿病协会(ADA)/世界卫生组织(WHO)糖尿病分类如下。

(1)1 型糖尿病　1 型糖尿病又称为胰岛素依赖型糖尿病(IDDM),指由于胰岛 β 细胞破坏而导致内生胰岛素或 C 肽绝对缺乏的糖尿病类型,临床上易出现酮症酸中毒。

自身免疫性糖尿病:也就是青少年发病糖尿病,由于胰岛 β 细胞发生细胞介导的自身免疫损伤而引起。自身免疫性糖尿病的特点如下。①体内存在自身抗体,如胰岛细胞表面抗体(ICSA)、胰岛素抗体(IAA)、胰岛细胞抗体(ICA)等。②任何年龄均可发病，好发于青春期，起病较急。③胰岛素严重分泌不足，血浆 C 肽水平很低。④治疗依靠胰岛素。⑤多基因遗传易感性，如 $HLA-DR_3$、$HLA-DR_4$ 等基因。⑥病毒感染(柯萨奇病毒、流感病毒)、化学物质和食品成分等可诱发糖尿病发生。

特发性糖尿病：特发性糖尿病具有 1 型糖尿病的表现，而无明显病因，具有不同程度的胰岛素不足，但没有自身免疫反应的证据。

(2)2 型糖尿病　2 型糖尿病又称为非胰岛素依赖型糖尿病(NIDDM)，指由于不同程度的胰岛素分泌障碍和胰岛素抵抗并存，不发生胰岛 β 细胞的自身免疫性损伤的糖尿病类型。其特点为：①患者多数肥胖，病程进展缓慢或反复加重。血浆中胰岛素含量绝对值不低，但糖刺激后延迟释放。②胰岛细胞抗体等自身抗体呈阴性。③对胰岛素治疗不敏感。

(3)特殊型糖尿病　按病因和发病机制，特殊型糖尿病可分为 8 种，分别为 β 细胞功能遗传性缺陷、胰岛素作用遗传性缺陷、胰腺外分泌疾病(如胰腺手术、胰腺炎、囊性纤维化等)、内分泌疾病(如甲状腺功能亢进症、库欣病、肢端肥大症等)、药物或化学品所致糖尿病、感染、不常见的免疫介导糖尿病、可能与糖尿病相关的遗传性糖尿病。

(4)妊娠期糖尿病(GDM)　在确定妊娠后，若发现有各种程度的葡萄糖耐量减少或明显的糖尿病，不论是否需用胰岛素或饮食治疗，或分娩后这一情况是否持续，均可认为是妊娠期糖尿病。妊娠结束 6 周后应再复查，并按血糖水平分为糖尿病、空腹血糖过高、糖耐量减少、正常血糖 4 种情况。

(三)糖尿病诊断标准

(1)有糖尿病症状加随机血糖浓度≥11.1mmol/L(200mg/dl)。

(2)空腹血糖浓度≥7.0mmol/L(126mg/dl)。空腹：禁止热卡摄入至少 8h。

(3)口服葡萄糖耐量试验 2h 血糖浓度≥11.1mmol/L；口服葡萄糖耐量试验采用WHO 建议，口服相当于 75g 无水葡萄糖的水溶液。

(4)初诊糖尿病时可采用上述 3 种指标，但不论用哪一种指标都需在另一天，采静脉血重新测定，以 3 种指标中的任何一种进行确诊。

(四)糖尿病的代谢紊乱

1. 急性变化

(1)高血糖症　糖原合成减少，分解增加；糖异生加强；肌肉和脂肪组织对葡萄糖摄取减少。

(2)糖尿、多尿及水盐丢失　血糖过高超过肾糖阈时出现糖尿；渗透性利尿引起多尿及水盐丢失。

(3)高脂血症和高胆固醇血症　根据胆固醇及甘油三酯含量，高脂血症分为高甘油三酯血症、高胆固醇血症、混合型高脂血症、低密度脂蛋白血症，易伴发动脉粥样硬化(AS)和低极低密度脂蛋白(VLDL)。

(4)高钾血症　蛋白质合成减弱，分解代谢加速，可有高钾血症。

（5）酮酸血症　由于肝内酮体产生过多，当超过肝外组织的氧化能力时，会形成酮血症和酮尿症。

（6）乳酸血症　糖尿病代谢紊乱，可出现负氮平衡，表现为乳酸血症。

2. 慢性变化

（1）糖尿病时，葡萄糖含量增加，经醛糖还原酶和山梨醇脱氢酶催化导致山梨醇和果糖含量增多。

脑组织→细胞内高渗→突然用胰岛素降血糖时→易发生脑水肿。

神经组织→吸水引起髓鞘损伤→影响神经传导→糖尿病周围神经炎。

晶状体→局部渗透压增高→纤维积水、液化而断裂→白内障。

（2）高血糖使黏多糖合成增多，在主动脉和较小血管中沉积增加，加之高脂蛋白血症，可促使动脉粥样硬化发生。

（3）过多的葡萄糖促进结构蛋白的糖基化，产生进行性糖化终末产物。血管基底膜糖化终末产物与糖化胶原蛋白的进一步交联，使基底膜发生形态和功能的障碍，引起微血管和小血管病变。

（五）糖尿病急性代谢合并症

糖尿病急性代谢合并症包括糖尿病酮症酸中毒（DKA）、非酮症性高血糖高渗性糖尿病昏迷（NHHDC）、乳酸酸中毒（LA）。低血糖昏迷也是糖尿病急性并发症之一。

1. 糖尿病酮症酸中毒

（1）概念　糖尿病酮症酸中毒指由于胰岛素缺乏而引起以高血糖、高酮血症和代谢性酸中毒为主要表现的临床综合征。其中，酮体包括丙酮、乙酰乙酸和 β-羟丁酸，而 β-羟丁酸占 78%、乙酰乙酸占 20%、丙酮占 2%。糖尿病酮症酸中毒多见于 1 型糖尿病。

（2）发病原因　胰岛素缺乏，血糖利用降低，脂肪分解增强从而导致中间产物酮体合成增多并超过肝外利用，酮体在血液堆积，进而引起高酮血症、酸中毒。

（3）诱因　糖尿病酮症酸中毒的诱因有感染、停减胰岛素、饮食失调、精神刺激等。

（4）临床表现　食欲减退、恶心呕吐、无力、头痛头晕、"三多"加重、倦怠，可有腹痛、脱水症，深大呼吸、呼吸可有酮臭味，昏迷，咽部、肺部、皮肤常可见感染灶。

（5）实验室检查　血糖浓度常高于 16mmol/L（300mg/dl），尿糖强阳性，尿酮体阳性，血清 β-羟丁酸↑，血气分析如阴离子间隙（AG）↑，PCO_2 降低↓，pH 值可↓，血浆渗透压可↑。

2. 非酮症性高血糖高渗性糖尿病昏迷

（1）概念　非酮症性高血糖高渗性糖尿病昏迷指由于严重高血糖引起高渗性脱水和进行性意识改变的临床综合征。此时，血糖极高，没有明显的酮症酸中毒。

（2）发病原因　非酮症性高血糖高渗性糖尿病昏迷的发病原因是已有糖尿病或不同程度糖代谢紊乱。

（3）诱因　非酮症性高血糖高渗性糖尿病昏迷的诱因有感染、失水、使用某些药物

（如糖皮质激素、利尿剂、苯妥英钠、普萘洛尔）等加重了糖代谢紊乱。

（4）临床表现　其临床表现主要为脱水和神经系统症状和体征，具体包括脱水症状，如口唇干裂、少尿或无尿、眼窝塌陷、皮肤弹性差、血压低、心率快、轻/中度意识障碍、癫痫样抽搐、昏迷、病理反射阳性。

（5）实验室检查　血糖浓度极高，高于 33.6mmol/L（600mg/dl），血液浓缩，血红蛋白计数、白细胞计数、血小板计数均升高，尿糖强阳性、尿酮体可阳性、尿比重增加，血 Na^+ ↑，血 K^+ ↓，血浆渗透压常大于 >350mOsm/（kg·H_2O）、血肌酐（Scr）与尿素（Urea）均升高。

3. 乳酸酸中毒

（1）概念　乳酸酸中毒指血液乳酸浓度增高超过 5mmol/L 或 pH 值减低低于 7.35 的异常生化状态引起的临床综合征。乳酸浓度的正常参考范围在 0.6～1.2mmol/L。

（2）发病原因　乳酸酸中毒的发病原因是服用苯乙双胍（降糖灵，DBI）。

（3）临床表现　乳酸酸中毒的临床表现为乳酸堆积，出现疲劳、倦怠、无力、恶心、呕吐、腹泻、意识障碍、呼吸加快、体温降低、脱水等。

（4）实验室检查　白细胞计数 ↑，血乳酸浓度 >5mmol/L，$[HCO_3^-]$ <20mmol/L，AG >18mmol/L，pH 值 <7.35，PCO_2 ↓，PO_2 可正常或 ↓，尿素、肌酐、游离脂肪酸、甘油三酯均可 ↑。

三、糖尿病的实验室检查内容、方法学评价、参考值和临床意义

（一）血糖测定

1. 样本

血糖测定的样本为血浆、血清和全血。其中，全血葡萄糖浓度比血浆或血清低 12%～15%；餐后血糖浓度升高，静脉血糖 <毛细血管血糖 <动脉血糖；血糖测定必须为清晨空腹静脉取血，室温下放置，血糖浓度每小时可下降 5%～7%（约 10mg/dl）。如不能立即检查而又不能立即分离血浆或血清，就必须将血液加入含氟化钠的抗凝剂。

2. 方法

葡萄糖氧化酶-过氧化物酶偶联法（GOD-POD 法）被用于测定血糖，特异性高，是目前应用最广泛的常规方法，而己糖激酶法（HK）是公认的参考方法。

3. 参考值

正常血糖浓度在 3.89～6.11mmol/L（70～110mg/dl）。

4. 临床意义

当血糖浓度 >7.0mmol/L（126mg/dl）时称为高血糖症；当血糖浓度 <2.8mmol/L（50mg/dl）时称为低血糖症。

（二）尿糖测定

1. 概述

正常人尿糖定性为（一），24h 尿中排出的葡萄糖少于 0.5g。当血糖浓度超过肾糖

阈时，可在尿中测出糖。尿中可测出糖的最低血糖浓度（8.82～9.92mmol/L）称为肾糖阈。

尿糖测定主要用于筛查疾病和疗效观察而不作为诊断指标。因为随着肾小球和肾小管情况的不同，肾糖阈会有变化，一般情况下糖尿病患者血糖越高，尿糖也越多，可以从尿糖反映一定时间内葡萄糖从尿中流失的情况，但评价尿糖时一定要考虑肾糖阈的因素。

2. 方法

（1）班氏定性试验　班氏定性试验的原理是：利用葡萄糖或其他还原性物质在碱性高温环境中，将反应液中 Cu^{2+} 还原为亚铜离子 Cu^+，形成黄色的氢氧化亚铜或红色的氧化亚铜。

（2）葡萄糖氧化酶法（干化学法）　其反应原理同血糖葡萄糖氧化酶法。尿中的葡萄糖被试纸条中所含的葡萄糖氧化酶氧化生成葡萄糖醛酸和过氧化氢，而后者在过氧化物酶的催化下释放出氧，并使试纸条中的色原物氧化显色。根据显色的程度，可对尿葡萄糖做定性及半定量检测。

3. 参考值

葡萄糖氧化酶法（一）；24h 尿糖定量（葡萄糖氧化酶法）：＜0.5g/24h。

4. 临床意义

（1）血糖增高性糖尿　血糖增高性糖尿见于糖尿病、甲状腺功能亢进症、肢端肥大症、肾上腺瘤等。糖尿病患者在胰岛素治疗中用于指导调整药量，24h 尿糖定量对判断糖尿病的程度和指导用药较尿糖定性更为准确。

（2）血糖正常性糖尿　①肾糖阈降低所致的肾性糖尿，如家族性糖尿；②因细胞外液容量增加，近端小管重吸收受抑制，如妊娠；③肾小管重吸收功能受损，如慢性肾炎或肾病综合征。

（3）暂时性糖尿　①超过肾糖阈的生理性糖尿，如食入碳水化合物过多；②应激性反应，如脑外伤、脑血管意外、急性心肌梗死等。

（4）其他糖尿　乳糖、半乳糖、果糖、甘露糖等进食过多或代谢障碍，当肝硬化时，也可从尿中排出。

5. 注意事项

（1）妊娠、哺乳期可出现乳糖尿；大量吃水果，出现果糖尿，可使班氏法测定尿糖阳性。

（2）了解患者从尿中丢失糖的情况，要求至少固定饮食条件 1 周后测定 24h 尿糖，测定时先用定性法估计大概量，再用蒸馏水稀释至小于 300mg/dl（＋＋＋）测定。

（3）尿糖定性可受尿量影响，尿少加号多，尿多加号少。有的糖尿病患者经过治疗后血糖下降，可尿糖不见下降，这是因为经治疗后患者不渴，无渗透性利尿，尿中水少了，所以加号不少。

（4）葡萄糖氧化酶法靠生成过氧化氢使色原显色。尿中其他还原剂可使过氧化氢变为水，造成结果假阴性。

(三)口服葡萄糖耐量试验

1. 适应证

口服葡萄糖耐量试验(OGTT)的适应证包括：①无糖尿病症状，随机或空腹血糖异常者；②无糖尿病症状，有一过性或持续性糖尿者；③无糖尿病症状，但有明显糖尿病家族史者；④有糖尿病症状，但随机或空腹血糖不够诊断标准者；⑤妊娠期、甲状腺功能亢进症、肝病、感染，出现糖尿者；⑥分娩巨大胎儿的妇女或有巨大胎儿史的个体；⑦不明原因的肾病或视网膜病变者。

2. 方法

在口服葡萄糖耐量试验前 3d，每日食物中糖含量不低于 150g，维持正常活动。应在 3d 前停用影响试验的药物。整个试验期间不可吸烟、喝咖啡、喝茶和进食。将 75g 葡萄糖溶于 250ml 的温开水中，5min 内饮入；妊娠妇女用量为 100g，儿童按 1.75g/kg 体重给予，最大量不超过 75g；分别在空腹及服糖每隔 30min 取血 1 次，共 4 次，每 1 小时留尿测尿糖 1 次，共 2 次，根据各次血糖水平绘制糖耐量曲线。

3. 结果

(1)正常糖耐量 空腹血糖浓度<6.1mmol/L(110mg/dl)；口服葡萄糖 30~60min 达高峰，峰值浓度<11.1mmol/L(200mg/dl)；120min 时基本恢复到正常水平，即血糖浓度<7.8mmol/L(140mg/dl)。尿糖均为(一)。

(2)糖尿病性糖耐量 空腹血糖浓度≥7.0mmol/L；峰时后延，常在 1h 后出现，峰值浓度≥11.1mmol/L(200mg/dl)；120min 不能恢复到正常水平，即血糖浓度>7.8mmol/L(140mg/dl)。其中，服糖后 2h 的血糖水平是最重要的判断指标。

(3)糖耐量受损(IGT) 空腹血糖浓度在 6.11~7.0mmol/L(110~126mg/dl)，2h 后血糖浓度在 7.8~11.1mmol/L(140~200mg/dl)。

4. 注意事项

口服葡萄糖耐量试验受多种因素影响，如年龄、饮食、健康状况、胃肠道功能、某些药物和精神因素等；对于胃肠道手术或胃肠功能紊乱影响糖吸收的患者，糖耐量试验不宜口服进行，而需采用静脉葡萄糖耐量试验(IGTT)。对口服葡萄糖耐量试验正常但有糖尿病家族史者，可进行可的松口服葡萄糖耐量试验，但 50 岁以上者对葡萄糖的耐受力有下降的趋势，所以不宜做此类试验。

(四)糖化蛋白测定

糖化蛋白(GHb)测定可以反映测定前 8 周左右患者的平均血糖水平，主要用于评估血糖控制效果，并不用于糖尿病的诊断。糖化蛋白与糖尿病血管合并症呈正相关，可用此指标估计血管合并症发生的危险度。测定方法分为高压液相色谱法(HPLC)(为参考方法，可精确分离 HbA1 各组分，并分别得出 HbA1a、HbA1b、HbA1c、HbA1d 的百分比)、阳离子交换柱层析法(测定血红蛋白类型为 HbA1)。

糖化血清蛋白测定可反映 2~3 周前的血糖控制水平，可作为糖尿病近期内控制的一个灵敏指标。测定方法分为硝基四氮唑蓝法、酮胺氧化酶法。

（五）葡萄糖-胰岛素释放试验

1. 概述

葡萄糖-胰岛素释放试验可通过观察在高血糖刺激下胰岛素的释放帮助我们了解胰岛 β 细胞的功能。

2. 方法

试验前后的准备同口服葡萄糖耐量试验，若已知为糖尿病患者，则选用馒头餐代替口服葡萄糖。取血同时进行葡萄糖和胰岛素测定。胰岛素测定可用放射免疫法、竞争双抗体-聚乙二醇法和化学发光法。

3. 临床意义

(1)胰岛素水平降低，常见于 1 型糖尿病，空腹值常＜5U/ml，糖耐量曲线上升而胰岛素曲线低平。

(2)胰岛素水平升高，可见于 2 型糖尿病，患者血糖水平升高，胰岛素空腹水平正常或略高，胰岛素释放曲线峰时出现晚，在 120～180min。

（六）葡萄糖-C 肽释放试验

1. 概述

胰岛 β 细胞分泌胰岛素的同时等分子地释放 C 肽。C 肽与外源性胰岛素无抗原交叉，且生成量不受外源性胰岛素影响。C 肽很少被肝脏代谢，其测定可以更好地反映胰岛 β 细胞生成和分泌胰岛素的能力。

2. 方法

葡萄糖-C 肽释放试验方法有放射免疫分析法、化学发光法。

3. 临床意义

(1)用于糖尿病的分型　1 型糖尿病由于胰岛 β 细胞被大量破坏，C 肽水平低，对血糖刺激基本无反应，整个曲线低平；2 型糖尿病 C 肽水平正常或高于正常；服糖后高峰延迟或呈高反应。

(2)用于指导胰岛素用药的治疗　本试验可协助确定患者是否继续使用胰岛素，还是只需口服降糖药或饮食治疗。

(3)用于低血糖的诊断与鉴别诊断　本试验特别适于对医源性胰岛素引起的低血糖进行诊断与鉴别诊断。

（七）糖尿病急性代谢合并症的实验室检查

1. 酮体测定

酮体测定的方法为硝普盐半定量试验(目前用试带法)。该法可测乙酰乙酸和丙酮，不能测 β-羟丁酸，多用于筛选试验。

2. β-羟丁酸测定

β-羟丁酸测定的方法为酶动力学连续监测法。血或尿酮体阳性多见于糖尿病酮症酸中毒，还见于妊娠剧吐、长期饥饿、营养不良、剧烈运动后或服用双胍类降糖药等。

3. 乳酸测定

乳酸测定的方法为酶动力学连续监测法。乳酸升高见于糖尿病酮症酸中毒、肾衰竭、呼吸衰竭、循环衰竭等缺氧和低灌注状态。

四、低血糖症的分型及诊断

（一）低血糖症概述

1. 概念

低血糖是由于某些病理和生理原因使血糖降低至生理低限以下〔血糖浓度通常小于 2.78mmol/L(50mg/dl)〕的异常生化状态，引起以交感神经兴奋和中枢神经系统异常为主要表现的临床综合征。

2. 症状

低血糖有脑缺糖（头痛、焦虑、精神不安以致神经错乱的表现，全身或局部性癫痫，甚至昏迷、休克或死亡）和交感神经兴奋（饥饿、心慌、出汗，面色苍白和颤抖）两组症状。反复发作的慢性低血糖造成的脑组织损害可致患者痴呆。

3. 分类

低血糖可分为空腹型低血糖、餐后低血糖反应、药物引起的低血糖。

4. 检查项目

常用检查项目为血糖测定、口服葡萄糖耐量试验、胰岛素及 C 肽测定。

5. 诊断标准

具备以下 3 条可诊断为低血糖症。①有低血糖的症状；②发作时，血糖浓度 ≤2.8mmol/L(60 岁以上老人≤3.0mmol/L)；③给予葡萄糖后低血糖症状可消除。

（二）空腹型低血糖

空腹型低血糖反复出现，最常见的原因是存在胰岛 β 细胞瘤（胰岛素瘤）。

(1)内分泌性低血糖　内分泌性低血糖见于胰岛素↑、胰高血糖素↓。

(2)肝源性低血糖　肝源性低血糖见于严重肝功能损害、肝酶系异常。

(3)肾源性低血糖　肾源性低血糖见于肾性糖尿、肾衰竭晚期。

(4)其他　空腹型低血糖还可由血糖过度消耗或摄入不足所致。

（三）餐后低血糖反应

1. 概念

餐后低血糖反应指进食后出现低血糖的临床症状，主要表现为发作性的心悸、出汗、乏力，有"不由自主"感。

2. 分型

依据病史和口服葡萄糖耐量试验可将餐后低血糖反应分为 3 种类型。

(1)特发性餐后（功能性）低血糖　特发性餐后（功能性）低血糖常见，多在进食后 2～4h 发作，尤其是进食含糖饮食后出现，多见于 30～40 岁中年女性。患者多有神经质和精神紧张，而实验室和体格检查多正常。

诊断依据：①有餐后低血糖症状，自觉症状明显，但无昏迷和癫痫，一般半小时左右可自行恢复；②延长口服葡萄糖耐量试验时，空腹和第 1 小时血糖正常，第 2～3

小时降至过低值，以后可恢复至正常；③饥饿试验能够耐受，无低血糖发作；④胰岛素水平及胰岛素/血糖的比值正常；⑤对低糖、高蛋白质饮食有效；⑥无糖尿病、胃肠手术等病史。

（2）营养性低血糖　营养性低血糖多发生在进食2～3h后，还可见于有胃肠切除术、幽门成形术、胃造瘘术史后的患者等。

诊断依据：①胃、肠手术史；②餐后低血糖症状；③口服葡萄糖耐量试验出现储存延迟型耐糖曲线；④低糖、高蛋白，少量、多餐、进食有效。

（3）2型糖尿病或糖耐量受损伴有的低血糖　这是糖尿病早期表现之一，多见于50岁以下NIDDM患者发生的餐后晚期低血糖。

诊断依据是：①空腹血糖正常；②口服葡萄糖耐量试验前2h似糖耐量受损或2型糖尿病的表现。

五、糖代谢先天性异常

1. 糖原代谢异常
糖原代谢异常常见糖原贮积病。

2. 糖分解代谢异常
（1）丙酮酸激酶（PK）缺乏病。

（2）丙酮酸脱氢酶复合物缺乏症，如慢性乳酸酸中毒。

（3）磷酸果糖代谢异常。

3. 葡萄糖-6-磷酸脱氢酶缺乏
葡萄糖-6-磷酸脱氢酶（G-6PD）缺乏可引起严重的溶血性贫血。

归 纳 总 结

1. 多糖分为淀粉、糖原及纤维素。因机体缺乏分解纤维素的酶，纤维素不能被消化吸收但可促进肠蠕动，利于排便。

2. 血糖指血液中的葡萄糖，正常空腹浓度为3.89～6.11mmol/L，其主要来源是食物中糖的消化吸收，主要去路是氧化供能。

3. 注意糖无氧酵解与糖有氧氧化的各项比较。

4. 磷酸戊糖代谢生成5-磷酸核糖参与核苷酸和核酸的生物合成，生成还原型烟酰胺嘌呤二核苷酸磷酸（还原型辅酶Ⅱ，NADPH）参与多种代谢反应，是糖的非产能代谢途径。

5. 糖原分为肝糖原和肌糖原，合成部位分别是肝和肌肉。糖原是糖在体内的储存形式。肝糖原可分解为葡萄糖而补充空腹血糖的不足（空腹12h内）；肌肉缺乏葡萄糖-6-磷酸酶，因此肌糖原不能分解为葡萄糖，但可以通过糖酵解为肌肉收缩供能。

6. 糖异生的主要部位是肝脏，原料分别为乳酸、丙酮酸、甘油、生糖氨基酸。糖异生可补充长时间空腹血糖的不足(空腹 12h 后)。

7. 饱餐时,肝脏通过糖原合成↑、糖异生↓、糖原分解↓,而避免持续性高血糖;饥饿时,肝脏的糖原合成↓、糖异生↑、糖原分解↑,而避免持续性低血糖,胰岛素是唯一降低血糖的激素。

8. 糖尿病的诊断标准为:糖尿病症状加随意血糖浓度≥11.1mmol/L(200mg/dl);空腹血糖(FPG)浓度≥7.0mmol/L(126mg/dl);口服葡萄糖耐量试验 2h 血糖浓度≥11.1mmol/L。

9. 1 型糖尿病,胰岛素或 C 肽绝对缺乏,易出现酮症酸中毒,好发于青春期;2 型糖尿病,胰岛素分泌障碍和胰岛素抵抗并存,以慢性并发症为主要症状,好发于中老年。

10. 酮体包括丙酮、乙酰乙酸和 β-羟丁酸,是脂肪分解的正常中间产物。严重糖尿病患者,酮体生成增多,易发生酮症酸中毒(呼吸可有酮臭味)。

11. 严重高血糖可引起高渗性脱水和进行性意识改变为主的非酮症性高血糖高渗性糖尿病昏迷,没有明显的酮症酸中毒,可引起肾功能减退。

12. 注意糖耐量试验的适应证、注意事项、结果分析。

13. 糖化血红蛋白测定反映测定前 8 周的平均血糖控制水平;糖化血清蛋白测定反映测定前 2～3 周前的血糖控制水平。这些指标并不用于糖尿病的诊断。

14. 葡萄糖-胰岛素释放试验可了解胰岛 β 细胞的功能;葡萄糖-C 肽释放试验不受外源性胰岛素影响,可更好地反映 β 细胞的功能,也可用于糖尿病的分型、指导胰岛素用药。

15. 低血糖是由于某些病理和生理原因使血糖降低至生理低限以下〔血糖浓度通常小于 2.78mmol/L(50mg/dl)〕的异常生化状态,引起以交感神经兴奋和中枢神经系统异常为主要表现的临床综合征。

相 关 习 题

1. 糖原的合成与分解主要在哪个器官进行
   A. 肝脏
   B. 肾脏
   C. 心脏
   D. 肺脏
   E. 脑组织
2. 葡萄糖主要在肾脏的哪个部位重吸收
   A. 肾小球
   B. 近端小管
   C. 远端小管
   D. 集合管
   E. 髓袢
3. 下列哪项是人体血糖的最主要来源
   A. 食物中的糖类
   B. 肝糖原分解
   C. 肌糖原
   D. 脂肪组织糖异生
   E. 其他单糖转化
4. 下列哪项是由胰岛 β 细胞分泌的物质
   A. 生长激素
   B. 胰高血糖素

C. 糖皮质激素

D. C 肽

E. 生长抑素

5. 血糖水平低于何值可以诊断为低血糖症

　A. 1.0mmol/L

　B. 1.6mmol/L

　C. 2.2mmol/L

　D. 2.8mmol/L

　E. 3.4mmol/L

6. 葡萄糖-6-磷酸脱氢酶缺乏症患者出现的典型表现为

　A. 心悸、出汗

　B. 溶血性贫血

　C. 低血压休克

　D. 头晕

　E. 酮症酸中毒

7. 葡萄糖有氧氧化的第一阶段发生部位是

　A. 细胞液

　B. 线粒体

　C. 内质网

　D. 高尔基体

　E. 细胞核

8. α-1，4-糖苷键是下列哪种物质分子中的主要化学键

　A. 蛋白质

　B. 脂肪

　C. 淀粉

　D. 氨基酸

　E. 核糖核酸

9. 糖尿病的基本特点是

　A. 高血糖

　B. 低血糖

　C. 血糖昼夜波动明显

　D. 高血脂

　E. 以上皆不是

10. 肝脏内糖代谢的主要形式与作用为

　A. 进行糖酵解

　B. 对抗糖异生

　C. 提供合成的原料

　D. 分解戊糖磷酸

　E. 有氧氧化以供应能量

11. 糖原的1分子葡萄糖基经糖酵解可生成几分子ATP

　A. 1

　B. 2

　C. 3

　D. 4

　E. 5

12. 下列哪项不是人体血糖的来源

　A. 食物中的糖类

　B. 肝糖原分解

　C. 转化成非糖物质

　D. 糖异生

　E. 其他单糖转化

13. 在应激状态能快速发挥升高血糖作用的激素是

　A. 肾上腺素

　B. 胰高血糖素

　C. 生长激素

　D. 甲状腺素

　E. 胰岛素

14. 符合1型糖尿病患者的叙述有

　A. 空腹型低血糖

　B. 空腹型高血糖

　C. 血糖水平正常

　D. 血胰岛素水平正常

　E. 以上皆不是

15. 1分子葡萄糖经过有氧氧化净得ATP与经酵解所得ATP数之比最接近于

　A. 8：1

　B. 15：1

　C. 18：1

D. 24：1

E. 36：1

16. 当血糖超过肾糖阈时，可出现

 A. 生理性血糖升高

 B. 病理性血糖升高

 C. 生理性血糖降低

 D. 病理性血糖降低

 E. 尿糖

17. 关于 2 型糖尿病的叙述，正确的是

 A. 好发于青春期

 B. 遗传因素在发病中起重要作用

 C. 易发生酮症酸中毒

 D. 单用口服降糖药一般可以控制血糖

 E. 起病较急

18. 血糖指血液中的

 A. 葡萄糖

 B. 果糖

 C. 蔗糖

 D. 麦芽糖

 E. 甘露糖

19. 按最新的病因分类，糖尿病不包括

 A. 1 型糖尿病

 B. 2 型糖尿病

 C. 特殊型糖尿病

 D. 妊娠期糖尿病

 E. 糖耐量异常

20. 下列哪项不是人体血糖的去路

 A. 氧化分解

 B. 合成糖原

 C. 转化成非糖物质

 D. 糖异生

 E. 转变成其他糖或糖衍生物

21. 经糖醛酸途径生成下列何物质

 A. 葡萄糖醛酸

 B. 腺苷二磷酸葡萄糖醛酸（ADP -
  GlcA）

 C. 尿苷二磷酸葡萄糖醛酸（UDP -

GlcA）

 D. 胞苷二磷酸葡萄糖醛酸（CDP -
  GlcA）

 E. 鸟苷二磷酸葡萄糖醛酸（GDP -
  GlcA）

22. 严重肝病时，糖有氧氧化及三羧酸循
环失常可导致

 A. 血中丙酮酸含量显著下降

 B. 血糖浓度相对恒定

 C. 进食后易出现一时性高血糖，空
  腹时又易出现低血糖

 D. 糖耐量曲线通常正常

 E. 半乳糖清除率增强

23. 糖酵解的场所是

 A. 细胞核

 B. 细胞液

 C. 线粒体

 D. 微粒体

 E. 内质网

24. 三羧酸循环及氧化磷酸化的主要场
所是

 A. 细胞核

 B. 细胞液

 C. 线粒体

 D. 微粒体

 E. 内质网

25. 糖尿病酮症酸中毒时实验室检查的改
变不包括

 A. 多数血糖浓度为 16.7～33.6mmol/L

 B. 有效血浆渗透压≤320mOsm/L

 C. 血 CO_2CP 降低

 D. 尿酮体阳性

 E. 血尿素氮不升高

26. 糖在体内的主要储存方式是

 A. 糖有氧氧化糖醛酸途径

 B. 合成糖原

 C. 糖异生

D. 磷酸戊糖途径

E. 糖酵解

27. 在有氧情况下，通过有氧氧化获得能量的组织细胞是

    A. 红细胞

    B. 视网膜

    C. 角膜

    D. 晶状体

    E. 肝细胞

28. 糖异生的生理意义是

    A. 补充血糖的重要来源

    B. 绝大多数细胞获得能量的途径

    C. 机体在缺氧状态下获得能量的有效措施

    D. 提供 NADPH 形式的还原力

    E. 生成有活性的葡萄糖醛酸

29. 有关血糖的叙述，错误的是

    A. 胰岛素和肾上腺素可降低血糖浓度

    B. 肝脏中有活性很高的糖异生酶类，对维持饥饿时血糖浓度恒定很重要

    C. 葡萄糖耐量试验可反映糖代谢是否正常

    D. 胰岛素和胰高血糖素是调节血糖浓度的主要激素

    E. 血糖水平保持恒定是糖、脂肪、氨基酸代谢调节的共同结果

30. 胰岛素分泌的主要生理刺激因子是

    A. 高血糖

    B. 高氨基酸

    C. 高脂肪酸

    D. 酮体

    E. 胰高血糖素

31. 1 分子葡萄糖通过有氧氧化可净生成 ATP 数为

    A. 2 分子

    B. 8 分子

    C. 32 分子

D. 16 分子

E. 46 分子

32. 糖酵解的生理意义是

    A. 补充血糖的重要来源

    B. 绝大多数细胞获得能量的途径

    C. 机体在缺氧状态获得能量的有效措施

    D. 提供 NADPH 形式的还原力

    E. 生成有活性的葡萄糖醛酸

33. 糖尿病早期表现之一是

    A. 内分泌性低血糖

    B. 药物引起的低血糖

    C. 特发性低血糖

    D. 营养性低血糖

    E. 2 型糖尿病或糖耐量受损伴有的低血糖

34. 糖异生的关键酶是

    A. 葡萄糖氧化酶

    B. 果糖-1,6-二磷酸酶

    C. 丙酮酸脱氢酶

    D. 乳酸脱氢酶

    E. 糖原合酶

35. 糖原合成的关键酶是

    A. 葡萄糖氧化酶

    B. 果糖-1,6-二磷酸酶

    C. 丙酮酸脱氢酶

    D. 乳酸脱氢酶

    E. 糖原合酶

36. 可使血糖浓度下降的激素是

    A. 肾上腺素

    B. 胰高血糖素

    C. 生长激素

    D. 糖皮质激素

    E. 胰岛素

37. 关于胰岛素对糖代谢的影响，叙述不正确的是

    A. 促进糖的分解

B. 促进甘油三酯的合成

C. 抑制糖原合成

D. 抑制糖异生

E. 促进细胞摄取葡萄糖

38. 1 分子的葡萄糖通过无氧酵解可净生成 ATP 数为

A. 1 分子

B. 2 分子

C. 3 分子

D. 4 分子

E. 5 分子

39. 三羧酸循环的限速步骤是

A. 异柠檬酸脱氢酶催化的反应

B. 丙酮酸脱氢酶催化的反应

C. 己糖激酶催化的反应

D. 糖原合酶催化的反应

E. 葡萄糖-6-磷酸酶催化的反应

40. 葡萄糖合成 1 分子糖原需要消耗的 ATP 数为

A. 1 分子

B. 2 分子

C. 3 分子

D. 4 分子

E. 5 分子

41. 下列关于糖原的描述，错误的是

A. 动物体内糖的储存形式

B. 可以迅速动用的葡萄糖储备

C. 肌糖原可供肌肉收缩的需要

D. 肝糖原是血糖的重要来源

E. 葡萄糖合成糖原不需消耗 ATP

42. 维持血糖恒定的关键器官是

A. 肾脏

B. 肌肉

C. 脑组织

D. 肝脏

E. 脾脏

43. 可诊断为糖尿病的血糖浓度为

A. 空腹血糖浓度<6.0mmol/L

B. 空腹血糖浓度 6.0～7.0mmol/L

C. 空腹血糖浓度 7.0～8.0mmol/L

D. 随机取样血糖浓度≥11.1mmol/L

E. 餐后 2h 血糖浓度>7.0mmol/L

44. 空腹血糖测定的取血时间为

A. 禁餐禁饮 8h 以上

B. 摄入葡萄糖后任意时间

C. 进餐后任意时间

D. 定量摄入葡萄糖，饮第 1 口糖水时计时，2h 后测定血糖

E. 从吃第 1 口饭时开始计算时间，2h 取血

45. 检测血糖时，实验室多采用血浆或血清，而不使用全血的原因是

A. 便于同时检测其他生化指标

B. 血细胞的糖酵解作用会使血中葡萄糖浓度降低

C. 血细胞中的葡萄糖渗出使血中葡萄糖浓度升高

D. 细菌污染使血中葡萄糖浓度升高

E. 细菌污染使血中葡萄糖浓度降低

46. 下列属于糖酵解途径关键酶的是

A. 6-磷酸葡萄糖酶

B. 丙酮酸激酶

C. 柠檬酸合酶

D. 苹果酸脱氢酶

E. 6-磷酸葡萄糖脱氢酶

47. 提供 5-磷酸核糖的糖代谢途径是

A. 糖酵解

B. 有氧氧化

C. 合成糖原

D. 糖异生

E. 磷酸戊糖途径

48. 调节血糖浓度的主要激素是

A. 胰岛素和胰高血糖素

B. 糖皮质激素和胰岛素

C. 糖皮质激素和生长激素

D. 生长激素和胰高血糖素

E. 肾上腺素和肾上腺皮质激素

49. 下列关于糖异生的描述，错误的是

    A. 非糖物质转变为葡萄糖的过程

    B. 体内单糖生物合成的唯一途径

    C. 肾脏是糖异生的主要器官

    D. 长期饥饿、酸中毒时肾脏的异生作用增强

    E. 糖异生的途径基本上是糖酵解的逆向过程

50. 关于血液葡萄糖，下列叙述中错误的是

    A. 毛细血管血葡萄糖浓度低于静脉血葡萄糖浓度

    B. 血浆是测定葡萄糖的最好样品

    C. 分析前血液放置一段时间会使结果偏低

    D. 如无特殊原因应空腹抽血测定血糖

    E. 维生素 C 可干扰 GOD - POD 法测定葡萄糖

51. 下列不属于特殊型糖尿病的是

    A. 自身免疫性糖尿病

    B. 感染所致糖尿病

    C. 免疫介导糖尿病

    D. 药物或化学药品所致糖尿病

    E. 胰岛素生物作用有关基因缺陷所致糖尿病

52. 下列描述错误的是

    A. 胰岛素是胰岛 β 细胞分泌的

    B. 胰岛素由 51 个氨基酸组成

    C. 在分泌胰岛素的同时，有等克分子 C 肽和少量的胰岛素原分泌

    D. C 肽具有胰岛素的生物活性

    E. 胰岛素由 A、B、C 3 条肽链组成

53. 糖有氧氧化过程中进行三羧酸循环的部位

    A. 细胞液

    B. 线粒体

    C. 核糖体

    D. 高尔基复合体

    E. 内质网

54. 磷酸戊糖途径的作用是

    A. 机体在缺氧或无氧状态获得能量的有效措施

    B. 可提供 5 - 磷酸核糖，用于核酸的生物合成

    C. 线粒体的氧化呼吸链是 ATP 合成的主要部位

    D. 体内糖的储存形式

    E. 生成有活性的葡萄糖醛酸

55. 糖醛酸途径的作用是

    A. 机体在缺氧或无氧状态获得能量的有效措施

    B. 可提供 5 - 磷酸核糖，用于核酸的生物合成

    C. 线粒体的氧化呼吸链是 ATP 合成的主要部位

    D. 体内糖的储存形式

    E. 生成有活性的葡萄糖醛酸

56. 糖原合成途径的作用是

    A. 机体在缺氧或无氧状态获得能量的有效措施

    B. 可提供 5 - 磷酸核糖，用于核酸的生物合成

    C. 线粒体的氧化呼吸链是 ATP 合成的主要部位

    D. 体内糖的储存形式

    E. 生成有活性的葡萄糖醛酸

57. 升高血糖浓度最重要的激素是

    A. 胰岛素

    B. 胰高血糖素

C. 黄体生成素

D. 醛固酮

E. 催乳素

58. 糖化血红蛋白的临床意义包括

A. 反映测定前 8 周左右患者血糖的总体变化

B. 反映 2～3 周前的血糖控制水平

C. 一种葡萄糖负荷试验

D. 了解患者的肾糖阈

E. β-羟丁酸测定

59. 糖尿病代谢异常不包括

A. 血糖升高

B. 血中酮体升高

C. 尿潴留

D. 多尿

E. 血脂异常

60. 正常人清晨空腹血糖浓度为

A. 3.89～6.11mmol/L

B. 2.60～3.10mmol/L

C. 1.00～8.80mmol/L

D. 6.11～10.20mmol/L

E. 8.60～11.80mmol/L

61. 胰高血糖素对糖代谢的作用是

A. 促进糖原分解和糖异生

B. 促进糖原分解，抑制糖异生

C. 抑制糖原分解，促进糖异生

D. 抑制糖原分解和糖异生

E. 促进胰岛细胞对糖原的摄取

62. 1 型糖尿病的病因是

A. 自身免疫因素导致 β 胰岛细胞被破坏，胰岛素或 C 肽绝对不足

B. 胰岛细胞瘤

C. 糖原合酶缺乏

D. 胰岛素抵抗

E. 丙酮酸脱氢酶复合物缺陷

63. 糖化血清蛋白测定

A. 用于糖尿病的分型

B. 用于指导胰岛素用药的治疗

C. 用于低血糖的诊断与鉴别诊断

D. 用于糖尿病的诊断

E. 是反映糖尿病近期内控制情况的一个灵敏指标

64. 高血糖症时，空腹血糖浓度为

A. ＞7.0mmol/L

B. ＜6.11mmol/L

C. ＞7.8mmol/L

D. ＞11.1mmol/L

E. ＞8.9mmol/L

65. 糖尿病合并乳酸酸中毒最常见的原因是

A. 注射胰岛素

B. 服用苯乙双胍

C. 感染

D. 失水

E. 服用普萘洛尔

66. 糖耐量试验主要用于诊断

A. 严重糖尿病

B. 酮症酸中毒

C. 血糖是否恢复到正常水平

D. 隐匿型糖尿病

E. 糖尿病合并高渗昏迷

67. 下列关于 2 型糖尿病的叙述，错误的是

A. 成年发病

B. 胰岛 β 细胞的自身免疫性损伤

C. 很少自发性发生酮症酸中毒

D. 遗传易感性较 1 型糖尿病强，且更为复杂

E. 致病机制包括胰岛素生物活性降低、胰岛素抵抗或胰岛素分泌障碍

68. 下列不能作为糖尿病诊断依据的是

A. 糖尿病症状加随机静脉血浆葡萄糖

B. 尿糖

C. 空腹静脉血浆葡萄糖

D. 口服葡萄糖耐量试验时，2h 静脉血浆葡萄糖

E. 空腹静脉血浆葡萄糖

69. 关于口服葡萄糖耐量试验，叙述不正确的是

A. 试验前 3d 禁糖

B. 试验前患者应禁食 10～16h

C. 坐位取血后 5min 内饮入 250ml 含 75g 无水葡萄糖的糖水

D. 以后每隔 30min 取血 1 次

E. 整个试验中不可进食

70. 胰岛素的作用机制是

A. 直接渗透到细胞内与核内蛋白结合而发挥作用

B. 直接渗透到细胞内对糖代谢发挥作用

C. 与细胞膜上特异性受体结合，进入细胞对糖代谢发挥作用

D. 与细胞膜上特异性受体结合，改变膜成分的排列结构，这种变化的信息通过第二信使引起细胞内生物化学反应

E. 与细胞膜上特异性受体结合，经过第二信使的传递直接参与糖代谢的调节

71. 糖尿病酮症酸中毒患者尿液气味为

A. 大蒜臭味

B. 老鼠尿味

C. 烂苹果味

D. 腐臭味

E. 氨臭味

72. 1 型糖尿病常伴有的阳性指标是

A. 尿硝酸盐

B. 血浆白蛋白

C. 尿酮体

D. 全血乳酸

E. 胰岛素抗体

73. 下列激素中，由胰岛 β 细胞所分泌的是

A. 胰高血糖素

B. 胰岛素

C. 胰多肽

D. 血管活性肠肽

E. 生长激素

74. 糖尿病的多尿原因是

A. 抗利尿激素减少

B. 饮水过多

C. 体内产生水过多

D. 水中毒

E. 高血糖引起渗透性利尿

75. 糖尿病患者可出现的情况是

A. 尿量多，比重低

B. 尿量多，比重高

C. 尿量少，比重高

D. 尿量少，比重低

E. 尿量多，比重固定

76. C 肽存在于

A. 胰高血糖素

B. 人工合成胰岛素

C. 人内源性胰岛素原

D. 人内源性胰岛素

E. 胰岛素

77. 正常生理情况下大脑与肌肉细胞中的能量供应主要是

A. 血糖

B. 脂肪酸

C. 酮体

D. 氨基酸

E. 核苷酸

78. 血糖浓度的体内分布情况中，叙述正确的是

A. 静脉＞动脉＞毛细血管

B. 动脉＞静脉＞毛细血管

C. 毛细血管＞静脉＞动脉

D. 动脉＞毛细血管＞静脉

E. 静脉＞毛细血管＞动脉

79. 全血标本在室温放置一段时间后，血糖浓度有何变化

    A. 不变

    B. 下降

    C. 升高

    D. 如果采用肝素抗凝，那么血糖浓度不变

    E. 采用含氟抗凝剂会加速血糖下降

80. 胰岛素由何种细胞分泌

    A. 胰岛 α 细胞

    B. 胰岛 β 细胞

    C. 胰岛 δ 细胞

    D. 胰岛 α 细胞和 β 细胞

    E. 以上皆不是

81. 下列有关胰岛素作用机制的叙述，错误的是

    A. 胰岛素发挥作用首先要与靶细胞表面的特殊蛋白受体结合

    B. 胰岛素生物活性效应的强弱取决于到达靶细胞的胰岛素浓度

    C. 胰岛素生物活性效应的强弱与靶细胞表面的受体的绝对或相对数目无关

    D. 胰岛素生物活性效应的强弱取决于受体与胰岛素的亲和力

    E. 胰岛素生物活性效应的强弱取决于胰岛素与受体结合后细胞内的代谢变化

82. 关于糖尿病酮症酸中毒，叙述错误的是

    A. 肝生成酮体过多，超过肝外组织氧化利用的能力，而使血中酮体升高

B. 出现酮体症和酮尿症

C. 可有高钾血症

D. 可有严重脱水

E. 必有低钾血症

83. 正常血乳酸波动范围在

    A. 0.3～0.6mmol/L

    B. 0.6～1.2mmol/L

    C. 1.2～1.6mmol/L

    D. 1.6～2.0mmol/L

    E. 2.0～3.0mmol/L

84. 有关胰高血糖素的说法，错误的是

    A. 胰高血糖素是升高血糖浓度的激素

    B. 由胰岛 α 细胞合成和分泌

    C. 29 个氨基酸组成的肽类激素

    D. 通过降低靶细胞内的环腺苷酸（cAMP）含量而调节血糖

    E. 可激活糖原分解的关键酶

85. 下列有关胰岛素作用机制的叙述，正确的是

    A. 胰岛素直接进入细胞内发挥作用

    B. 胰岛素生物活性效应的强弱与到达靶细胞的胰岛素浓度无关

    C. 胰岛素生物活性效应的强弱与靶细胞表面的受体的绝对或相对数目无关

    D. 胰岛素生物活性效应的强弱与受体与胰岛素的亲和力无关

    E. 胰岛素生物活性效应的强弱取决于胰岛素与受体结合后细胞内的代谢变化

86. 在糖尿病合并脂代谢紊乱表现中，叙述错误的是

    A. 高密度脂蛋白（HDL）血症

    B. 高乳糜微粒（CM）血症

    C. 高极低密脂蛋白（VLDL）血症

    D. 脂肪肝

E. 酮症酸中毒

87. 胰高血糖素的化学本质是
    A. 蛋白质
    B. 类固醇
    C. 氨基酸衍生物
    D. 脂肪衍生物
    E. 核苷酸

88. 有关血糖调节激素的说法，错误的是
    A. 胰高血糖素可激活糖原合成的关键酶
    B. 胰高血糖素可激活糖原分解的关键酶
    C. 胰高血糖素可激活糖异生的关键酶
    D. 胰岛素可促进细胞摄取葡萄糖
    E. 胰高血糖素可抑制糖氧化的关键酶

89. 下列哪项不属于特殊型糖尿病
    A. 药物或化学品所导致糖尿病
    B. 2 型糖尿病
    C. 感染所致糖尿病
    D. 其他遗传综合征所导致糖尿病
    E. 内分泌疾病所致糖尿病

90. 下列是糖尿病的慢性并发症，除外
    A. 视网膜病变
    B. 肾脏血管病变
    C. 冠心病
    D. 糖尿病酮症酸中毒
    E. 肢端坏疽

91. 流行性脑膜炎可导致
    A. 病理性高血糖
    B. 生理性高血糖
    C. 1 型糖尿病
    D. 2 型糖尿病
    E. 以上皆不是

92. 目前血糖测定最常用的方法是
    A. 氧化还原法

B. 酶法
C. 缩合法
D. 免疫法
E. 以上都不是

93. 新发生的糖尿病患者为
    A. 血糖正常，GHb 水平较高
    B. 血糖正常，GHb 水平正常
    C. 血糖增高，GHb 水平正常
    D. 血糖增高，GHb 水平较高
    E. 血糖降低，GHb 水平正常

94. 了解体内血糖浓度最常用的方法是
    A. 血糖定量测定
    B. 糖耐量试验
    C. 糖化血红蛋白测定
    D. C 肽测定
    E. 果糖胺测定

95. 特殊型糖尿病按病因和发病机制可分为几种亚型
    A. 6 种
    B. 3 种
    C. 8 种
    D. 5 种
    E. 7 种

96. 关于糖的无氧酵解，叙述错误的是
    A. 在无氧条件下，葡萄糖分解生成谷氨酸的过程
    B. 糖酵解途径包括 3 个阶段
    C. 第一阶段是引发阶段
    D. 第二阶段是裂解阶段
    E. 第三阶段是氧化还原阶段

97. 不能促进胰岛素释放的是
    A. 低血糖
    B. 高氨基酸
    C. 胰泌素
    D. 胰高血糖素
    E. 迷走神经兴奋

98. 由胰岛 α 细胞分泌的激素是
    A. 生长激素

B. 生长抑素

C. 胰高血糖素

D. 胰岛素

E. 甲状腺素

99. 下列关于健康人血糖水平，叙述错误的是

    A. 进餐对血糖水平影响不显著

    B. 血糖浓度在较窄范围内波动

    C. 进餐是体内血糖的主要来源

    D. 空腹时血糖的主要来源是肝糖原分解和糖异生

    E. 血糖浓度的恒定主要由激素调节

100. 成熟红细胞以糖无氧酵解为供能途径，主要原因是缺乏

    A. 线粒体

    B. 微粒体

    C. 氧

    D. NADH

    E. 辅酶

101. 下列关于胰岛素受体的描述，错误的是

    A. 胰岛素受体是特殊的脂类物质

    B. 广泛分布于哺乳动物细胞表面

    C. 胰岛素发挥作用首先要与靶细胞表面的胰岛素受体结合

    D. 胰岛素发挥生物活性效应的强弱与受体和胰岛素的结合力有关

    E. 受体降解可能在溶酶体中进行

102. 胰高血糖素的作用是

    A. 促进细胞摄取葡萄糖

    B. 促进糖原合成

    C. 刺激糖异生

    D. 促进甘油三酯的合成

    E. 减少糖原分解

103. 糖皮质激素的作用是

    A. 促进细胞摄取葡萄糖

    B. 促进糖原合成

    C. 刺激糖异生

    D. 促进甘油三酯的合成

    E. 减少糖原分解

104. 生长激素会

    A. 促进细胞摄取葡萄糖

    B. 促进糖原合成

    C. 刺激糖异生

    D. 促进甘油三酯的合成

    E. 减少糖原分解

105. 1型糖尿病按病因和机制可分为

    A. 3类

    B. 4类

    C. 8类

    D. 2类

    E. 6类

106. 肝源性低血糖的原因

    A. 自身免疫因素导致β胰岛细胞被破坏，胰岛素或C肽绝对不足

    B. 胰岛细胞瘤

    C. 糖原合酶缺乏

    D. 胰岛素抵抗

    E. 丙酮酸脱氢酶复合物缺陷

107. 糖尿病急性代谢并发症的实验室检查最正确的是

    A. 电解质

    B. 胸部X线平片

    C. 酮体测定

    D. 血脂、肝功能

    E. 糖化血红蛋白

108. 长期饥饿时，维持血糖正常水平的主要途径是

    A. 糖酵解

    B. 糖醛酸途径

    C. 合成糖原

    D. 糖异生

    E. 磷酸戊糖途径

109. 糖分解代谢异常包括

    A. 糖尿病酮症酸中毒

B. 肝性昏迷

C. 慢性肾衰竭

D. 糖原贮积病

E. 丙酮酸激酶缺乏病

110. 糖原代谢异常包括

A. 糖尿病酮症酸中毒

B. 肝性昏迷

C. 慢性肾衰竭

D. 糖原贮积病

E. 丙酮酸激酶缺乏病

111. 目前糖尿病肾病早期诊断和监测的首选指标是

A. 尿淀粉酶

B. 尿低分子量蛋白质

C. 微量白蛋白

D. 脲酶

E. 血肌酐

112. 关于空腹型低血糖的原因，叙述错误的是

A. 胰岛素分泌过多

B. 升高血糖的激素缺乏

C. 严重肝细胞损害

D. 剧烈运动

E. 进食含糖饮食后

113. 正常糖耐量指以下哪种

A. 空腹血糖浓度在 $6.1 \sim 11.0$mmol/L，120min 血糖水平在 $7.8 \sim 11.2$mmol/L

B. 口服葡萄糖 1h 后达峰值，血糖浓度在服糖后 2h 不能恢复到正常水平

C. 口服葡萄糖 $30 \sim 60$min 达峰值，血糖浓度 120min 时恢复到正常水平

D. 空腹血糖水平正常，糖负荷后不出现血糖高峰

E. 服糖后血糖水平急剧升高，峰值出现早，并且超过 11.1mmol/L

114. 糖尿病酮症的监测指标是

A. 糖化血红蛋白

B. 尿糖

C. β-羟丁酸

D. 丙酮酸激酶

E. 血糖

115. 用于评定糖尿病控制程度的指标是

A. 糖化血红蛋白

B. 尿糖

C. β-羟丁酸

D. 丙酮酸激酶

E. 血糖

116. 口服葡萄糖耐量试验的主要适应证，应除外

A. 无糖尿病症状，随机或空腹血糖异常者

B. 无糖尿病症状，有一过性或持续性糖尿

C. 无糖尿病症状，但有明显糖尿病家族史

D. 妊娠期、甲状腺功能亢进症、肝病、感染，出现糖尿者

E. 有糖尿病症状，且随机或空腹血糖已经够诊断标准，为了解胰岛功能

117. GHb 的测定可以反映测定前多长时间的平均血糖水平

A. $4 \sim 5$ 周

B. $6 \sim 8$ 周

C. $8 \sim 10$ 周

D. $10 \sim 12$ 周

E. $12 \sim 15$ 周

118. 根据 WHO(2001 年)的糖尿病诊断标准，诊断糖尿病的血糖浓度为

A. 随机静脉血浆葡萄糖浓度 $>$ 7.8mmol/L

B. 随机静脉血浆葡萄糖浓度≥
10.0mmol

C. 空腹静脉血浆葡萄糖浓度≥
6.1mmol

D. 空腹毛细血管血葡萄糖浓度≥
1mmol/L

E. 口服葡萄糖耐量试验时，2h静脉
血浆葡萄糖浓度≥11.1mmol/L

119. 下列关于肾性糖尿的叙述，正确
的是

A. 空腹血糖增高

B. 糖耐量试验异常

C. 肾小球滤过糖增多

D. 肾小管分泌糖增高

E. 近端小管重吸收糖减低

120. 下列对糖尿病的实验室检查的论述
中，正确的是

A. 测定血糖的标本在冰箱中（4℃）
保存，不需要先分离血清

B. 健康人在短时间内摄入大量葡萄
糖，尿中也不会检出葡萄糖

C. 邻甲苯胺法不适合测定血液中的
葡萄糖含量

D. 空腹血糖浓度正常就可以排除糖
尿病的诊断

E. 糖尿病患者常见血清 TC 升高时
HDL‐C 降低

121. 在下列测定血糖的方法中，特异性
差，已被淘汰的是

A. Folin‐Wu 法

B. 葡萄糖氧化酶法

C. 碘量法

D. 邻甲苯胺法

E. 己糖激酶法

122. 关于口服葡萄糖耐量试验的描述，
错误的是

A. 口服葡萄糖耐量试验受年龄、饮

食、健康状况、胃肠道功能、某
些药物和精神因素等影响

B. 假阳性可见于口服避孕药

C. 假阴性可见于营养不良

D. 对口服葡萄糖耐量试验正常但有
糖尿病家族史者，可进行可的松
口服葡萄糖耐量试验

E. 50 岁以上者不宜做此类试验

123. 有关胰岛素和 C 肽的说法，正确
的是

A. C 肽的生成和胰岛素无关

B. 胰岛素分泌时，伴有等克分子的
C 肽分泌

C. C 肽和胰岛素原无交叉反应

D. C 肽和胰岛素有交叉反应

E. 以上皆不对

124. 长期服用避孕药的人群可能存在

A. 血糖升高

B. 血糖降低

C. 血糖正常

D. 发生低血糖昏迷

E. 以上皆不是

125. 在下列测定血糖的方法中，属于有
机化学方法的是

A. Folin‐Wu 法

B. 葡萄糖氧化酶法

C. 碘量法

D. 邻甲苯胺法

E. 己糖激酶法

126. C 肽测定的主要用途不包括

A. 监测胰腺手术效果

B. 监测糖尿病治疗的疗效

C. 对糖尿病进行分型

D. 评估空腹型低血糖

E. 评估胰岛素分泌

127. 利用葡萄糖氧化酶进行 24h 尿糖定
量的参考范围是

A. <0.2g/24h

B. <0.3g/24h

C. <0.5g/24h

D. <0.1g/24h

E. <2.0g/24h

128. 用 GOD-POD 法测定血清葡萄糖浓度。第一步反应所用的酶是

A. 乳酸脱氢酶

B. 葡萄糖氧化酶

C. 己糖激酶

D. 过氧化物酶

E. 丙酮酸激酶

129. 反映血糖控制好坏的糖化血红蛋白是

A. $HbA1_{\alpha 1}$

B. $HbA1_{\alpha 2}$

C. HbA1b

D. HbA1c

E. HbF

130. GOD-POD 法测定血浆葡萄糖的波长是

A. 202nm

B. 303nm

C. 404nm

D. 505nm

E. 606nm

131. 美国糖尿病学会推荐糖尿病治疗中控制好的标准为

A. 血糖浓度>6.67mmol/L，GHb <7%

B. 血糖浓度<6.67mmol/L，GHb <7%

C. 血糖浓度<11.1mmol/L，GHb <7%

D. 血糖浓度<6.67mmol/L，GHb <10%

E. 血糖浓度<6.67mmol/L，GHb >7%

132. 糖耐量受损

A. 空腹血糖浓度在 6.11~7.0mmol/L，120min 血糖水平在 7.8~11.2mmol/L

B. 口服葡萄糖 1h 后达峰值，血糖浓度在服糖后 2h 不能恢复到正常水平

C. 口服葡萄糖 30~60min 达到峰值，血糖浓度 120min 时恢复到正常水平

D. 空腹血糖水平正常，糖负荷后不出现血糖高峰

E. 服糖后血糖水平急剧升高，峰值出现早，并且超过 11.1mmol/L

133. 关于正常糖耐量试验的描述，错误的是

A. 空腹血糖浓度<6.1mmol/L

B. 口服葡萄糖 30~60min 达最高峰

C. 峰值浓度>11.1mmol/L

D. 2h 血糖水平基本达正常水平

E. 尿糖为阴性

134. 某患者最近一次检测空腹血糖浓度为 11.6mmol/L，GHb 为 6.5%，则该患者很可能为

A. 新发现的糖尿病患者

B. 未控制的糖尿病患者

C. 糖尿病已经控制的患者

D. 无糖尿病

E. 糖耐量受损的患者

135. 关于糖化血清蛋白的描述，不恰当的是

A. 血糖与血清中的蛋白质可逆结合

B. 反映 2~3 周前的血糖水平

C. 可作为糖尿病近期内控制情况的一个灵敏指标

D. 能在短期内得到治疗效果的回馈

E. 特别适用于住院调整用药的患者

136. 内分泌性低血糖的原因是
    A. 自身免疫因素导致β胰岛细胞被破坏，胰岛素或C肽绝对不足
    B. 胰岛细胞瘤
    C. 糖原合酶缺乏
    D. 胰岛素抵抗
    E. 丙酮酸脱氢酶复合物缺陷

137. 糖尿病时出现白内障，其发病原因是
    A. 山梨醇脱氢酶增加
    B. 半乳糖激酶增加
    C. 醛糖还原酶减少
    D. 山梨醇脱氢酶减少
    E. 生长激素分泌减少

138. 2型糖尿病的病因和致病机制是
    A. 自身免疫因素导致β胰岛细胞被破坏，胰岛素或C肽绝对不足
    B. 胰岛细胞瘤
    C. 糖原合酶缺乏
    D. 胰岛素抵抗
    E. 丙酮酸脱氢酶复合物缺陷

139. 非酮症性高血糖高渗性糖尿病昏迷的特点是
    A. 血糖较高，无明显的酮症酸中毒症状
    B. 血糖极高，有明显的酮症酸中毒症状
    C. 多数发生于年轻人
    D. 血糖极高，没有明显的酮症酸中毒症状
    E. 多数人都有糖尿病史

140. 糖尿病急性代谢并发症不包括
    A. 糖尿病酮症酸中毒
    B. 非酮症性高血糖高渗性糖尿病昏迷
    C. 乳酸酸中毒

    D. 低血糖昏迷
    E. 肝性昏迷

141. 糖尿病急性代谢并发症包括
    A. 糖尿病酮症酸中毒
    B. 肝性昏迷
    C. 慢性肾衰竭
    D. 糖原贮积病
    E. 丙酮酸激酶缺乏病

142. 检测血糖时，胰岛素测定现在多采用
    A. 化学发光法
    B. 放射免疫法
    C. 免疫比浊法
    D. 化学比色法
    E. 酶法

143. 随机血糖测定的取血时间是
    A. 禁餐禁饮8h以上
    B. 摄入葡萄糖后任意时间
    C. 进餐后任意时间
    D. 定量摄入葡萄糖，饮第1口糖水时计时，2h后测定血糖
    E. 从吃第1口饭时开始计算时间，2h取血为餐后2h

144. 糖化血清蛋白测定可采用
    A. 硝基四氮唑蓝法
    B. 双缩脲法
    C. 电泳法
    D. 比浊法
    E. BCG法

145. 酮症酸中毒是由于缺乏
    A. 胰高血糖素
    B. 肾上腺素
    C. 生长激素
    D. 胰岛素
    E. 糖皮质激素

146. 糖尿病性糖耐量是以下哪种
    A. 空腹血糖浓度在6.11~7.0mmol/L，

120min 血糖水平在 7.8～11.2mmol/L

B. 口服葡萄糖 1h 后达峰值，血糖浓度在服糖后 2h 不能恢复到正常水平

C. 口服葡萄糖 30～60min 达峰值，血糖浓度 120min 时恢复到正常水平

D. 空腹血糖水平正常，糖负荷后不出现血糖高峰

E. 服糖后血糖水平急剧升高，峰值出现早，并且超过 11.1mmol/L

147. 非酮症性高血糖高渗性糖尿病昏迷的英文缩写是

A. OGTT

B. IAA

C. GHb

D. NHHDC

E. DKA

148. 口服葡萄糖耐量试验的英文缩写是

A. OGTT

B. IAA

C. GHb

D. NHHDC

E. DKA

149. 糖化血红蛋白的英文缩写是

A. OGTT

B. IAA

C. GHb

D. NHHDC

E. DKA

150. 糖尿病的诊断指标是

A. 糖化血红蛋白

B. 尿糖

C. β-羟丁酸

D. 丙酮酸激酶

E. 血糖

151. WHO 推荐的口服葡萄糖耐量试验，受试者口服的葡萄糖量是

A. 75mg

B. 150mg

C. 75g

D. 100g

E. 150g

152. 血糖测定的常规方法是

A. 己糖激酶法

B. 葡萄糖氧化酶法

C. Folin－Wu 法

D. 邻甲苯胺法

E. 同位素稀释-质谱分析

153. 血糖测定的参考方法是

A. 己糖激酶法

B. 葡萄糖氧化酶法

C. Folin－Wu 法

D. 邻甲苯胺法

E. 同位素稀释-质谱分析

(154～155 题共用题干)

患者，男，45 岁。有 10 年糖尿病史，因昏迷状态入院。查体：血压 12/5.3kPa，脉搏 101 次/分，呼吸 28 次/分，血糖浓度 10.1mmol/L，脑脊液常规检查未见异常。

154. 有助于确诊的检查项目中不包括

A. 血酮体

B. 尿酮体

C. 血 pH 值

D. 尿糖

E. 尿胆原

155. 若尿酮体(＋＋＋)、尿糖(＋＋＋)，则最可能的诊断是

A. 肝性脑病

B. 失血性休克

C. 糖尿病昏迷

D. 脑梗死

E. 高血压

156. 怀疑糖尿病乳酸酸中毒时，需检测

　　A. 尿硝酸盐

　　B. 血浆白蛋白

　　C. 尿酮体

　　D. 全血乳酸

　　E. 胰岛素抗体

157. 怀疑糖尿病酮症酸中毒时，需检测

　　A. 尿硝酸盐

　　B. 血浆白蛋白

　　C. 尿酮体

　　D. 全血乳酸

　　E. 胰岛素抗体

158. 下列不用于血糖检测的方法是

　　A. 氧化酶法

　　B. 己糖激酶法

　　C. 邻甲苯胺法

　　D. 干化学法

　　E. 比浊法

159. 肝硬化患者血糖变化特征为

　　A. 低血糖

　　B. 高血糖

　　C. 血糖先低后高

　　D. 血糖先高后低

　　E. 血糖无变化

（160～161题共用题干）

　　患者，女，54岁。有糖尿病家族史，无糖尿病症状。空腹血糖浓度为6.5mmol/L，尿糖（－）。为确诊，做口服葡萄糖耐量试验。

160. 若该患者口服葡萄糖耐量试验2h后血糖浓度为8.47mmol/L。糖化血红蛋白为5.00，可以诊断为

　　A. 1型糖尿病

　　B. 2型糖尿病

C. 糖耐量受损

D. 糖耐量正常

E. 混合型糖尿病

161. 下列关于口服葡萄糖耐量试验的叙述中，正确的是

　　A. 坐位取血后5min内饮入250ml含75g无水葡萄糖的糖水后，每隔30min采血1次，共4次

　　B. 卧位采血后5min内饮入250ml含75g无水葡萄糖的糖水后，每隔1h采血1次，共4次

　　C. 坐位取血后15min内饮入150ml含75g无水葡萄糖的糖水后，每隔30min采血1次，共4次

　　D. 卧位取血后5min内饮入250ml含75mg无水葡萄糖的糖水后，每隔30min采血1次，共4次

　　E. 坐位取血后15min内饮入250ml含75g无水葡萄糖的糖水后，每隔1h采血1次，共4次

162. WHO标准化的口服葡萄糖耐量试验抽血的正确时间顺序是

　　A. 服75g无水葡萄糖前，服糖后30min、60min、90min、120min

　　B. 服75g无水葡萄糖前，服糖后30min、60min、90min

　　C. 服75g无水葡萄糖前，服糖后1h、2h、3h

　　D. 服75g无水葡萄糖前，服糖后30min、60min、120min、180min

　　E. 服75g无水葡萄糖前，服糖后1h、2h、3h、4h

163. 重吸收绝大部分葡萄糖的肾的部位是

A. 肾小球

B. 近端小管

C. 远端小管

D. 集合管

E. 髓襻

考 题 示 例

1. 使血糖降低的激素为【基础知识】
   A. 肾上腺皮质激素
   B. 甲状腺素
   C. 胰岛素
   D. 生长激素
   E. 胰高血糖素

2. 下列哪种情形可以确立糖尿病的诊断【基础知识】
   A. 糖尿病症状加随机静脉血浆葡萄糖浓度≥11.1mmol/L
   B. 多饮多食多尿
   C. 一次随机静脉血糖浓度≥10.0mmol/L
   D. 2h血糖浓度介于≥8.0~11.0mmol/L
   E. 尿糖阳性

3. 1型糖尿病是【基础知识】
   A. Ⅰ型超敏反应引起的自身免疫性疾病
   B. Ⅱ型超敏反应引起的自身免疫性疾病
   C. Ⅲ型超敏反应引起的自身免疫性疾病
   D. T细胞对自身抗原应答引起的自身免疫性疾病
   E. B细胞对自身抗原应答引起的自身免疫性疾病

4. 空腹血清葡萄糖的参考值是【专业知识】
   A. <2.80mmol/L
   B. 3.89~6.11mmol/L
   C. 7.00~11.10mmol/L
   D. 11.50~20.00mmol/L

   E. 21.00~25.00mmol/L

5. 尿糖定性特异性最好的方法是【专业知识】
   A. 班氏法
   B. 葡萄糖氧化酶法
   C. Lange法
   D. Harrison法
   E. 葡萄糖酸化法

6. 下列哪种情况不是糖耐量试验的适应证【专业知识】
   A. 无糖尿病症状，有明显糖尿病家族史
   B. 近来有多饮、多食、多尿症状，年龄60岁
   C. 没有糖尿病症状，两次空腹血糖浓度≤5.5mmol/L
   D. 不明原因的肾病或视网膜病变
   E. 妊娠期、甲状腺功能亢进症、肝病、感染，出现糖尿病

7. 糖尿病合并脂代谢异常可表现为【相关专业知识】
   A. 高HDL
   B. 低Lp(a)
   C. 高低密度脂蛋白(LDL)
   D. 高ApoA
   E. 低VLDL

8. 患者，男，57岁。近段时间口渴、多尿，随机血糖浓度为18.25mmol/L。如果想了解这之前2~3个月的血糖值，应查【专业知识】
   A. 糖化血红蛋白

B. 果糖胺

C. 胰岛素

D. C 肽

E. 口服葡萄糖耐量试验

9. 胰岛素原分子结构与胰岛素结构比较，正确的是【相关专业知识】

　　A. 胰岛素原是比胰岛素分子量小的单链

　　B. 胰岛素原是比胰岛素分子量大的两条多肽链

　　C. 胰岛素原是比胰岛素分子量小的两条多肽链

　　D. 15 个氨基酸的多肽链

　　E. 胰岛素原是比胰岛素分子量大的单链

10. 属于糖尿病急性代谢合并症的是【相关专业知识】

　　A. 糖尿病肾病

　　B. 糖尿病的眼底病变

　　C. 糖尿病酮症酸中毒

　　D. 糖尿病末梢神经炎

　　E. 糖尿病病足

11. C 肽在血液中【相关专业知识】

　　A. 无胰岛素的生物活性和免疫原性

　　B. 无胰岛素的生物活性但有免疫原性

　　C. 有胰岛素的生物活性但无免疫原性

　　D. 有胰岛素的生物活性和免疫原性

　　E. 无胰岛素的生物活性但在免疫效应方面与胰岛素有交叉反应

12. 我国临床检验中心推荐测定血清葡萄糖的方法是【专业实践能力】

　　A. 己糖激酶法

　　B. 葡萄糖脱氢酶法

　　C. 邻甲苯胺法

　　D. GOD - POD 法

E. Folin - Wu 法

13. 葡萄糖氧化酶法测定空腹血糖浓度，需做糖耐量试验的是【专业实践能力】

　　A. 11.10～14.00mmol/L

　　B. 7.90～9.90mmol/L

　　C. 6.11～7.00mmol/L

　　D. 3.61～6.11mmol/L

　　E. 2.20～3.30mmol/L

14. 肝糖原能分解为葡萄糖是因为肝脏内存在【基础知识】

　　A. 葡萄糖-6-磷酸脱氢酶

　　B. 葡萄糖激酶

　　C. 糖原磷酸化酶

　　D. 葡萄糖-6-磷酸酶

　　E. 磷酸果糖激酶

15. 脑组织主要以什么作为能源供给物【基础知识】

　　A. 葡萄糖

　　B. 脂肪

　　C. 蛋白质

　　D. 氨基酸

　　E. 核酸

16. C 肽存在于【基础知识】

　　A. 人内源性胰岛素中

　　B. 商品动物源胰岛素中

　　C. 人工合成胰岛素中

　　D. 胰岛素原中

　　E. 胰高血糖素中

17. 糖尿病的"三多一少"症状是指【相关专业知识】

　　A. 多糖，多脂肪，多尿，消瘦

　　B. 多饮，多食，多大便，小便少

　　C. 多饮，多食，多尿，消瘦

　　D. 多蛋白，多脂肪，多尿，消瘦

　　E. 以上都不是

18. 可防止糖酵解的抗凝剂为【相关专业知识】

A. 乙二胺四乙酸/氟化钠抗凝剂

B. 肝素

C. 草酸钾

D. 柠檬酸钠抗凝剂

E. 乙二胺四乙酸

19. 关于血液葡萄糖，下列叙述中错误的是【专业实践能力】

    A. 毛细血管血葡萄糖浓度低于静脉血葡萄糖浓度

    B. 血浆是测定葡萄糖的最好样品

    C. 分析前血液放置一段时间会使结果偏低

    D. 如无特殊原因应空腹抽血测定血糖

    E. 维生素 C 可干扰 GOD-POD 法测定葡萄糖

20. 己糖激酶法是测定血糖的【专业实践能力】

    A. 决定性方法

    B. 参考方法

    C. 常规方法

    D. 已经淘汰的方法

    E. 目前卫健委广泛推荐的方法

21. 干化学法尿糖检测的是【专业实践能力】

    A. 果糖

    B. 半乳糖

    C. 葡萄糖

    D. 麦芽糖

    E. 蔗糖

22. 糖尿病昏迷患者，为鉴别糖尿病酮症酸中毒或高血糖高渗性非酮症糖尿病昏迷，下列何种试验最有效【专业实践能力】

    A. 血液 pH 值

    B. 测定 C 肽

    C. 血糖

    D. 血酮体或尿酮体

E. GHb

23. 在进行口服葡萄糖耐量试验时，下列结果哪个有助于糖尿病的诊断【专业实践能力】

    A. 餐后 3h 血糖浓度等于 7mmol/L

    B. 餐后 1h 血糖浓度等于 8mmol/L

    C. 餐后 2h 血糖浓度等于 11.1mmol/L

    D. 餐后 30min 血糖浓度等于 8mmol/L

    E. 空腹血糖浓度大于 5.2mmol/L

24. 空腹血糖浓度在 6.11～7.0mmol/L 时，宜做的检测是【基础知识】

    A. 即时血糖水平

    B. 糖化血红蛋白水平

    C. 血浆 C 肽水平

    D. 糖耐量试验

    E. 血浆胰岛素水平

25. 反映监测目前 2～3 个月的患者血糖控制情况，宜做的检测是【基础知识】

    A. 即时血糖水平

    B. 糖化血红蛋白水平

    C. 血浆 C 肽水平

    D. 糖耐量试验

    E. 血浆胰岛素水平

26. 测定血液葡萄糖的参考方法是【专业知识】

    A. 质谱法或己糖激酶法

    B. 邻甲苯胺法

    C. Folin-Wu 法

    D. 氧化还原法

    E. 葡萄糖氧化酶法

27. 疑为糖尿病酮症酸中毒患者，首选的过筛试验是【专业知识】

    A. 血液 C 肽

    B. 血液 pH 值

    C. 尿酮体

    D. 尿糖

    E. 糖化血红蛋白

28. 关于糖尿病的叙述，错误的是【专业知识】
    A. 糖尿病患者体内三大物质（糖、蛋白质、脂类）代谢均出现紊乱
    B. 糖尿病的病情与血糖升高程度密切相关
    C. 糖尿病具有遗传易感性
    D. 1 型糖尿病患者多数肥胖，年龄偏大
    E. 2 型糖尿病有胰岛素抵抗并伴有胰岛 β 细胞功能损伤

29. ADA 推荐糖尿病患者血糖控制的理想目标是【专业知识】
    A. HbA1c≤7.0%
    B. HbA1c≤6.0%
    C. HbA1c≤6.5%
    D. HbA1c≤5.5%
    E. HbA1c≤5.0%

30. 在测定血糖的方法中，特异性最高的是【专业实践能力】
    A. Folin－Wu 法
    B. 邻甲苯胺法
    C. 葡萄糖氧化酶法
    D. 己糖激酶法
    E. 碘量法

31. 在测定血糖的方法中，我国常规实验室广泛使用的是【专业实践能力】
    A. Folin－Wu 法
    B. 邻甲苯胺法
    C. 葡萄糖氧化酶法
    D. 己糖激酶法
    E. 碘量法

32. 调节血糖最主要的器官是【基础知识】
    A. 肝脏
    B. 肌肉
    C. 肾脏
    D. 脑组织

E. 心脏

33. 临床上血糖最常用的测定方法是【专业知识】
    A. 己糖激酶法
    B. 葡萄糖氧化酶法
    C. 联苯胺法
    D. 班氏法
    E. Folin－Wu 化学法

34. 有关果糖胺的叙述，错误的是【专业知识】
    A. 测定果糖胺就是测定糖化血清蛋白
    B. 所有糖化血清蛋白结构类似果糖胺
    C. 反映过去 2～3 周的平均血糖水平
    D. 可替代糖化血红蛋白
    E. 是糖尿病近期控制水平的监测指标

35. 糖化血红蛋白的主要成分是【专业知识】
    A. HbA1a
    B. HbAO
    C. HbA1b
    D. HbA1c
    E. HbF

36. 糖原分子中主要的化学键是【相关专业知识】
    A. 3，5－糖苷键
    B. 2，6－糖苷键
    C. 1，4－糖苷键
    D. 1，6－糖苷键
    E. 1，5－糖苷键

37. 糖原可以补充血糖，因为肝脏中含有的酶是【基础知识】
    A. 果糖-1，6-二磷酸酶
    B. 葡萄糖激酶
    C. 磷酸葡萄糖变位酶

D. 葡萄糖-6-磷酸酶

E. 磷酸己糖异构酶

B. 糖化血红蛋白

C. 血糖

D. 血红蛋白

E. C肽

(38～39题共用题干)

患者，男，20岁。多食、多饮、多尿。体重减轻半年。恶心、呕吐、乏力5d，昏迷1d，患者血糖浓度28.2mmol/L。

38. 为明确诊断，最需要检查【专业实践能力】

A. 肝功能

B. 尿酮体

C. 口服葡萄糖耐量试验

D. 胰岛素

E. HbA1c

39. 最有可能的诊断是【专业实践能力】

A. 肾功能损害

B. 肝硬化昏迷

C. 乳酸酸中毒

D. 酮症酸中毒

E. 脑血管意外

40. 糖尿一般指【基础知识】

A. 葡萄糖尿

B. 乳糖尿

C. 半乳糖尿

D. 果糖尿

E. 戊糖尿

41. 常用的尿试带法测定尿糖，主要检出尿中的【专业知识】

A. 果糖

B. 蔗糖

C. 乳糖

D. 葡萄糖

E. 黏多糖

42. 与糖尿病诊断和血糖控制是否达标无关的检查项目是【专业知识】

A. 口服葡萄糖耐量试验

43. 鉴别糖尿病酮症昏迷和低血糖休克的最佳试验是【专业知识】

A. 血液酮体

B. 血液pH值

C. 血糖

D. 果糖

E. 糖化血红蛋白

44. 患者，女，孕14周。查体：尿糖阳性，空腹血糖浓度为6.7mmol/L。复查后空腹血糖浓度为6.9mmol/L。为确定是否患有妊娠糖尿病，建议进一步检查的项目是【专业知识】

A. 糖化血红蛋白

B. 餐后2h血糖

C. C肽

D. 空腹胰岛素

E. 口服葡萄糖耐量试验

45. 下列关于血液糖化血清蛋白的叙述，错误的是【相关专业知识】

A. 反映过去2～3周的平均血糖水平

B. 糖化血清蛋白是血清果糖胺的主要成分

C. 糖化血清蛋白是糖尿病近期控制水平的检测指标

D. 可替代糖化血红蛋白

E. 当患者有急性全身性疾病时，能更准确反映短期内平均血糖的变化

46. 患者，男，50岁。频渴、多尿，近6个月体重减轻，视力下降，检测空腹血糖浓度为8.0mmol/L。如果诊断为糖尿病，下列选项不属于糖尿病的诊断标准的是【相关专业知识】

A. 多尿、多饮和无原因的体重减轻

B. 随机静脉血浆葡萄糖浓度 ≥
11.1mmol/L(200mg/dl)

C. 空腹胰岛素水平 > 15.6U/L
（CLIA 法）

D. 口服葡萄糖耐量试验检查时，2h
静脉血浆葡萄糖（2hPG）浓度 ≥
11.1mmol/L(200mg/dl)

E. 空腹静脉血浆葡萄糖(FVPG)浓度
≥7.0mmol/L(126mg/dl)

47. WHO 建议的成年人口服葡萄糖耐量
试验应口服【专业实践能力】

A. 无水葡萄糖 50g

B. 无水葡萄糖 75g

C. 无水葡萄糖 100g

D. 无水果糖 100g

E. 无水果糖 200g

48. 患者，男，58 岁。经诊断为糖尿病，
需做糖化血红蛋白的监测。该监测可
以反映多久的血糖水平【专业实践能
力】

A. 1～2 周

B. 3～4 周

C. 5～6 周

D. 6～8 周

E. 20 周以上

(49～52 题共用题干)

患者，女，50 岁。有 12 年糖尿病病
史。因昏迷入院，呼吸有烂苹果味。查
体：血压 12/5.3kPa，脉搏 110 次/分，
呼吸 28 次/分，尿糖和尿酮体(＋＋)。

49. 最有可能的初步诊断为【专业实践能
力】

A. 糖尿病乳酸中毒昏迷

B. 呼吸性酸中毒

C. 丙酮酸中毒

D. 糖尿病酮症酸中毒昏迷

E. 非酮症糖尿病高渗性昏迷

50. 为了确诊，需要进行检查的项目不包
括【专业实践能力】

A. 血清丙酮酸

B. 血糖

C. 血气分析

D. 血浆电解质

E. 血 β-羟丁酸

51. 血气分析结果应为【专业实践能力】

A. pH 值为 7.55，BE＋6.0mmol/L，
［HCO$_3^-$］42mmol/L

B. pH 值为 7.14，BE－18.0mmol/L，
［HCO$_3^-$］10mmol/L

C. pH 值为 7.45，BE＋3.0mmol/L，
［HCO$_3^-$］27mmol/L

D. pH 值为 7.35，BE－3.0mmol/L，
［HCO$_3^-$］22mmol/L

E. pH 值为 7.50，BE＋6.0mmol/L，
［HCO$_3^-$］30mmol/L

52. 尿酮体(＋＋)是由于【专业实践能力】

A. 酮体生成增加

B. 脂肪合成增加

C. 肾功能不全

D. 肝功能不全

E. 酸碱紊乱

53. 通过尿液指标筛查新生儿代谢性疾
病，所涉及的代谢物是【基础知识】

A. 果糖

B. 乳糖

C. 蔗糖

D. 半乳糖

E. 葡萄糖

54. 糖尿病患者代谢异常的临床表现不包
括【专业知识】

A. 高血糖和糖尿

B. 高脂血症和酮症酸中毒

C. "三多一少"

D. 黏液性水肿

E. 微血管神经病变

55. 早期诊断糖尿病的重要依据是【基础知识】

A. 多食、消瘦

B. 形体肥胖

C. 空腹血糖浓度升高

D. 皮肤瘙痒

E. 尿糖阳性

56. 参与红细胞无氧糖酵解的酶是【相关专业知识】

A. 丙酮酸激酶

B. 乳酸脱氢酶

C. 腺苷酸激酶

D. 葡萄糖-6-磷酸脱氢酶

E. 嘧啶5′-核苷酸酶

57. 机体中对低血糖最为敏感的组织器官为【相关专业知识】

A. 肝脏

B. 心脏

C. 大脑

D. 肌肉

E. 肺脏

58. 考虑是否合并糖尿病肾病，应做的检测是【相关专业知识】

A. 尿微量白蛋白测定

B. 糖化血红蛋白测定

C. 血浆C肽和胰岛素水平测定

D. 糖耐量试验

E. 乳酸测定

59. 测定血糖时，抽血后若不能立即检查，则最好将血液与何种物质混合【专业实践能力】

A. 氟化钠

B. 肝素

C. 乙二胺四乙酸

D. 硫酸镁

E. 乙二胺双2-氨基乙醚四乙酸（EGTA）

（60～61题共用题干）

某天，血糖的测定中有1份标本测定值是40.5mmol/L，该标本的二氧化碳结合力，尿素和肌酐浓度均在参考值范围内。

60. 正确的处理是【专业实践能力】

A. 照常发出报告单

B. 同临床医护人员联系

C. 重新进行检测

D. 化验单上表明"溶血标本"

E. 化验单上表明"黄疸标本"

61. 试图解释该结果可能出现的原因是【专业实践能力】

A. 糖尿病患者

B. 检测结果错误

C. 在患者输葡萄糖的同时同侧静脉取血

D. 黄疸标本

E. 溶血标本

62. 与糖尿病的诊断治疗无关的检测是【专业知识】

A. 口服葡萄糖耐量试验

B. 糖化血红蛋白

C. 血糖

D. 胰岛素释放试验

E. 干扰素

63. 糖尿病肾病早期诊断和监测的首选指标是【基础知识】

A. 尿中微量白蛋白浓度

B. 尿中钾离子浓度

C. 尿中钠离子浓度

D. 尿中肌酐浓度

E. 尿中尿素浓度

64. 唯一能降低血糖的激素是【专业实践能力】

A. 胰岛素

B. 肾上腺素

C. 生长激素

D. 甲状腺素

E. 高血糖素

65. 影响胰岛素合成分泌的主要物质是【专业实践能力】

A. 氨基酸

B. 葡萄糖

C. 脂肪酸

D. 儿茶酚胺

E. 肾上腺素

66. 尿糖是指尿液中的【基础知识】

A. 葡萄糖

B. 果糖

C. 蔗糖

D. 麦芽糖

E. 甘露糖

第三章　脂代谢及高脂血症的检查

单元	细目	要点	要求	科目
脂代谢及高脂血症的检查	1. 血浆脂质、脂蛋白、载脂蛋白、脂蛋白受体及有关酶类的分类、结构、功能	(1)胆固醇、甘油三酯	熟练掌握	1，2
		(2)脂蛋白	熟练掌握	1，2
		(3)载脂蛋白	熟练掌握	1，2
		(4)脂蛋白受体	熟练掌握	1，2
		(5)脂质转运蛋白和脂蛋白代谢的重要酶类	熟练掌握	2，3
	2. 脂蛋白代谢及高脂蛋白血症	(1)乳糜微粒和极低密度、低密度、高密度脂蛋白代谢	熟练掌握	2，3
		(2)高脂蛋白血症及其分型	熟练掌握	3，4
	3. 脂蛋白、脂质与载脂蛋白测定方法评价及临床意义	(1)胆固醇、甘油三酯测定	熟练掌握	3，4
		(2)高密度、低密度脂蛋白胆固醇测定	熟练掌握	3，4
		(3)载脂蛋白ＡⅠ、Ｂ测定	熟练掌握	3，4
		(4)脂蛋白(a)测定	熟练掌握	3，4
		(5)各种脂蛋白在动脉粥样硬化形成中的作用和临床意义	熟练掌握	2，3

注：1—基本知识；2—相关专业知识；3—专业知识；4—专业实践能力。

内　容　概　要

一、血浆脂质、脂蛋白、载脂蛋白、脂蛋白受体及有关酶类的分类、结构、功能

（一）胆固醇、甘油三酯

血脂是血浆中脂质的总称，包括甘油三酯(TG)、磷脂(PL)、胆固醇(Ch)、胆固

醇酯(CE)及游离脂肪酸(FFA)等，广泛存在于人体中。

甘油三酯和胆固醇都是疏水性物质，不能直接在血液中被转运，也不能直接进入组织细胞中。它们必须与血液中的特殊蛋白质和极性类脂(如磷脂)一起组成一个亲水性的球状巨分子，才能在血液中被运输，并进入组织细胞。这种球状巨分子复合物就称为脂蛋白。

血脂代谢就是指脂蛋白代谢，而参与这一代谢过程的主要因素有载脂蛋白、脂蛋白受体和脂酶。

(二)脂蛋白

1. 血浆脂蛋白的分类

根据超速离心法(密度分类法)，按密度从低到高可把血浆脂蛋白分为乳糜微粒(CM)、极低密度脂蛋白(VLDL)、低密度脂蛋白(LDL)、高密度脂蛋白(HDL)，除上述 4 种脂蛋白外，还有中密度脂蛋白(IDL)，它是 VLDL 在血浆中的代谢物，其组成及密度介于 VLDL 及 LDL 之间。

根据电泳法可将脂蛋白分为 4 种，自正极到负极依次为 α-脂蛋白(α-Lp)、前β-脂蛋白(preβ-Lp)、β-脂蛋白(β-Lp)和乳糜微粒(CM)。α-脂蛋白泳动速度最快，乳糜微粒则停留在原点不动，见图 3-1。

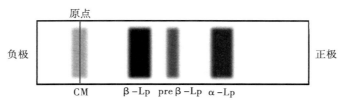

图 3-1　脂蛋白电泳示意图

电泳分类的 4 种脂蛋白分别与密度分类的 4 种脂蛋白相对应，如 HDL 相对应的是 α-Lp；LDL 相对应的是 β-Lp；VLDL 相对应的是前β-Lp；CM 与 CM 相对应。

2. 血浆脂蛋白的组成与结构

血浆脂蛋白由脂类和蛋白质两部分组成，其中的蛋白质部分，称为载脂蛋白(Apo)；脂类部分有甘油三酯、磷脂、胆固醇和胆固醇酯。血浆脂蛋白的结构呈球状，其表面覆盖着载脂蛋白、磷脂和游离胆固醇等亲水极性基团和极性分子，内核部分由疏水基团和疏水分子胆固醇酯及甘油三酯构成。游离胆固醇及胆固醇酯称为总胆固醇(TC)。各种脂蛋白都含有载脂蛋白、甘油三酯、磷脂、胆固醇及胆固醇酯，但不同的脂蛋白其组成比例差异很大。

(1)CM　CM 含甘油三酯最多，含载脂蛋白最少，密度最小，颗粒最大；CM 来源于食物脂肪，含外源性甘油三酯近 90%；正常人空腹 12h 后采血时，血浆中无 CM。餐后及某些病理状态下血浆中含有大量的 CM 时，血浆外观浑浊。将含有 CM 的血浆放在 4℃静置过夜，CM 会自动漂浮到血浆表面，形成一层"奶酪"，这是检查有无 CM 存在最简单实用的方法。

CM 中的载脂蛋白主要是 ApoAⅠ和 ApoC，其次是含有少量的 ApoAⅡ、ApoAⅣ、

$ApoB_{48}$。

（2）VLDL　VLDL 以甘油三酯为主，含量占一半以上；脂质成分低于 CM，但磷脂、胆固醇及载脂蛋白含量比 CM 多，故密度较 CM 大。CM 和 VLDL 统称为富含甘油三酯的脂蛋白（RLP）。由于 VLDL 分子比 CM 小，空腹 12h 的血浆是清亮透明的，当空腹血浆中甘油三酯水平超过 3.3mmol/L（300mg/dl）时，血浆呈乳状光泽，直至浑浊，但不上浮成盖。

VLDL 中的载脂蛋白含量近 10%，其中 ApoC 为 40%～50%，$ApoB_{100}$ 为 30%～40%，ApoE 为 10%～15%。

（3）IDL　IDL 是 VLDL 向 LDL 转化过程中的中间产物，与 VLDL 相比，其胆固醇的含量明显增加。正常情况下，血浆中 IDL 含量很低。最新的研究表明，IDL 是一种有其自身特点的脂蛋白，应将其与 VLDL 和 LDL 区别开来。

IDL 中的载脂蛋白以 $ApoB_{100}$ 为主，占 60%～80%，其次是 ApoC（10%～20%）和 ApoE（10%～15%）。

（4）LDL　LDL 含胆固醇最多，载脂蛋白含量比较多，密度较 VLDL 大；因此，LDL 被称为富含胆固醇的脂蛋白。正常人空腹时血浆中胆固醇的 2/3 与 LDL 结合，单纯性高胆固醇血症时，血浆胆固醇浓度的升高与血浆中 LDL 水平是一致的。

由于 LDL 颗粒小，即使血浆中 LDL 的浓度很高，血浆也不会浑浊。LDL 中载脂蛋白几乎全部为 $ApoB_{100}$（占 95% 以上）。

（5）Lp（a）　Lp（a）的脂质成分类似于 LDL，但其所含的载脂蛋白为 $ApoB_{100}$ 和 Apo（a）。Lp（a）是一类独立的脂蛋白，直接由肝脏产生，不能转化为其他脂蛋白。

（6）HDL　HDL 的脂质主要是磷脂和胆固醇，HDL 含载脂蛋白最多，甘油三酯含量最少，密度最大，颗粒最小。

载脂蛋白以 ApoAⅠ为主（65%）。HDL 可分为 HDL_2 和 HDL_3 两个亚组分。HDL_2 颗粒大于 HDL_3，而其密度则小于 HDL_3。两者的化学结构差别是，HDL_2 中胆固醇酯的含量较多，而载脂蛋白的含量则相对较少。

（三）载脂蛋白

1. 载脂蛋白的分类

载脂蛋白一般分为 ApoA、ApoB、ApoC、ApoE、Apo（a）五大类，每类中又有亚类。如 ApoA 分为 ApoAⅠ、ApoAⅡ、ApoAⅣ、ApoAⅤ；ApoB 分为 $ApoB_{48}$ 和 $ApoB_{100}$；ApoC 分为 ApoCⅠ、ApoCⅡ 和 ApoCⅢ。不同的脂蛋白含有不同的载脂蛋白。如 HDL 主要含有 ApoAⅠ和 ApoAⅡ；LDL 几乎只含有 $ApoB_{100}$；VLDL 主要含有 ApoCⅠ、ApoCⅡ、ApoCⅢ、$ApoB_{100}$ 以及 ApoE；CM 中主要含 $ApoB_{48}$。

2. 载脂蛋白的功能

（1）载脂蛋白构成并稳定脂蛋白的结构。

（2）载脂蛋白修饰并影响与脂蛋白有关酶的代谢和活性。如 ApoCⅡ激活脂蛋白脂肪酶（LPL），ApoAⅠ激活磷脂酰胆碱胆固醇酰基转移酶（LCAT）等。

（3）载脂蛋白是一些酶的辅因子。

(4)载脂蛋白是脂蛋白受体的配体。

（四）脂蛋白受体

脂蛋白可以被细胞上的脂蛋白受体识别并与之结合，再被摄取进入细胞内进行代谢。目前已报道的受体有很多种，了解最多的是低密度脂蛋白受体（LDL 受体），其次是极低密度脂蛋白受体（VLDL 受体）。脂蛋白受体的作用是决定脂类代谢途径，调节血浆脂蛋白的水平。

1. LDL 受体——ApoB/ApoE 受体

(1)分布　LDL 受体广泛分布于肝、动脉壁平滑肌细胞、血管内皮细胞、淋巴细胞、单核巨噬细胞等。

(2)配体　LDL 受体的配体为 $ApoB_{100}$、ApoE。

(2)结合的脂蛋白　LDL 受体结合的脂蛋白有 LDL（主要）、VLDL、β – VLDL、LDL 残基等。

(3)LDL 受体的合成　LDL 受体的合成受细胞内胆固醇水平负反馈调节。

2. VLDL 受体

(1)分布　VLDL 受体分布于脂肪细胞、心肌、骨骼肌等（肝脏内基本未发现）。

(2)配体　VLDL 受体的配体为 ApoE。

(3)结合的脂蛋白　VLDL 受体结合的脂蛋白有 VLDL、β – VLDL、VLDL 残基等。

(4)VLDL 受体的作用　VLDL 受体的作用是清除血液循环中 CM 残粒和 β – VLDL 残粒。

3. 其他受体

残粒受体也称为 LDL 受体相关蛋白（LRP），存在于肝细胞膜表面上特异性受体，配体为 ApoE。这种受体主要识别含 ApoE 丰富的脂蛋白，包括 CM 残粒和 VLDL 残粒（β – VLDL）。

（五）脂质转运蛋白和脂蛋白代谢的重要酶类

1. 脂质转运蛋白

(1)胆固醇酯转运蛋白　胆固醇酯转运蛋白（CETP）可将 LCAT 催化生成的胆固醇酯由 HDL 转移至 VLDL、IDL 和 LDL 中，在胆固醇的逆向转运中起关键作用。

(2)磷脂转运蛋白　磷脂转运蛋白（PTP）可促进磷脂由 CM、VLDL 转移至 HDL。

(3)微粒体甘油三酯转移蛋白　微粒体甘油三酯转移蛋白（MTP）在富含 TG 的 VLDL 和 CM 组装和分泌中起主要作用。

2. 脂蛋白脂肪酶

(1)合成部位　全身实质性组织细胞合成分泌 LPL。

(2)存在部位　LPL 存在于全身毛细血管内皮细胞表面 LPL 受体上。

(3)功能　LPL 的功能是催化脂蛋白中 TG 水解，参与 CM、VLDL 代谢，使这些大颗粒脂蛋白逐渐变为分子量较小的残骸颗粒。

（4）激活剂　LPL 的激活酶是 ApoCⅡ。

（5）抑制剂　LPL 的抑制剂是 ApoCⅢ。肿瘤坏死因子和 ApoE 也影响 LPL 的活性。肝素引起这种结合的酶释放入血。

3. 肝脂酶

（1）存在部位　肝脂酶（HL）存在于肝脏和肾上腺血管床内皮细胞中，由肝素释放入血。

（2）功能　HL 的功能是：①继续 LPL 工作，进一步催化水解 VLDL 残粒中的甘油三酯；②参与 IDL 向 LDL 转化的过程。

4. 磷脂酰胆碱胆固醇酰基转移酶

LCAT 由肝合成，释放入血，吸附在 HDL 分子上，与 ApoAⅠ和胆固醇酯转运蛋白（CETP）一起组成复合物，存在于循环血液中，催化血浆中胆固醇酯化。

LCAT 的最优底物为新生的 HDL。LCAT 使新生 HDL 转变为成熟的 HDL。

新生 HDL 主要含有磷脂和少量未酯化的胆固醇。

LCAT 的激活剂是（辅因子）ApoAⅠ。

二、脂蛋白代谢及高脂蛋白血症

（一）乳糜微粒和极低密度、低密度、高密度脂蛋白代谢

1. CM

（1）来源　CM 在小肠黏膜上合成，经由淋巴入血。

（2）功能　CM 的功能是运输外源性的脂质，主要是甘油三酯。

（3）代谢　CM 的代谢途径见图 3 - 2。

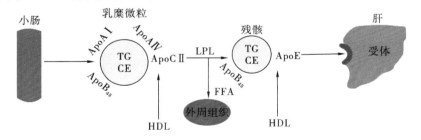

图 3 - 2　CM 的代谢途径

2. VLDL

（1）来源　VLDL 主要由肝合成。

（2）功能　VLDL 的功能是运输内源性脂质，主要是肝合成的 TG。

（3）代谢　肝是体内主要能合成胆固醇等脂质并参加脂蛋白中间代谢的器官。由肝合成的 VLDL 是在空腹时血液中携带甘油三酯的主要脂蛋白。在脂解过程中，大多数的 VLDL、甘油三酯和磷脂很快被移走，VLDL 变成 IDL，进而成为 LDL 或者被直接分解代谢掉。IDL 转变成 LDL，失去了 ApoE 和 ApoCⅡ，而所有的胆固醇都被保留下来。VLDL 的代谢途径见图 3 - 3。

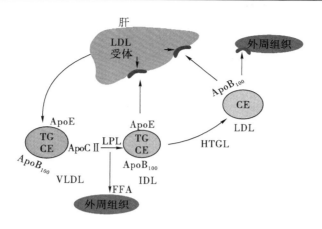

图 3 - 3　VLDL 的代谢途径

3. LDL

（1）来源　LDL 在血浆中由 VLDL 转变而来。

（2）功能　LDL 的功能是将内源性胆固醇转运到外周组织。

（3）代谢　LDL 2/3 通过受体途径进行细胞代谢，1/3 被网状内皮系统中的巨噬细胞清除。LDL 中的唯一结构蛋白 $ApoB_{100}$ 可被细胞的 LDL 受体识别、结合。一般说来，LDL 是血液中主要的携带胆固醇的脂蛋白，LDL 与动脉粥样硬化的形成呈正相关。LDL 的代谢途径见图 3 - 4。

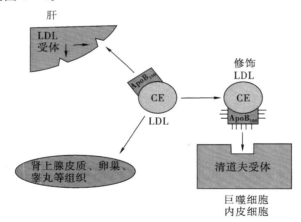

图 3 - 4　LDL 的代谢途径

4. HDL

（1）来源　HDL 主要由肝合成，由小肠黏膜少量合成。

（2）功能　HDL 的功能是将胆固醇从外周组织运输到肝，即胆固醇的逆向转运。HDL 从周围组织得到胆固醇并在 LCAT 作用下转变成胆固醇酯后，直接将其运送到肝，再进一步代谢，起到清除周围组织胆固醇的作用，并进而预防动脉粥样硬化的形成，此过程称为胆固醇"逆向转运"途径。

（3）代谢　胆固醇的逆向转运（HDL 代谢）：在肝内，胆固醇或者合成胆汁酸，直接分泌入胆汁；或者在合成脂蛋白时被利用。HDL 与动脉粥样硬化的发生呈负相关：

HDL-C降低是冠心病的独立危险因素，而HDL-C升高则可以预防冠心病的发生。HDL的代谢途径见图3-5。

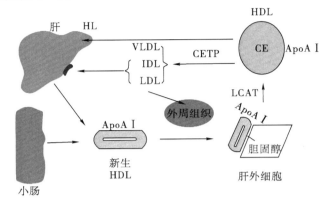

图3-5 HDL的代谢途径

（二）高脂蛋白血症及其分型

1. 概念

高脂血症是指血浆中TC和（或）TG水平升高。高脂蛋白血症（HLP）是指血浆中的CM、VLDL、LDL、HDL等脂蛋白出现一种或几种浓度过高的现象。因血浆脂类是以脂蛋白形式出现，故高脂血症一定也是高脂蛋白血症。

血浆中HDL-C降低也是一种血脂代谢紊乱。脂质代谢紊乱与高脂血症（或高脂蛋白血症）是动脉粥样硬化的主要危险因素。

2. 分型

（1）1970年，根据血清TC、TG浓度，血浆（清）外观以及脂蛋白电泳图谱等特点，WHO建议将高脂蛋白血症分为6种类型（Ⅰ型、Ⅱa型、Ⅱb型、Ⅲ型、Ⅳ型和Ⅴ型）。此种分型的缺点是过于繁杂。高脂蛋白血症的分型及其特征比较见表3-1。

表3-1 高脂蛋白血症的分型及特征

类型	脂蛋白变化	血脂变化	血浆外观	电泳图谱特点*	发病率
Ⅰ	CM↑	TG↑↑↑	4℃冰箱过夜，血浆上层出现"奶油样"，下层清澈透明	CM明显增多，其他正常	罕见
Ⅱa	LDL↑	TC↑↑	清澈	β-Lp明显增高	常见
Ⅱb	VLDL及LDL↑	TC↑↑，TG↑↑	清澈或微混	β-Lp和pre β-Lp含量均升高	常见
Ⅲ	LDL↑	TC↑↑，TG↑↑	"奶油样"上层，下层浑浊	β-Lp带与pre β-Lp带融合，出现宽β带	罕见

类型	脂蛋白变化	血脂变化	血浆外观	电泳图谱特点*	发病率
Ⅳ	VLDL↑	TG↑↑	浑浊	pre β-Lp 明显增高	常见
Ⅴ	CM 及 VLDL↑	TG↑↑↑，TC↑	"奶油样"上层，下层浑浊	CM 及 pre β-Lp 深染，尤以 CM 增加明显	较少

*：血浆醋酸纤维素薄膜电泳。↑：升高；↓：降低；↑↑：显著升高；↓↓：显著降低。

（2）临床上可将高脂蛋白血症简单分为 4 种类型，见表 3-2。

表 3-2　高脂蛋白血症的分型

分型	TC	TG	相当于 WHO 表型
高胆固醇血症	↑↑	—	Ⅱa 型
高甘油三酯血症	—	↑↑	Ⅳ型（Ⅰ型）
混合型高脂血症	↑↑	↑↑	Ⅱb（Ⅲ型、Ⅴ型）
低高密度脂蛋白血症	血清 HDL-C 水平降低		

（3）按病因，高脂血症可分为原发性高脂血症和继发性高脂血症。①原发性高脂血症：多由遗传缺陷所致。如参与脂蛋白代谢的关键酶如 LPL 和 LCAT，载脂蛋白如 ApoAⅠ、ApoB、ApoCⅡ、ApoE 以及脂蛋白受体如 LDLR 等基因缺陷。②继发性高脂血症：常见病因有糖尿病、甲状腺功能减退症、肾病综合征等。

三、脂蛋白、脂质与载脂蛋白测定方法评价及临床意义

（一）胆固醇、甘油三酯测定

1. 血清（浆）总胆固醇测定

（1）概述　血清（浆）胆固醇包括胆固醇酯和游离胆固醇。肝是合成胆固醇的主要器官，合成的原料是乙酰辅酶 A。

血浆胆固醇不仅反映胆固醇摄取与合成的情况，还反映携带胆固醇的各种脂蛋白的合成速度，以及影响脂蛋白代谢的受体情况。

（2）胆固醇的主要功能　①胆固醇是所有细胞膜和亚细胞器膜上的重要组成成分；②胆固醇是胆汁酸的唯一前体；③胆固醇是所有类固醇激素（性激素、肾上腺皮质激素）的前体；④胆固醇是维生素 D_3 合成的前体。

（3）检测　①常规方法：胆固醇氧化酶法（COD-PAP 法）。②参考值：血清总胆固醇合适范围≤5.18mmol/L（200mg/dl）。③临界范围（或边缘升高）：5.18~6.19mmol/L（200~239mg/dl）；升高≥6.22mmol/L（240mg/dl）。

（4）临床意义　①胆固醇升高：容易引起动脉粥样硬化性心脑血管疾病，如冠心病、心肌梗死、脑卒中等。胆固醇是动脉粥样硬化的重要危险因素之一，不能作为诊

断指标，最常用作动脉粥样硬化的预防、发病估计、治疗观察等的参考指标。胆固醇升高可见于各种高脂蛋白血症、梗阻性黄疸、肾病综合征、甲状腺功能减退症、慢性肾衰竭、糖尿病等。②胆固醇降低：可见于各种脂蛋白缺陷状态、肝硬化、恶性肿瘤、营养吸收不良、巨细胞性贫血等。

2. 血清(浆)甘油三酯测定

(1)概述 血浆中的甘油酯90%～95%是甘油三酯。饮食中脂肪被消化吸收后，以甘油三酯形式形成CM循环于血液中，进食后12h，正常人血中几乎没有乳糜微粒，甘油三酯恢复至原有水平。甘油三酯属中性脂肪，主要功能是为细胞代谢提供能量，食物中的脂肪还提供必需脂肪酸。

(2)检测 ①常规方法：磷酸甘油氧化酶法(GPO-PAP法)。②参考值：我国成年人，TG合适范围≤1.7mmol/L(150mg/dl)；边缘升高1.7～2.25mmol/L(150～199mg/dl)；升高≥2.26mmol/L(200mg/dl)。

(3)临床意义 ①原发性高甘油三酯血症多有遗传因素，包括高甘油三酯血症与家族性高脂(蛋白)血症等。②继发性高甘油三酯血症见于糖尿病、肾病综合征、脂肪肝、妊娠、糖原贮积病等。高TG也是冠心病的独立危险因素。临床中大部分血清TG升高见于代谢综合征。③低甘油三酯血症见于甲状腺功能亢进症、肾上腺皮质功能减退症和严重肝功能损伤时。

(二)高密度、低密度脂蛋白胆固醇测定

1. 高密度脂蛋白胆固醇(HDL-C)测定

HDL-C表示的是与HDL结合的总胆固醇，用来估计HDL水平。

(1)检测 ①方法：沉淀分离法，如用磷钨酸镁法。②参考值：HDL-C合适范围≥1.04mmol/L；降低<0.91mmol/L；升高≥1.55mmol/L。

(2)临床意义 HDL-C与冠心病的发生呈负相关，可用于评价患冠心病的危险性。HDL-C升高见于慢性肝炎、原发性胆汁性肝硬化等；HDL-C降低见于急性感染、糖尿病、慢性肾衰竭、肾病综合征等。

2. 低密度脂蛋白胆固醇(LDL-C)测定

LDL-C通过测定LDL中胆固醇量来表示LDL水平。LDL是发生动脉粥样硬化的危险因素之一。

(1)检测 ①方法：聚乙烯硫酸盐沉淀法。现为自动生化分析仪。②参考值：合适范围≤3.37mmol/L(130mg/dl)；边缘升高3.37～4.12mmol/L(130～159mg/dl)；升高≥4.14mmol/L(160mg/dl)。

(2)临床意义 LDL-C增高是动脉粥样硬化发生、发展的主要脂类危险因素。LDL-C用于判断是否存在患冠心病的危险性，也是血脂异常防治的首要靶标。①LDL-C升高：见于遗传性高脂蛋白血症、甲状腺功能减退症、肾病综合征、梗阻性黄疸、慢性肾衰竭、皮质醇增多症(库欣综合征)等。②LDL-C降低：见于无β-脂蛋白血症、甲状腺功能亢进症、消化吸收不良、肝硬化、恶性肿瘤等。

（三）载脂蛋白 AⅠ、B 测定

方法学：ApoA 和 ApoB 都有抗原性，因此可以利用抗原、抗体的免疫学原理方法来测定。现用免疫透射比浊法，可以直接在自动生化分析仪上操作。

1. 载脂蛋白 AⅠ

ApoA 有 ApoAⅠ、ApoAⅡ 和 ApoAⅣ。ApoAⅠ 和 ApoAⅡ 主要分布在 HDL 中，是 HDL 的主要载脂蛋白。

（1）ApoAⅠ的主要功能　组成 HDL 并维持其结构的稳定性和完整性；激活 LCAT，再催化胆固醇酯化；作为 HDL 受体的配体。

ApoAⅠ由肝和小肠合成，是组织液中浓度最高的载脂蛋白。

（2）参考值　正常人空腹血清 ApoAⅠ为 1.40～1.45g/L。

（3）临床意义　①血清 ApoAⅠ可以代表 HDL 水平，与 HDL-C 呈明显正相关。HDL-C 反映 HDL 运载脂质的代谢状态，而 ApoAⅠ反映 HDL 颗粒的合成与分解代谢。②冠心病患者、脑血管患者 ApoAⅠ偏低。③家族性高甘油三酯血症患者 HDL-C 往往偏低，但 ApoAⅠ不一定低，不增加冠心病危险；但家族性混合型高脂血症患者 ApoAⅠ与 HDL-C 却会轻度下降，冠心病危险性高。④ApoAⅠ缺乏症（如 Tangier 病是罕见的遗传性疾病）、家族性低 α 脂蛋白血症、鱼眼病等血清中 ApoAⅠ与 HDL-C 极低。

2. 载脂蛋白 B

ApoB 有 $ApoB_{48}$ 和 $ApoB_{100}$ 两种。前者主要存在于 CM 中，后者存在于 LDL 中。ApoB 是 LDL 含量最多的蛋白质，90% 以上的 ApoB 在 LDL 中，其余的在 VLDL 中。

血清 ApoB 主要代表 LDL 水平，它与 LDL-C 呈显著正相关。所以当有血清 LDL-C 升高时，血清 ApoB 也升高，甚至在还未出现高胆固醇血症时 ApoB 已升高。血浆 ApoB 和 LDL-C 同样是冠心病的危险因素。

（1）参考值　正常人群空腹血清 ApoB 为 0.80～0.90g/L。

（2）临床意义　①高 ApoB 是冠心病的危险因素。ApoB 是各项血脂指标中较好的动脉粥样硬化标志物。降低 ApoB 可以减少冠心病发病及促进粥样斑块的消退。②糖尿病、甲状腺功能减退症、肾病综合征、肾衰竭、梗阻性黄疸时，ApoB 都可能升高。③恶性肿瘤、营养不良、甲状腺功能亢进症时，ApoB 都可能降低。

（四）脂蛋白（a）测定

Lp(a) 在电泳谱中与 VLDL 很相似，有一个前 β 迁移率；通过超速离心密度介于 LDL 和 HDL 之间。Lp(a) 中含有的载脂蛋白是 Apo(a)。Apo(a) 可抑制纤维蛋白溶酶的活性，可以延缓纤维蛋白的破坏。Lp(a) 促进 LDL 在血管壁上聚集，有增加动脉粥样硬化和动脉血栓形成的危险性。

（1）参考值　Lp(a) 在人群中呈明显的正偏态分布，大多在 200mg/L 以下，高于医学决定水平 300mg/L，冠心病危险性明显增高。

（2）临床意义　血清 Lp(a) 浓度主要由基因控制，不受性别、年龄、体重、适度体育锻炼和降胆固醇药物的影响。Lp(a)升高与冠心病有关，可作为动脉硬化性心脑血管疾病的独立危险因素指标。

各种脂蛋白在动脉粥样硬化形成中的作用和临床意义此处不再赘述。

归 纳 总 结

1. 血脂是血浆中脂质的总称，包括 TG、PL、Ch、CE 及 FFA。

2. 血浆脂蛋白用超速离心法可分为 CM、VLDL、IDL、LDL、HDL。脂蛋白的密度从 CM 到 HDL 由小变大，而分子则由大变小。

3. CM 含甘油三酯最多，含载脂蛋白最少，密度最小，颗粒最大；VLDL 也以甘油三酯为主要成分，脂质成分低于 CM，但磷脂、胆固醇及载脂蛋白含量比 CM 多，故密度较 CM 大，在肝中合成；LDL 含胆固醇最多，载脂蛋白含量比较多，密度较 VLDL 大，在血液中由 VLDL 代谢生成；HDL 含载脂蛋白最多，甘油三酯含量最少，密度最大，颗粒最小。

Lp(a)是一种含有 Apo(a)的特殊蛋白质，具有抑制纤维蛋白溶酶活性的作用，血中升高有增加动脉粥样硬化和动脉血栓形成的危险性。

4. 载脂蛋白包括 ApoA、ApoB、ApoC、ApoE、Apo(a)五大类，每类中又有亚类。不同的脂蛋白含有不同的载脂蛋白。如 HDL 主要含有 ApoA I 和 ApoA II；LDL 几乎只含有 $ApoB_{100}$；VLDL 主要含有 ApoC I、ApoC II、ApoC III、$ApoB_{100}$ 以及 ApoE；CM 中主要含 $ApoB_{48}$。

5. 脂蛋白可以被细胞上的脂蛋白受体识别并与之结合，再被摄取进入细胞内进行代谢，具有调节血浆脂蛋白水平的作用。

LDL 受体结合的脂蛋白有 LDL(主要)、VLDL、β-VLDL、LDL 残基等。LDL 受体的合成受细胞内胆固醇水平负反馈调节。

VLDL 受体结合的脂蛋白有 VLDL、β-VLDL、VLDL 残基等。VLDL 受体的作用是清除血液循环中 CM 残粒和 β-VLDL 残粒。

残粒受体也称为 LDL 受体相关蛋白，是存在于肝细胞膜表面上特异性受体，配体为 ApoE。残粒受体主要识别含 ApoE 丰富的脂蛋白，包括 CM 残粒和 VLDL 残粒。

6. 脂蛋白代谢的重要酶类包括 LPL、HL、LCAT。LPL 催化脂蛋白中 TG 水解，参与 CM、VLDL 代谢，使大颗粒脂蛋白逐渐变为分子量较小的残骸颗粒。激活剂为 ApoC II；抑制剂为 ApoC III。HL 进一步催化水解 VLDL 残粒中的甘油三酯；参与 IDL 向 LDL 转化的过程。LCAT 主要催化血浆中胆固醇酯化。

7. 脂蛋白代谢途径包括外源性代谢途径、内源性代谢途径、胆固醇逆向转运。

8. 血浆脂蛋白的主要功能如下。①CM：在小肠黏膜合成，经由淋巴入血。功能是运输外源性的脂质，主要是甘油三酯。②VLDL：主要由肝合成。功能是运输内源性脂质，主要是肝脏合成的 TG。③LDL：在血浆中由 VLDL 转变而来。功能是将内源性胆固醇转运到外周组织。LDL 与动脉粥样硬化的形成呈正相关。④HDL：主要由肝合成，小肠黏膜少量合成。功能是将胆固醇从外周组织运输到肝，即胆固醇的逆向转运。HDL 与动脉粥样硬化的发生呈负相关。

9. 高脂血症是指血浆中 TC 和（或）TG 水平升高。由于血脂在血中以脂蛋白形式运输，实际上高脂血症也可认为是高脂蛋白血症。脂质代谢紊乱与高脂血症是动脉粥样硬化的主要危险因素。

10. WHO 建议将高脂蛋白血症分为 6 种类型（Ⅰ型、Ⅱa 型、Ⅱb 型、Ⅲ型、Ⅳ型和Ⅴ型）。目前，从临床上可将高脂血症简单分为高胆固醇血症、高甘油三酯血症、混合型高脂血症、低高密度脂蛋白血症 4 种。按病因高脂血症可分为原发性高脂血症、继发性高脂血症。各型高脂血症特点如下。

Ⅰ型：血浆中 CM 水平升高。①血清外观为奶油样表层，下层透明。②电泳特点是原点深染。③原因是 LPL 缺乏、ApoCⅡ缺乏。

Ⅱa 型：血浆中 LDL 水平升高。①血清外观透明或轻度浑浊。②电泳特点是深 β-Lp 带。③原因是 LDL 受体缺陷或活性降低，LDL 异化障碍。

Ⅱb 型：血浆中 LDL、VLDL 水平升高。①血清外观浑浊。②电泳特点是深 β-Lp 带、深 pre β-Lp 带。③原因是 VLDL 合成旺盛，VLDL→LDL 转换亢进。

Ⅲ型：血浆中 ILDL 水平升高。①血清外观浑浊。②电泳特点是宽 β-Lp 带。③原因是 ApoE 异常。

Ⅳ型：血浆中 VLDL 水平升高。①血清外观浑浊。②电泳特点是深 pre β-Lp 带。③原因是 VLDL 合成亢进，VLDL 代谢速度变慢。

Ⅴ型：血浆中 CM、VLDL 水平升高。①血清外观为奶油样表层，下层浑浊。②电泳特点是原点及 pre β-Lp 带深染。③原因是 LPL 缺失 VLDL，CM 代谢速度变慢。

11. 血清（浆）胆固醇测定：肝是合成胆固醇的主要器官，合成的原料是乙酰辅酶 A。胆固醇的主要功能：①细胞膜和亚细胞器膜的重要组成成分；②胆汁酸的唯一前体；③类固醇激素（性激素、肾上腺皮质激素）的前体；④维生素 D_3 合成的前体。

胆固醇测定的常规方法为胆固醇氧化酶法（COD-PAP 法）。血清总胆固醇合适范围≤5.18mmol/L。胆固醇升高，容易引起动脉粥样硬化性心脑血管疾病，如冠心病、心肌梗死、脑卒中等。

12. 血清（浆）甘油三酯测定：常规方法为磷酸甘油氧化酶法（GPO-PAP 法）。我国成年人 TG 合适范围≤1.7mmol/L（150mg/dl）。高 TG 是冠心病的独立危险因素。临床中大部分血清 TG 升高见于代谢综合征。

13. HDL-C 测定：测定方法为沉淀分离法，如用磷钨酸镁法。HDL-C 的合适范围≥1.04mmol/L。HDL-C 与冠心病的发生呈负相关，可用于评价患冠心病的危险性。

14. LDL-C 测定：测定方法为聚乙烯硫酸盐法。LDL-C 的合适范围≤3.37mmol/L（130mg/dl）。LDL 用于判断是否存在患冠心病的危险性。

15. Lp(a)测定：Lp(a)可抑制纤维蛋白溶酶的活性，有增加动脉粥样硬化和动脉血栓形成的危险性。Lp(a)高于医学决定水平 300mg/L，冠心病危险性明显增高，可作为动脉硬化性心脑血管疾病的独立危险因素指标。

16. 载脂蛋白测定：临床常测定的是血清 ApoA I 和 ApoB。

检测方法：免疫透射比浊法。ApoA I 参考值：正常人群空腹血清 ApoA I 为 1.40～1.45g/L。ApoB 参考值：正常人群空腹血清 ApoB 为 0.80～0.90。

血清 ApoA I 可以代表 HDL 水平，与 HDL－C 呈明显正相关。血清 ApoB 与 LDL－C 呈正相关，是冠心病的危险因素。

相 关 习 题

1. 某实验室收到 1 份空腹新鲜血标本，做血脂分析，获得下列结果：甘油三酯及胆固醇水平升高，血清 4℃ 过夜后可见上层为"奶油样"，下层浑浊。对此患者可能的诊断为

A. I 型高脂蛋白血症

B. II 型高脂蛋白血症

C. III 型高脂蛋白血症

D. IV 型高脂蛋白血症

E. V 型高脂蛋白血症

2. 关于 I 型高脂蛋白血症，描述错误的是

A. CM↑

B. 血清外观奶油样表层，下层浑浊

C. 电泳原点深染 β－Lp

D. 常见原因为 LPL 活性降低

E. 以上都对

3. 关于 III 型高脂蛋白血症，描述错误的是

A. IDL↑

B. 血清外观浑浊

C. 电泳宽 β－Lp 带

D. 常见原因为 LDL 异化速度加快

E. 以上都对

4. 血脂的检查内容包括以下项目，除了

A. TC 测定

B. TG 测定

C. HDL－C 测定

D. 酮体测定

E. LDL－C 测定

5. IIb 型高脂蛋白血症发病可能的生化缺陷是

A. VLDL 合成旺盛

B. ApoE 异常

C. LPL 异常

D. ApoB 异常

E. ApoD 异常

6. I 型高脂蛋白血症，载脂蛋白变化正确的是

A. ApoB$_{100}$↑

B. ApoE↑↑

C. ApoA 不变

D. ApoB$_{48}$↑

E. 以上皆不是

7. 关于 IIb 型高脂蛋白血症的描述，错误的是

A. LDL 和 VLDL↑

B. 血清外观透明

C. 电泳深 β－Lp 带、深 pre β－Lp 带

D. 常见原因为 VLDL 合成旺盛

E. 以上都对

8. 能活化脂蛋白脂肪酶（LPL）的载脂蛋白是

　　A. ApoA

　　B. ApoB

　　C. ApoC

　　D. ApoD

　　E. Apo(a)

9. 由小肠上皮细胞合成并含有大量甘油三酯的血浆脂蛋白是

　　A. CM

　　B. VLDL

　　C. LDL

　　D. HDL

　　E. Lp(a)

10. 下列哪种脂蛋白参与胆固醇的逆向运转

　　A. CM

　　B. VLDL

　　C. LDL

　　D. HDL

　　E. IDL

11. 人群中 ApoE 可有几种不同的表型

　　A. 3 种

　　B. 4 种

　　C. 5 种

　　D. 6 种

　　E. 7 种

12. 关于外源性代谢途径，叙述错误的是

　　A. 处理饮食摄入的胆固醇

　　B. 处理饮食摄入的甘油三酯

　　C. 发生部位在小肠中合成

　　D. 发生部位在肝脏

　　E. 在小肠中合成乳糜微粒

13. 高脂蛋白血症中，下列哪一项是按病因分类的

　　A. 原发性高脂血症

B. Ⅱ型高脂蛋白血症

C. 高甘油三酯血症

D. 低高密度脂蛋白血症

E. Ⅰ型高脂蛋白血症

14. 正常人血浆中 CM 的半衰期是

　　A. 3min

　　B. 5～15min

　　C. 25～35min

　　D. 40～45min

　　E. 60～65min

15. ApoCⅡ缺乏可能会导致出现

　　A. Ⅱa 型高脂蛋白血症

　　B. Ⅲ型高脂蛋白症

　　C. Ⅳ型高脂蛋白血症

　　D. Ⅱb 型高脂蛋白血症

　　E. Ⅰ型高脂蛋白血症

16. Ⅴ型高脂蛋白血症，载脂蛋白变化正确的是

　　A. ApoB↑

　　B. ApoCⅡ↑↑

　　C. ApoA↑

　　D. ApoA↑，ApoCⅢ↑

　　E. 以上皆不是

17. 关于Ⅱa 型高脂蛋白血症的描述，错误的是

　　A. VLDL↑

　　B. 血清外观透明或轻度浑浊

　　C. 电泳出现深 β-Lp 带

　　D. 常见原因为 LDL 受体缺陷

　　E. 血清 TC 水平升高

18. WHO 1970 年修订的分类系统将高脂蛋白血症的类型分为

　　A. 1 型

　　B. 3 型

　　C. 6 型

　　D. 7 型

　　E. 9 型

19. 血浆中与动脉粥样硬化的发生呈负相关的脂蛋白是
   A. CM
   B. VLDL
   C. IDL
   D. LDL
   E. HDL

20. 血浆脂蛋白代谢的内源性代谢途径包括
   A. 饮食摄入的胆固醇和甘油三酯在小肠中合成 CM 及其代谢过程
   B. 肝脏合成 VLDL，VLDL 转变为 IDL 和 LDL，LDL 被肝脏或其他器官代谢的过程
   C. 在无氧条件下，葡萄糖分解生成乳酸的过程
   D. 葡萄糖在有氧条件下彻底氧化成水和二氧化碳
   E. HDL 的代谢

21. 胆固醇逆转运途径是
   A. 饮食摄入的胆固醇和甘油三酯在小肠中合成 CM 及其代谢过程
   B. 肝脏合成 VLDL，VLDL 转变为 IDL 和 LDL，LDL 被肝脏或其他器官代谢的过程
   C. 在无氧条件下，葡萄糖分解生成乳酸的过程
   D. 葡萄糖在有氧条件下彻底氧化成水和二氧化碳
   E. HDL 的代谢

22. Ⅳ高脂蛋白血症是指空腹血浆中
   A. CM 升高
   B. VLDL 升高
   C. HDL 升高
   D. LDL 和 VLDL 升高
   E. CM 和 VLDL 升高

23. 将血浆置于 4℃冰箱过夜，血浆出现"奶油样"上层，则增加的脂蛋白是
   A. CM
   B. LDL
   C. IDL
   D. VLDL
   E. HDL

24. 不是动脉粥样硬化危险因素的是
   A. 胆固醇升高
   B. 甘油三酯升高
   C. HDL - C 升高
   D. LDL - C 升高
   E. Lp(a)升高

（25～27题共用题干）

患者，男，17 岁。近半年来腹部不适，多次剧烈腹痛。空腹 12h 抽血分离血浆，呈奶样乳白色，经 15000r/min，离心 30min 后，血浆下层较透明，而表面为奶油层。

25. 该患者血浆中下列脂蛋白可能升高的是
   A. HDL
   B. IDL
   C. LDL
   D. VLDL
   E. CM

26. 该患者可能患有的高脂蛋白血症的类型是
   A. Ⅰ型
   B. Ⅱ型
   C. Ⅲ型
   D. Ⅳ型
   E. Ⅴ型

27. 该患者血浆中显著升高的脂类成分是
   A. 外源性胆固醇
   B. 内源性胆固醇

C. 外源性甘油三酯

D. 内源性甘油三酯

E. 外源性甘油三酯和胆固醇

28. Ⅰ型高脂蛋白血症时，患者的血浆外观特征是

A. 奶油样表层，下层透明

B. 透明

C. 浑浊

D. 透明或轻度浑浊

E. 奶油样上层，下层浑浊

29. 某患者血清标本进行血脂检查，结果如下：血清外观浑浊，4℃过夜后血清外观浑浊，液面呈"奶油样"上层，TC 和 TG 均增高，电泳后呈现 CM 区带，可诊断为

A. Ⅰ型高脂蛋白血症

B. Ⅱ型高脂蛋白血症

C. Ⅲ型高脂蛋白血症

D. Ⅳ型高脂蛋白血症

E. Ⅴ型高脂蛋白血症

30. 电泳法分离脂蛋白，位于点样原点的是

A. CM

B. IDL

C. VLDL

D. LDL

E. HDL

31. Ⅱa 高脂蛋白血症患者空腹血浆中升高的脂蛋白为

A. CM

B. VLDL

C. LDL 和 VLDL

D. LDL

E. CM 和 VLDL

32. 关于 HDL 的描述，正确的是

A. VLDL 向 LDL 转化过程中的中间

产物

B. 电泳图谱中的位置位于 pre β - Lp 位置

C. 含外源性甘油三酯近 90%

D. 血浆中胆固醇含量最多的一种脂蛋白

E. 载脂蛋白以 ApoA Ⅰ 为主

33. LDL 受体可识别血浆中的

A. ApoC

B. ApoD

C. ApoA

D. $ApoB_{100}$

E. $ApoB_{48}$

34. 关于载脂蛋白的叙述，错误的是

A. 构成并且稳定脂蛋白的结构

B. 修饰并影响和脂蛋白有关的酶的代谢和活性

C. 一些酶的辅因子

D. 作为脂蛋白受体的配体，决定和参与脂蛋白和细胞表面脂蛋白受体的结合及其代谢过程

E. 各种载脂蛋白的主要合成部位是小肠

35. 一患者的血清血脂结果为：TG 明显升高，TC 正常，pre β - Lp 增高，β - Lp正常，CM 阴性，血清乳浊状，其高脂蛋白血症分型为

A. Ⅰ型高脂蛋白血症

B. Ⅱa 型高脂蛋白血症

C. Ⅲ型高脂蛋白血症

D. Ⅳ型高脂蛋白血症

E. Ⅱb 型高脂蛋白血症

36. 含胆固醇最多的脂蛋白是

A. Lp(a)

B. VLDL

C. IDL

D. LDL

E. HDL

37. 肝外组织胆固醇运回肝内主要通过下列哪种形式

A. CM

B. IDL

C. LDL

D. HDL

E. 白蛋白

38. 以下选项中，主要载脂蛋白成分为 ApoB 的是

A. HDL – C

B. LDL – C

C. VLDL

D. CM

E. Lp(a)

39. 内源性胆固醇的运输主要靠

A. VLDL

B. LDL

C. CM

D. HDL

E. 以上都不是

40. II a 型高脂蛋白血症的血清检测特点是

A. 血清透明，胆固醇明显增加，甘油三酯稍高

B. 血清透明，胆固醇明显增加，甘油三酯正常

C. 血清浑浊，胆固醇稍高，甘油三酯增高

D. 血清浑浊，胆固醇正常，甘油三酯稍高

E. 血清乳白色，胆固醇正常或稍增高，甘油三酯明显增高。

41. 高密度脂蛋白中，载脂蛋白的主要成分是

A. ApoA I

B. ApoB$_{100}$

C. ApoC II

D. ApoD

E. ApoE

42. 低密度脂蛋白中，载脂蛋白的主要成分是

A. ApoA I

B. ApoB$_{100}$

C. ApoC II

D. ApoD

E. ApoE

43. 中间密度脂蛋白中，载脂蛋白的主要成分是

A. ApoA I

B. ApoB$_{100}$

C. ApoC II

D. ApoD

E. ApoE

44. 脂蛋白脂肪酶的辅因子是

A. ApoA I

B. ApoB$_{100}$

C. ApoC II

D. ApoD

E. ApoE

45. 胆汁淤积时，血液中出现的异常脂蛋白是

A. 脂蛋白 – X(Lp – X)

B. 磷脂

C. Lp(a)

D. ApoB$_{48}$

E. ApoB$_{100}$

46. 密度介于 HDL 和 LDL 之间，并与两者重叠的一种特殊的脂蛋白是

A. Lp – X

B. 磷脂

C. Lp(a)

D. ApoB$_{48}$

E. ApoB$_{100}$

47. 被称为"好胆固醇"的是
    A. HDL - C
    B. VLDL - C
    C. CM - C
    D. LDL - C
    E. IDL - C

48. 合成胆固醇的限速酶是
    A. 脂蛋白脂肪酶
    B. 肝酯酶
    C. HMG - CoA 还原酶
    D. 磷脂酰胆碱胆固醇酰基转移酶
    E. 鲨烯环氧酶

49. 运输内源性甘油三酯的脂蛋白是
    A. α-脂蛋白
    B. 低密度脂蛋白
    C. 高密度脂蛋白
    D. 极低密度脂蛋白
    E. 乳糜微粒

50. 目前，我国测定 TC 的参考方法是
    A. 电泳法
    B. 匀相测定法
    C. 超速离心法
    D. ALBK 法
    E. 聚乙烯硫酸盐沉淀法

51. 目前，测定血浆总胆固醇最常用方法为
    A. 化学比色法
    B. 气相色谱法
    C. 高效液相色谱法
    D. 酶法
    E. 核素稀释法

52. Ⅰ型高脂蛋白血症时，电泳图谱的特点是
    A. 深 β-Lp 带
    B. 原点深染
    C. 宽 β-Lp 带

D. 深浅 β-Lp 带
E. 原点及 pre β-Lp 带深染

53. 体内合成、贮存胆固醇的主要器官是
    A. 心脏
    B. 胰腺
    C. 肝脏
    D. 肺脏
    E. 肾脏

54. 富含甘油三酯的脂蛋白是
    A. Lp(a)
    B. VLDL
    C. IDL
    D. LDL
    E. HDL

55. 下列关于胆固醇的描述，错误的是
    A. 类固醇的一种
    B. 所有类固醇激素的前体
    C. 升高易引起动脉粥样硬化性心脑血管疾病
    D. 可以作为动脉粥样硬化的确定诊断指标
    E. 最常用作动脉粥样硬化的预防、发病估计、治疗观察等的参考指标

56. 我国"血脂异常防治建议"中规定，高密度脂蛋白胆固醇的合适水平为
    A. ≥1.04mmol/L
    B. <3.12mmol/L
    C. ≥1.35mmol/L
    D. <1.55mmol/L
    E. ≥1.75mmol/L

57. 脂蛋白各组分中，密度最大的是
    A. LDL
    B. VLDL
    C. IDL
    D. HDL
    E. CM

58. 脂蛋白各组分中，密度最低的是
    A. β-脂蛋白
    B. α-脂蛋白
    C. γ-脂蛋白
    D. 前β-脂蛋白
    E. 乳糜微粒

59. 血清总胆固醇增高见于
    A. 肝硬化
    B. 再生障碍性贫血
    C. 甲状腺功能亢进症
    D. 糖尿病
    E. 营养不良

60. 以下选项中，其增高与冠心病的发病率呈负相关的是
    A. HDL-C
    B. LDL-C
    C. CHO
    D. TG
    E. Lp(a)

61. 关于 ApoA I 的描述，以下选项不正确的是
    A. 由肝和小肠合成
    B. 是 LDL 的主要载脂蛋白成分
    C. 对防止动脉粥样硬化的发生极为重要
    D. 急性心肌梗死时降低
    E. 2 型糖尿病常偏低

62. 下列脂蛋白中，主要蛋白为 ApoB 的是
    A. CM
    B. VLDL
    C. LDL
    D. IDL
    E. HDL

63. 能催化 CM 和 VLDL 核心中的 TG 水解的酶是
    A. LPL

B. LCAT
C. TP
D. HL
E. HMG-CoA 还原酶

64. 脂肪酸的主要运输形式是
    A. 与 LDL 结合的形式
    B. 与 VLDL 结合的形式
    C. 与 CM 结合的形式
    D. 与白蛋白结合的形式
    E. 与球蛋白结合的形式

65. 存在于 LDL 中的载脂蛋白是
    A. Lp-X
    B. 磷脂
    C. Lp(a)
    D. $ApoB_{48}$
    E. $ApoB_{100}$

66. 下列各种脂蛋白中，脂质含量最多的脂蛋白是
    A. CM
    B. VLDL
    C. LDL
    D. HDL
    E. 以上都不正确

67. 下列各种脂蛋白中，能够抑制纤溶酶活性的是
    A. VLDL
    B. LDL
    C. HDL
    D. Lp(a)
    E. 以上都不正确

68. 能反映 HDL 水平的载脂蛋白是
    A. ApoA I
    B. ApoA II
    C. ApoB
    D. ApoC I
    E. ApoC III

69. 目前研究发现，下列载脂蛋白基因多态性与阿尔茨海默病关系最为密切的是
   A. ApoAⅠ
   B. ApoB
   C. ApoCⅢ
   D. ApoA(a)
   E. ApoE

70. 下列各种脂蛋白中，蛋白质含量最多的是
   A. CM
   B. β-脂蛋白

   C. 前β-脂蛋白
   D. α-脂蛋白
   E. 以上都不正确

71. 下列关于 HDL 的叙述，错误的是
   A. 主要在肝中合成
   B. 肾也可以合成
   C. 将外周组织的游离胆固醇转运到肝内处理
   D. 主要结合蛋白为 ApoB
   E. LCAT 通过转酯化反应将游离胆固醇转化成胆固醇酯

考　题　示　例

1. 下列血浆脂蛋白的密度由低到高的正确顺序是【基础知识】
   A. LDL、HDL、VLDL、CM
   B. CM、VLDL、HDL、LDL
   C. VLDL、HDL、LDL、CM
   D. CM、VLDL、LDL、HDL
   E. HDL、VLDL、LDL、CM

2. 生理变异最大的血脂指标是【相关专业知识】
   A. TC
   B. TG
   C. HDL - C
   D. ApoAⅠ
   E. ApoB$_{100}$

3. 脂蛋白密度梯度离心最上层为【相关专业知识】
   A. HDL
   B. LDL
   C. IDL
   D. VLDL
   E. CM

4. 脂肪消化的主要部位是【基础知识】
   A. 胃
   B. 食管
   C. 小肠
   D. 结肠
   E. 直肠

5. 载脂蛋白 AⅠ是下列哪种脂蛋白的主要结构蛋白【基础知识】
   A. Lp(a)
   B. LDL
   C. VLDL
   D. CM
   E. HDL

6. 采用血浆脂蛋白超速离心法，脂蛋白密度由大到小的顺序是【专业知识】
   A. LDL＞VLDL＞CM＞HDL
   B. HDL＞LDL＞VLDL＞CM
   C. VLDL＞LDL＞HDL＞CM
   D. CM＞VLDL＞LDL＞HDL
   E. HDL＞VLDL＞LDL＞CM

7. 将胆固醇转变成胆汁酸的脏器是【相关专业知识】
   A. 小肠
   B. 大肠
   C. 胃
   D. 胰腺
   E. 肝脏

8. 血浆脂质不包括【相关专业知识】
   A. 胆固醇及胆固醇酯
   B. 磷脂
   C. 甘油三酯
   D. 游离脂肪酸
   E. 胆汁酸

9. 正常人空腹 12h 后，脂蛋白经超速离心可被分为【基础知识】
   A. 2 种
   B. 3 种
   C. 4 种
   D. 5 种
   E. 10 种

10. 密度法分类最上层的脂蛋白是【专业知识】
    A. CM
    B. VLDL
    C. IDL
    D. LDL
    E. HDL

11. LDL 所含主要载脂蛋白为【相关专业知识】
    A. ApoA I
    B. ApoA II
    C. ApoB$_{100}$
    D. ApoC I
    E. ApoC II

12. 密度最大的脂蛋白是【基础知识】
    A. CM
    B. VLDL

    C. IDL
    D. LDL
    E. HDL

13. 将乳糜血浆放置 4℃ 环境中过夜，次晨仍为均匀浑浊，提示增多的脂蛋白是【相关专业知识】
    A. CM
    B. VLDL
    C. LDL
    D. HDL
    E. Lp(a)

14. Ⅳ 型高脂蛋白血症是指空腹血浆【相关专业知识】
    A. CM 升高
    B. LDL 升高
    C. VLDL 升高
    D. LDL 及 VLDL 同时升高
    E. CM 及 VLDL 同时升高

15. 关于甘油三酯的叙述，错误的是【专业实践能力】
    A. 富含甘油三酯的脂蛋白在动脉粥样硬化中起重要作用
    B. 高甘油三酯血症常伴 HDL - C 水平升高
    C. 血浆甘油三酯升高是冠心病发生的一个独立危险因素
    D. 甘油三酯以 VLDL 循环于血中，VLDL 如转变为小而密 LDL，则致动脉粥样硬化能力增加
    E. 甘油三酯增高反映了 CM 和/或 VLDL 水平增高

16. 低密度脂蛋白中，载脂蛋白含量最高的是【专业实践能力】
    A. ApoA
    B. ApoB
    C. ApoC I
    D. ApoC II

E．ApoE

17．某高血脂患者抽取血标本做相关检查，其血清静置试验结果为透明。该患者高脂血症分型属于【专业知识】

　　A．Ⅰ型高脂血症

　　B．Ⅱ型高脂血症

　　C．Ⅲ型高脂血症

　　D．Ⅳ型高脂血症

　　E．Ⅴ型高脂血症

18．在脂蛋白中，密度最低的是【专业实践能力】

　　A．β-脂蛋白

　　B．α-脂蛋白

　　C．脂蛋白（a）

　　D．乳糜微粒

　　E．前β-脂蛋白

19．与琼脂糖凝胶电泳分离出的β-脂蛋白相对应的脂蛋白是【专业实践能力】

　　A．CM

　　B．VLDL

　　C．LDL

　　D．HDL

　　E．Lp（a）

20．与琼脂糖凝胶电泳分离出的α-脂蛋白相对应的脂蛋白是【专业实践能力】

　　A．CM

　　B．VLDL

　　C．LDL

　　D．HDL

　　E．Lp（a）

21．各种载脂蛋白的主要合成部位是【基础知识】

　　A．肾脏

　　B．脾脏

　　C．肝脏

　　D．巨噬细胞

　　E．脑

22．高密度脂蛋白胆固醇的英文缩写是【专业实践能力】

　　A．CM

　　B．VLDL－C

　　C．LDL－C

　　D．HDL－C

　　E．Lp（a）

23．脂蛋白中颗粒最大、密度最低的是【相关专业知识】

　　A．CM

　　B．VLDL

　　C．LDL

　　D．HDL

　　E．脂蛋白

24．ApoAⅠ主要存在于【基础知识】

　　A．LDL 和 HDL

　　B．VLDL 和 CM

　　C．LDL 和 CM

　　D．HDL 和 CM

　　E．LDL 和 VLDL

25．不属于血浆脂蛋白组成成分的是【基础知识】

　　A．甘油三酯

　　B．磷脂

　　C．胆固醇

　　D．载脂蛋白

　　E．糖脂

26．目前，我国临床化学实验室中测定血清胆固醇的常用方法是【专业知识】

　　A．酶法

　　B．化学法

　　C．电泳法

　　D．气相色谱法

　　E．高效液相色谱法

27．正常人空腹血浆胆固醇合适范围为【专业知识】

　　A．1.29～2.59mmol/L

B. 2.59～3.88mmol/L

C. ≤5.18mmol/L

D. 6.47～7.76mmol/L

E. 5.18～7.76mmol/L

28. 能激活脂蛋白脂肪酶，促进 CM 和 VLDL 分解代谢的载脂蛋白是【相关专业知识】

A. 载脂蛋白 A

B. 载脂蛋白 B

C. 载脂蛋白 C

D. 载脂蛋白 D

E. 载脂蛋白 E

29. 催化胆固醇酯生成的酶主要是【基础知识】

A. 磷脂酶

B. 脂蛋白脂肪酶

C. 肉毒碱脂肪酰转移酶

D. HMG－CoA 还原酶

E. 磷脂酰胆碱胆固醇酰基转移酶

30. 患者，男，49 岁。平时体健。血 TC 5.8mmol/L、血 TG 1.7mmol/L。根据资料，下面分析正确的是【专业实践能力】

A. 血脂在合适范围内

B. 血脂在临界值边缘，需要药物治疗

C. 血脂超过危险阈值，需要药物治疗

D. 血脂在临界边缘，仅需要饮食疗法即可

E. 血脂超过危险阈值，但是达不到药物治疗开始标准，只需要饮食治疗即可

31. LDL 的中文名称是【基础知识】

A. 乳糜微粒

B. 高密度脂蛋白

C. 低密度脂蛋白

D. 甘油三酯

E. 载脂蛋白

第四章 血浆蛋白质检查

单元	细目	要点	要求	科目
血浆蛋白质检查	1. 主要血浆蛋白质的功能和临床意义	(1)前白蛋白、白蛋白、α_2-巨球蛋白、β_2-微球蛋白、转铁蛋白	熟练掌握	3，4
		(2)α_1-抗胰蛋白酶、α_1-酸性糖蛋白、结合珠蛋白、铜蓝蛋白、C反应蛋白	熟悉	3，4
		(3)免疫球蛋白(详见免疫部分)	了解	
	2. 主要血浆蛋白质测定、参考值及其临床意义	(1)血浆总蛋白、白蛋白、球蛋白测定	熟练掌握	3，4
		(2)血浆蛋白质电泳及在相关疾病时图谱主要变化特征	熟练掌握	3，4
	3. 急性时相反应蛋白	(1)概念、种类	熟悉	2，3
		(2)急性时相反应蛋白在急性时相反应进程中的变化特点及临床意义	熟悉	3，4

注：1—基本知识；2—相关专业知识；3—专业知识；4—专业实践能力。

内 容 概 要

一、蛋白质的概述

(一)蛋白质的分子组成

1. 元素组成

蛋白质是生物体中含量最丰富的生物大分子，约占人体固体成分的45%，在细胞中可达细胞干重的70%以上。蛋白质分布广泛，几乎所有的器官组织都含有蛋白质。尽管蛋白质的种类繁多，结构各异，但元素组成相似，主要有碳(50%～55%)、氢(6%～7%)、氧(19%～24%)、氮(13%～19%)和硫(0～4%)。有些蛋白质还含有少量磷或金属元素铁、铜、锌、锰、钴、钼等，个别蛋白质还含有碘。各种蛋白质的含氮量很接近，平均为16%。由于蛋白质是体内的主要含氮物质，因此测定生物样品的含氮量就可按下式推算出蛋白质大致含量。

$$每克样品含氮克数×6.25×100＝100g 样品中蛋白质含量(g\%)$$

2. L－α－氨基酸是蛋白质的基本结构单位

人体内蛋白质是以 20 种氨基酸为原料合成的多聚体，因此氨基酸是组成蛋白质的基本单位，只是不同蛋白质的各种氨基酸的含量与排列顺序不同。存在于自然界中的氨基酸有 300 余种，参与蛋白质合成的氨基酸一般有 20 种，通常是 L－α－氨基酸(除甘氨酸外)。

3. 氨基酸的分类

氨基酸根据其侧链结构和理化性质可分成 5 类：非极性脂肪族氨基酸、极性中性氨基酸、芳香族氨基酸、酸性氨基酸、碱性氨基酸。

(二)蛋白质的分子结构

蛋白质的分子结构包括一级结构、二级结构、三级结构、四级结构。其中，后三者统称为高级结构或空间构象。但并非所有的蛋白质都有四级结构：由一条肽链形成的蛋白质有一级结构、二级结构和三级结构；由 2 条或 2 条以上肽链形成的蛋白质才有四级结构。

蛋白质一级结构是指蛋白质分子中氨基酸自 N－端至 C－端的排列顺序，即氨基酸序列。1 分子氨基酸的 α－羧基和 1 分子氨基酸的 α－氨基脱去 1 分子水缩合形成的酰胺键称为肽键。2 个氨基酸通过肽键形成的化合物是二肽，此反应可继续进行，依次生成三肽、四肽、五肽。一般而言，由 2～20 个氨基酸相连而成的肽称为寡肽，而更多的氨基酸相连而成的肽称为多肽。

二级结构是指蛋白质主链局部的空间结构，不涉及氨基酸残基侧链构象，主要为α－螺旋、β－折叠、β－转角和无规则卷曲。三级结构是指多肽链主链和侧链的全部原子的空间排布位置。四级结构是指蛋白质亚基之间的聚合。

(三)蛋白质的理化性质

1. 蛋白质具有两性电离性质

当蛋白质溶液处于某一 pH 值时，蛋白质解离成正、负离子的趋势相等，即成为兼性离子，净电荷为零，此时溶液的 pH 值称为蛋白质的等电点(pI)。溶液的 pH 值大于某一蛋白质的等电点时，该蛋白质颗粒带负电荷，反之则带正电荷。

体内各种蛋白质的等电点不同，但大多数接近于 5.0。所以在人体体液 pH 值为7.4 的环境下，大多数蛋白质解离成阴离子。

2. 蛋白质具有胶体性质

蛋白质属于生物大分子，分子量可自 1 万至 100 万之巨，其分子的直径可达 1～100nm，为胶粒范围之内。蛋白质颗粒表面大多为亲水基团，可吸引水分子使颗粒表面形成一层水化膜。除水化膜是维持蛋白质胶体稳定的重要因素外，蛋白质胶粒表面还带有电荷，也可起胶粒稳定的作用。若去除蛋白质胶体颗粒表面电荷和水化膜两个稳定因素，蛋白质极易从溶液中析出。

3. 蛋白质的变性与复性

在某些物理因素和化学因素作用下其特定的空间构象被破坏，也即有序的空间结构变成无序的空间结构，从而导致其理化性质的改变和生物学活性的丧失，称为蛋白质变性。一般认为，蛋白质的变性主要发生二硫键和非共价键的破坏，不涉及一级结构中氨基酸序列的改变。蛋白质变性后，其理化性质及生物学性质发生改变，如溶解度降低、黏度增加、结晶能力消失、生物学活性丧失、易被蛋白酶水解等。造成蛋白质变性的因素有多种，常见的有加热、乙醇等有机溶剂、强酸、强碱、重金属离子及生物碱试剂等。在临床医学领域变性因素常被用来消毒及灭菌。此外，为保存蛋白质制剂（如疫苗、抗体等）的有效，也必须考虑防止蛋白质变性，如采用低温贮存等。

若蛋白质变性程度较轻，去除变性因素后，有些蛋白质仍可恢复或部分恢复其原有的构象和功能称为复性。

4. 蛋白质在紫外光谱区有特征性光吸收

由于蛋白质分子中含有共轭双键的酪氨酸和色氨酸，因此在 280nm 波长处有特征性吸收峰。在此波长范围内蛋白质的吸光度值与其浓度成正比，因此可进行蛋白质定量测定。

5. 应用蛋白质呈色反应可测定溶液中蛋白质含量

（1）茚三酮反应 蛋白质经水解后产生的氨基酸能够与茚三酮反应，缩合成蓝紫色的化合物，此化合物最大吸收峰在 570nm 波长处。由于此吸收峰值的大小与氨基酸释放出的氨量成正比，因此可作为氨基酸定量分析方法。

（2）双缩脲反应 蛋白质和多肽分子中的肽键在稀碱溶液中与硫酸铜共热，呈现紫色，称为双缩脲反应。氨基酸不出现此反应。当蛋白质溶液中蛋白质的水解不断增多时，氨基酸浓度上升，其双缩脲呈色的深度就逐渐下降，因此双缩脲反应可检测蛋白质的水解程度。

二、主要血浆蛋白质的功能和临床意义

血浆蛋白质的组成包括前白蛋白、白蛋白、α_1-抗胰蛋白酶、α_1-酸性糖蛋白、结合珠蛋白、α_2-巨球蛋白、铜蓝蛋白、转铁蛋白、β_2-微球蛋白、C反应蛋白。

（一）前白蛋白、白蛋白、α_2-巨球蛋白、β_2-微球蛋白、转铁蛋白

1. 前白蛋白

前白蛋白又称为前清蛋白（PA），由肝细胞合成，其半衰期很短，仅 2～5d。

（1）功能 ①参与组织修补；②运载蛋白——运输激素和维生素，如运输甲状腺素和维生素 A。

（2）临床意义 ①营养不良的指标；②肝功能不全的指标——在肝炎发病早期，血清前白蛋白浓度下降往往早于其他血清蛋白成分的改变；③急性炎症、恶性肿瘤、肾炎时，其血清浓度降低。

2. 白蛋白

白蛋白又称为清蛋白（Alb），由肝实质细胞合成，是血浆中含量最多的蛋白质，占

血浆总蛋白的 $57\% \sim 68\%$。

(1)功能 ①内源性氨基酸的营养源；②维持血液正常 pH 值；③血浆中主要的非特异性载体，可运输许多水溶性差的物质，如胆红素、胆汁酸盐、前列腺素、类固醇激素、金属离子、多种药物等；④维持血液胶体渗透压。

(2)临床意义 ①个体营养状态的评价指标。②影响配体存在形式——在血浆蛋白质浓度明显下降的情况下，可以影响许多配体在血循环中的存在形式，包括内源性的代谢物、激素和外源性的药物。③浓度升高，见于严重脱水、休克、饮水不足时。④浓度降低，见于摄入不足(营养不良)、合成障碍(慢性肝病)、消耗增大(恶性肿瘤、甲状腺功能亢进症、重症结核等)、丢失增多(肾病综合征、严重烧伤、急性失血、组织炎症等)、白蛋白分布异常(门静脉高压腹水)、先天性白蛋白缺乏症(罕见)。

3. α_2-巨球蛋白

α_2-巨球蛋白(α_2-MG 或 AMG)是血浆中分子量最大的蛋白质，由肝细胞与单核巨噬细胞系统合成。

(1)功能 α_2-巨球蛋白与一些蛋白酶结合而影响这些酶的活性，选择性保护某些蛋白酶的活性，可能与免疫反应有关。

(2)临床意义 α_2-巨球蛋白升高见于低白蛋白血症(代偿，保持血浆渗透压)；妊娠、口服避孕药也可使其升高。

4. β_2-微球蛋白

β_2-微球蛋白(β_2-MG 或者 β_2-m)广泛存在于所有的有核细胞表面，特别是淋巴细胞和肿瘤细胞。

临床意义：①血中 β_2-微球蛋白浓度升高，见于肾衰竭、炎症、肿瘤。②临床上主要应用于监测肾小管功能损伤，特别是用于肾移植后排斥反应的监测。当有排异反应影响肾小管功能时，尿中 β_2-微球蛋白排出量增加。③脑脊液中 β_2-微球蛋白浓度升高，见于急性白血病和淋巴瘤有神经系统浸润时。

5. 转铁蛋白

转铁蛋白(TRF)是血浆中主要的含铁蛋白。

(1)功能 转铁蛋白负责运载由消化道吸收的铁和由红细胞降解释放的铁。转铁蛋白的浓度受铁供应的调节，缺铁时转铁蛋白升高。

(2)临床意义 ①转铁蛋白用于贫血的诊断和治疗监测。缺铁性的低血红蛋白贫血中转铁蛋白的水平升高，但铁饱和度很低。若贫血是由于红细胞对铁的利用障碍，则血浆中转铁蛋白正常或低下，但铁的饱和度增高。②急性时相反应时转铁蛋白下降，在炎症、恶性病变时常伴随着白蛋白、前白蛋白同时下降。③妊娠、口服避孕药或注射雌激素可使转铁蛋白升高。

(二)α_1-抗胰蛋白酶、α_1-酸性糖蛋白、结合珠蛋白、铜蓝蛋白、C 反应蛋白

1. α_1-抗胰蛋白酶

α_1-抗胰蛋白酶(α_1-AT 或 AAT)是具有蛋白酶抑制作用的一种急性时相反应蛋白。

(1)功能 α_1-抗胰蛋白酶对抗由多形核白细胞吞噬作用时释放的溶酶体蛋白酶。

(2)临床意义 ①α_1-抗胰蛋白酶浓度升高：见于急性炎症、外科手术后。②α_1-抗胰蛋白酶浓度降低：见于胎儿呼吸窘迫症。α_1-抗胰蛋白酶缺陷可引起肝细胞的损害而致肝硬化。

2. α_1-酸性糖蛋白

α_1-酸性糖蛋白（α_1-AG 或 AAG）又称为血清类黏蛋白，包括等分子的己糖、己糖胺和唾液酸。

临床意义：α_1-酸性糖蛋白主要功能是作为急性时相反应的指标。①α_1-酸性糖蛋白增高，常见于风湿病、恶性肿瘤及心肌梗死患者。②α_1-酸性糖蛋白降低，常在营养不良、严重肝损害等情况下见到。③在急性时相反应或用类固醇皮质激素治疗时，由于α_1-酸性糖蛋白含量升高，结合以上药物的能力增强而干扰药物的有效作用。

3. 结合珠蛋白

结合珠蛋白也称为血红素结合蛋白（Hp）、触珠蛋白。结合珠蛋白是由肝合成的一种急性时相反应蛋白。

(1)功能 结合珠蛋白结合血浆中游离的血红蛋白，防止由肾脏丢失，以有效地保留铁。

(2)临床意义 ①急性时相反应时，结合珠蛋白浓度增加；②烧伤、肾病综合征引起大量白蛋白丢失，而结合珠蛋白含量升高；③血管内溶血（溶血性贫血、输血反应、疟疾）时，结合珠蛋白含量明显下降。

4. 铜蓝蛋白

铜蓝蛋白（CER 或 CP）是由肝合成的含铜 α_2-糖蛋白。

(1)功能 铜蓝蛋白具有氧化酶的功能（也称为亚铁氧化酶），参与铁代谢；可作为铜的载体和代谢库（血清中的铜 95% 存在于铜蓝蛋白中，5% 以扩散态存在）。

(2)临床意义 铜蓝蛋白可协助诊断肝豆状核变性（也称为 Wilson 病）。肝豆状核变性患者血清总铜浓度不变，铜蓝蛋白含量降低（10mg/dl 以下），而伴有血浆可透析的铜（游离铜）含量增加。此病为常染色体隐性遗传病。

铜蓝蛋白也是一种急性时相反应蛋白。

5. C 反应蛋白

C 反应蛋白（CRP）是一种能与肺炎链球菌 C 多糖体反应的急性时相反应蛋白，由肝细胞合成。

临床意义：C 反应蛋白是急性时相反应的一个极灵敏的指标。①急性心肌梗死、创伤、感染、炎症、外科手术、肿瘤浸润、风湿病时血浆 C 反应蛋白浓度迅速显著升高，可达正常浓度的数千倍。②结合临床病史，有助于随访病程。

(三)免疫球蛋白

此处不再赘述，详见《免疫学检验》的相关内容。

三、主要血浆蛋白质测定、参考值及其临床意义

蛋白质测定方式大体可分为：

（1）化学方法测定血清（浆）总蛋白、白蛋白和球蛋白的含量及白蛋白与球蛋白的比例。

（2）蛋白电泳方法测定蛋白质的组分。

（3）免疫化学法特异测定个别蛋白，如用免疫比浊法测前白蛋白。多采用免疫化学的技术，通过制备特异的抗血清（或抗体）测定抗原-抗体复合物。多用试剂盒。

（一）血浆总蛋白、白蛋白、球蛋白测定

1. 血浆总蛋白测定

（1）测定方法　血浆总蛋白测定多采用双缩脲法（推荐蛋白质定量方法）。①原理：蛋白质分子中的肽键在碱性条件下与Cu^{2+}作用生成紫色的化合物，颜色深浅在一定浓度范围内与蛋白质含量成正比。经与同样处理的蛋白质标准液比较，即可求得蛋白质含量。②评价：操作简便、重复性好；只对蛋白质作用，对氨基酸无反应，各种蛋白质呈色相近；缺点是灵敏度较低。③参考值：血浆总蛋白随年龄增大有所增高，60岁后则有所下降，新生儿为46～70g/L，数月龄至2岁为51～75g/L，3岁及以上为60～80g/L，成年人为64～83g/L（直立行走）和60～78g/L（卧床）。

（2）临床意义　血清总蛋白产生生理性波动。①血清总蛋白增高：血液浓缩导致总蛋白浓度相对增高。严重腹泻、呕吐、高热时，急剧失水，血清总蛋白浓度可明显升高。休克时，血液可发生浓缩。慢性肾上腺皮质功能减退症的患者，由于丢失钠的同时伴随水的丢失，血浆也可出现浓缩现象。血浆蛋白质合成增加主要是球蛋白合成增加，见于多发性骨髓瘤、巨球蛋白血症患者。②血清总蛋白降低：见于各种原因引起的血液稀释，导致总蛋白浓度相对降低，如静脉注射过多低渗溶液或各种原因引起的水钠潴留。血清总蛋白降低可见于长期摄入不足及消耗增加，如食物中长期缺乏蛋白质或慢性胃肠道疾病所引起的消化吸收不良。消耗性疾病，如严重结核病、甲状腺功能亢进症、恶性肿瘤等，均可造成血清蛋白浓度降低。严重烧伤、肾病综合征、溃疡性结肠炎等可使蛋白质大量丢失。蛋白质合成减少见于各种慢性肝病。

2. 白蛋白测定

（1）测定方法　①溴甲酚绿法（BCG法）：溴甲酚绿是一种阴离子染料，在pH值为4.2的缓冲液中，与白蛋白结合成复合物，溶液由未结合前的黄色变成蓝绿色，在628nm波长处的吸光度值与白蛋白浓度成正比，经与同样处理的白蛋白标准液比较，即可求得白蛋白的含量。②参考值：0～4d为28～44g/L，4d至14岁为38～54g/L，平均高3g/L。医学决定水平，>35g/L时为正常，28～34g/L为轻度缺乏，21～27g/L为中度缺乏，<21g/L则为严重缺乏，低于28g/L时会出现组织水肿。

（2）临床意义　①白蛋白浓度增高：见于严重脱水，血浆浓缩。②白蛋白浓度降低：同总蛋白浓度降低。

3. 球蛋白的含量及白蛋白与球蛋白的比例

球蛋白的含量是通过血清总蛋白测定值减去血清白蛋白测定值计算出来的。

（1）临床意义　①球蛋白浓度增高：多见于感染性炎症、自身免疫性疾病（系统性红斑狼疮、类风湿性关节炎等）和肿瘤（多发性骨髓瘤和淋巴瘤）。多发性骨髓瘤是一种

单克隆疾病，它是由浆细胞恶性增殖造成的异常高的单一抗原蛋白（多见于 IgA 或 IgG）血症。②球蛋白浓度降低：见于血液稀释、严重的营养不良、胃肠道疾病等。

（2）白蛋白与球蛋白比值（A/G 比值）　A/G 比值反映了白蛋白与球蛋白的浓度变化关系。正常 A/G 比值为（1.5～2.5）：1。临床上常用 A/G 比值来衡量肝脏疾病的严重程度，当 A/G 比值小于 1 时，称为比值倒置，为慢性肝炎或肝硬化的特征之一。

（二）血浆蛋白质电泳及在相关疾病时图谱主要变化特征

1. 原理

血清中各种蛋白质的等电点不同，在同一 pH 电场中所带电荷量也不同，加之蛋白质的分子量亦不相同，所以在同一电场中电泳迁移率就有差异。醋酸纤维素薄膜电泳及聚丙烯酰胺凝胶电泳是目前临床生物化学检验中最常用的电泳技术，按其泳动速度可将血清（浆）蛋白分为 5 条区带，从正极到负极依次为白蛋白、α_1-球蛋白、α_2-球蛋白、β 球蛋白、γ 球蛋白。

染色和光密度扫描可计算出各区带蛋白质占总蛋白的百分含量，是了解血清（浆）蛋白全貌的有价值的方法。在琼脂糖凝胶电泳中常可分出 13 个区带。如果采用聚丙烯酰胺凝胶电泳，在适当条件下可以分出 30 多个区带。

（1）以％表示　白蛋白为 57.0％～68.0％，α_1-球蛋白为 1.0％～5.7％，α_2-球蛋白为 4.9％～11.2％，β 球蛋白为 7.0％～13.0％，γ 球蛋白为 9.8％～18.2％。

（2）以 g/L 表示　白蛋白为 35.0～52.0g/L，α_1-球蛋白为 1.0～4.0g/L，α_2-球蛋白为4.0～8.0g/L，β 球蛋白为 5.0～10.0g/L，γ 球蛋白为 6.0～13.0g/L。

2. 临床意义

血清蛋白电泳图谱的分型为临床疾病诊断提供依据。

（1）肾病型　肾病型可见于急性肾炎、慢性肾炎、肾病综合征、肾衰竭等，图形表现为白蛋白降低，α_2-球蛋白和 β 球蛋白升高。

（2）肝硬化型　肝硬化型可见于慢性活动性肝炎、肝硬化等，图形表现为白蛋白降低，β 球蛋白和 γ 球蛋白增高，可出现 β 和 γ 难以分离而连接在一起的 β-γ 桥。此现象是肝脏纤维增生导致 IgA 增高所致。

（3）急性反应时相型　急性反应时相型常以 α_1-球蛋白、α_2-球蛋白增高为特征。

（4）慢性炎症型　白蛋白降低，α_2-球蛋白、γ 球蛋白增高较为常见。

（5）M 蛋白血症　M 蛋白血症主要见于多发性骨髓瘤，患者有大量单克隆蛋白质（主要是 IgG 或 IgA），电泳时可在 β 和 γ 之间出现一条狭窄的区带，称为 M 区带。

异常血清蛋白电泳图谱的分型及其特征见表 4-1。

表 4-1　异常血清蛋白电泳图谱的分型及其特征

血清蛋白的图谱类型	总蛋白质	白蛋白	α_1-球蛋白	α_2-球蛋白	β 球蛋白	γ 球蛋白
低蛋白血症	↓↓	↓↓	N↑	N	↓	N↑
肾病型	↓↓	↓↓	N↑	↑↑	↑	不定 β-γ↑
肝硬化型	↓N↑	↓↓	N↓	N↓		β-γ↑（融合）

续表

血清蛋白的图谱类型	总蛋白质	白蛋白	α_1-球蛋白	α_2-球蛋白	β 球蛋白	γ 球蛋白
急性炎症或急性时相反应症	N	↓ N	↑	↑		N
慢性炎症型		↓	↑	↑		↑
弥漫性肝损害型	↓ N	↓↓	↑↓			↑
弥漫宽 γ 球蛋白血症型	↑	↓ N				↑↑
M 蛋白血症型	在 β-γ 区带中出现 M 蛋白峰——M 区带峰					
高 α_2-(β)球蛋白血症		↓		↑↑	↑	
妊娠型(高 α 型)	↓ N	↓	↑		↑	N
蛋白质缺陷	个别区带出现特征性缺乏					

N：表示正常； ↑：表示升高； ↓：表示降低。

四、急性时相反应蛋白

(一)概念、种类

1. 概念

在急性心肌梗死、外伤、炎症、手术、肿瘤时，血浆某些蛋白质水平可有明显的升高或降低，这一现象被称为急性时相反应(APR)，这些蛋白质被称为急性时相反应蛋白。它们可能是机体防御机制的一部分。

2. 种类

(1)正性急性时相反应蛋白　正性急性时相反应蛋白(浓度升高)包括 α_1-抗胰蛋白酶、α_1-酸性糖蛋白、结合珠蛋白、铜蓝蛋白，补体 C4、C3，以及纤维蛋白原、C 反应蛋白等。

(2)负性急性时相反应蛋白　负性急性时相反应蛋白(浓度下降)包括前白蛋白、白蛋白、转铁蛋白。

(二)急性时相反应蛋白在急性时相反应进程中的变化特点及临床意义

急性心肌梗死时，早期 C 反应蛋白、α_1-抗胰蛋白酶、α_1-酸性糖蛋白、结合珠蛋白上升很快，然后相继在 3 周内逐步恢复至正常。

组织损伤后 24h，血中结合珠蛋白和 α_1-抗胰蛋白酶开始升高，同时可有血中纤维蛋白原水平的上升，使血栓形成的可能性升高。

C 反应蛋白是一种主要的急性反应期的指示蛋白，其在组织损伤后 6～8h 就可上升，上升幅度可达正常值的 20～500 倍，而在致病因素消除后可很快恢复至正常。因为 C 反应蛋白在血中的半衰期<1d，因此其在抗生素治疗时有一定的参考价值。

急性反应期一般同时有免疫球蛋白水平升高，是因为急性感染或其他组织损伤刺激了淋巴细胞(B 细胞)的免疫球蛋白合成。

归 纳 总 结

1. 蛋白质主要由碳、氢、氧、氮和硫组成。各种蛋白质的含氮量很接近，平均为 16%。由于蛋白质是体内的主要含氮物质，因此测定生物样品的含氮量就可推算出蛋白质大致含量。

2. 参与蛋白质合成的氨基酸一般有 20 种，通常是 L-α-氨基酸（除甘氨酸外）。

3. 氨基酸根据其侧链结构和理化性质可分成非极性脂肪族氨基酸、极性中性氨基酸、芳香族氨基酸、酸性氨基酸、碱性氨基酸 5 类。

4. 蛋白质的分子结构包括一级结构、二级结构、三级结构、四级结构。

5. 1 分子氨基酸的 α-羧基和 1 分子氨基酸的 α-氨基脱去 1 分子水缩合形成的酰胺键称为肽键。

6. 蛋白质的理化性质包括蛋白质具有两性电离性质；蛋白质具有胶体性质；蛋白质的变性与复性；蛋白质在紫外光谱区有特征性光吸收；应用蛋白质呈色反应可测定溶液中蛋白质含量。

7. 当蛋白质溶液处于某一 pH 值时，蛋白质解离成正、负离子的趋势相等，即成为兼性离子，净电荷为零，此时溶液的 pH 值称为蛋白质的等电点（pI）。人体内大多数蛋白质解离成阴离子。

8. 蛋白质胶体颗粒表面电荷和水化膜两个稳定因素使蛋白质不易从溶液中析出。

9. 蛋白质变性主要发生二硫键和非共价键的破坏，不涉及一级结构中氨基酸序列的改变。蛋白质变性后，其理化性质及生物学性质发生改变。

10. 蛋白质分子中含有共轭双键的酪氨酸和色氨酸，因此在 280nm 波长处有特征性吸收峰。

11. 茚三酮反应最终为蓝紫色的化合物，此化合物最大吸收峰在 570nm 波长处，可作为氨基酸定量分析方法。

12. 双缩脲反应呈现紫色，可检测蛋白质的水解程度。蛋白质的水解程度与双缩脲呈色的深度成反比。

13. 肝脏合成的蛋白质包括前白蛋白、白蛋白、α_1-抗胰蛋白酶、结合珠蛋白（血红素结合蛋白）、铜蓝蛋白、C 反应蛋白、α_1-酸性糖蛋白、转铁蛋白。

14. 肝外合成的蛋白质包括 β_2-微球蛋白、免疫球蛋白。

15. 有转运功能的蛋白质包括前白蛋白、白蛋白、结合珠蛋白、铜蓝蛋白、转铁蛋白。

16. 白蛋白是血浆中含量最多的蛋白质，具有维持血浆胶体渗透压、营养的作用，以及具有维持血液酸碱平衡、运输和解毒的作用。

17. 前白蛋白是肝功能不全、营养不良的指标。前白蛋白的分子量小，半衰期短，在营养不良或肝炎早期时，其含量降低往往早于其他血清蛋白，因此可作为早期肝功能损伤的指标。

18. α_2-巨球蛋白是血浆中分子量最大的蛋白质，最突出的特性是能与多种分子和离子结合，起到有选择性地保持某些蛋白酶活性的作用。

19. 铜蓝蛋白含量降低可协助诊断肝豆状核变性。铜蓝蛋白是肝豆状核变性最有价值的诊断指标。铜蓝蛋白属于急性时相反应蛋白，在感染、创伤和肿瘤时血浆含量上升。

20. 转铁蛋白用于贫血的诊断和治疗监测。缺铁性贫血时，转铁蛋白升高。转铁蛋白是负性急性时相反应蛋白。

21. 双缩脲法是血清总蛋白测定的推荐方法，用于常规检测。血清总蛋白有生理性波动，新生儿比成年人低 $5\sim8g/L$，卧床者比直立体位低，60 岁以上的老年人约比成年人低 $2g/L$。

22. 血清白蛋白测定的推荐方法为溴甲酚绿法。除严重脱水、血浆浓缩使白蛋白增高外，尚未发现单纯白蛋白浓度增高的疾病。

23. 白蛋白与球蛋白比值反映了白蛋白与球蛋白的浓度变化关系。正常 A/G 比值为 $(1.5\sim2.5):1$。A/G 倒置见于严重肝功能损伤及 M 蛋白血症。临床上常用 A/G 比值来衡量肝脏疾病的严重程度。

24. 按其泳动速度可将血清（浆）蛋白质分为 5 条区带，从正极到负极依次为白蛋白、α_1-球蛋白、α_2-球蛋白、β 球蛋白、γ 球蛋白。其中，白蛋白跑得最快，含量高，染色颜色最深；γ 球蛋白跑得最慢；α_1 区带染色最浅。

25. 血清蛋白电泳图谱的分型为临床疾病诊断提供依据：肝硬化型图形表现为白蛋白降低，β 和 γ 增高，可出现 β 和 γ 难以分离而连接在一起的 $\beta-\gamma$ 桥。

26. 急性时相反应蛋白是机体防御机制的一部分。检测急性时相反应蛋白含量的动态变化可以辅助疾病诊断和治疗。

27. 正性急性时相反应蛋白包括 α_1-抗胰蛋白酶、α_1-酸性糖蛋白、结合珠蛋白、铜蓝蛋白，补体 C4、C3，以及纤维蛋白原、C 反应蛋白等。

28. 负性急性时相反应蛋白包括前白蛋白、白蛋白、转铁蛋白。

29. 急性心肌梗死时，早期 C 反应蛋白、α_1-抗胰蛋白酶、α_1-酸性糖蛋白、结合珠蛋白水平增高。

相 关 习 题

1. 蛋白质区别于碳水化合物及脂类的组成元素是
   A. 氢
   B. 氧
   C. 氮
   D. 硫
   E. 磷

2. 蛋白质的一级结构是指
   A. 氨基酸种类的数量

   B. 分子中的各化学键
   C. 多肽链的数量
   D. 分子中的双键数
   E. 氨基酸残基的排列顺序

3. ApoAⅠ合成的主要场所是
   A. 肾脏
   B. 脂肪组织
   C. 小肠黏膜
   D. 血浆

E. 肝脏

4. 具有运载维生素 A 作用的是
   A. α₁-抗胰蛋白酶
   B. 转铁蛋白
   C. 前白蛋白
   D. 结合珠蛋白
   E. 白蛋白

5. 具有运输长链脂肪酸作用的是
   A. α₁-抗胰蛋白酶
   B. 转铁蛋白
   C. 前白蛋白
   D. 结合珠蛋白
   E. 白蛋白

6. 盐析法沉淀蛋白的原理是
   A. 与蛋白质结合形成不溶性盐
   B. 降低蛋白质的电常数
   C. 调节蛋白质溶液的等电点
   D. 使蛋白质溶液呈电中性
   E. 破坏水化膜

7. 血清与血浆的主要区别在于，血清无
   A. 白蛋白
   B. 球蛋白
   C. 脂蛋白
   D. 纤维蛋白原
   E. 转铁蛋白受体

8. 导致血清球蛋白增高的疾病是
   A. 营养不良
   B. 多发性骨髓瘤
   C. 肾病综合征
   D. 恶性肿瘤
   E. 急性肝炎

9. 下列有关铜蓝蛋白的叙述，错误的是
   A. 铜蓝蛋白为含铜的糖蛋白
   B. 由于含铜而呈蓝色
   C. 具有基因多态性
   D. 具有氧化酶的活性
   E. 不属于急性时相反应蛋白

10. Wilson 病患者
    A. 肝组织中铜增加
    B. 肝组织中铜含量下降
    C. 血清中铜浓度降低
    D. 尿铜排出减少
    E. 血铜蓝蛋白升高

11. 测定某蛋白的含氮量为 4g，样品中含蛋白质克数约为
    A. 20g
    B. 25g
    C. 30g
    D. 40g
    E. 50g

12. 可作为营养不良的指标是
    A. 结合珠蛋白
    B. 转铁蛋白
    C. 铜蓝蛋白
    D. C 反应蛋白
    E. 免疫球蛋白

13. 关于血浆蛋白质的叙述，哪项是错误的
    A. 血浆总蛋白参考范围在 60 ～ 80g/L
    B. 血浆白蛋白参考范围在 35 ～ 50g/L
    C. 肝硬化时，血浆白蛋白、球蛋白的比值升高
    D. 肾病综合征时，血浆白蛋白、球蛋白的比值减低
    E. 严重脱水时，白蛋白、球蛋白比值不变

14. pH 值对下列哪项没有影响
    A. 酶蛋白的三维构象
    B. 酶蛋白中必需基团的离解状态
    C. 酶蛋白的一级结构
    D. 底物浓度解离状态
    E. 酶-底物复合物的结合状态

15. 有一混合蛋白质溶液，各种蛋白质的 pI 分别为 4.5、5.2、5.3、6.6、7.2。电泳时欲使其中 3 种泳向正极，缓冲液的 pH 值应该是多少

    A. 2.0

    B. 5.0

    C. 7.0

    D. 6.0

    E. 9.0

16. 下列中符合白蛋白特点的是

    A. 半衰期 0.5d

    B. 分子量为 120000

    C. 半衰期 7d

    D. 分子量为 66400

    E. 是含铜的蛋白

17. 人体氨基酸属于

    A. D 型

    B. L 型

    C. E 型

    D. F 型

    E. H 型

18. 儿茶酚胺类是下列哪种化合物的衍生物

    A. 苏氨酸

    B. 色氨酸

    C. 酪氨酸

    D. 赖氨酸

    E. 组氨酸

19. 含硫的氨基酸是

    A. 甲硫氨酸(蛋氨酸)

    B. 甘氨酸

    C. 苏氨酸

    D. 组氨酸

    E. 丝氨酸

20. 肝细胞不能合成的蛋白质是

    A. IgG

    B. 糖蛋白

    C. 脂蛋白

    D. 白蛋白

    E. 凝血因子

21. 关于白蛋白的生物学特性，叙述正确的是

    A. 在肾组织中合成

    B. 是血浆中含量最少的蛋白质

    C. 严重脱水时血清白蛋白浓度降低

    D. 正常时白蛋白占总蛋白的 40%～60%

    E. 不具有运载功能

22. 球蛋白合成增加见于

    A. 多发性骨髓瘤

    B. 严重脱水

    C. 严重腹泻

    D. 肾病综合征

    E. 慢性活动性肝炎

23. 白蛋白合成降低见于

    A. 多发性骨髓瘤

    B. 严重脱水

    C. 严重腹泻

    D. 肾病综合征

    E. 慢性活动性肝炎

24. Albumin 的中文名称为

    A. α_1-球蛋白

    B. α_2-球蛋白

    C. β 球蛋白

    D. γ 球蛋白

    E. 清蛋白

25. 下列关于白蛋白的描述，错误的是

    A. 具有酸碱缓冲能力

    B. 血浆中主要的载体

    C. 维持血液胶体渗透压

    D. 在急性时相反应时浓度升高

    E. 作为内源性氨基酸营养源

26. 具有蛋白酶抑制作用的蛋白质是

    A. 前白蛋白

    B. 白蛋白

C. 结合珠蛋白

D. C 反应蛋白

E. α_1-抗胰蛋白酶

27. 肝脏合成最多的血浆蛋白质是

　　A. 白蛋白

　　B. 纤维蛋白原

　　C. 凝血酶原

　　D. 球蛋白

　　E. 载脂蛋白

28. 可用于贫血的诊断和治疗监测的血浆蛋白质是

　　A. 白蛋白

　　B. 前白蛋白

　　C. C 反应蛋白

　　D. 免疫球蛋白

　　E. 转铁蛋白

29. 在血浆中与游离的血红蛋白结合的是

　　A. 前白蛋白

　　B. 白蛋白

　　C. 结合珠蛋白

　　D. C 反应蛋白

　　E. α_1-抗胰蛋白酶

30. 有较广泛载体功能的蛋白质是

　　A. 白蛋白

　　B. 前白蛋白

　　C. 结合珠蛋白

　　D. α_1-酸性糖蛋白

　　E. α_1-抗胰蛋白酶

31. 对营养不良和肝功能不全有较高敏感性的血浆蛋白质指标是

　　A. 前白蛋白

　　B. 球蛋白

　　C. 转铁蛋白

　　D. β_2-微球蛋白

　　E. α_1-球蛋白

32. 半衰期最短的蛋白质是

　　A. 前白蛋白

B. 白蛋白

C. 结合珠蛋白

D. C 反应蛋白

E. α_1-抗胰蛋白酶

33. 关于 tau 蛋白的叙述，错误的是

　　A. 是一种微管相关蛋白

　　B. 发生高度磷酸化时，对微管的稳定作用消失

　　C. 脑脊液中主要来自坏死的神经细胞

　　D. 采用双抗体夹心酶联免疫吸附试验检测

　　E. 主要由星形胶质细胞合成和分泌

34. 由肾脏本身产生，形成管型基质的蛋白质是

　　A. 白蛋白

　　B. 本周蛋白

　　C. T－H 蛋白

　　D. β-微球蛋白

　　E. α_1-微球蛋白

35. 反映早期近端小管功能损伤的特异、灵敏指标是

　　A. 白蛋白

　　B. 本周蛋白

　　C. T－H 蛋白

　　D. β-微球蛋白

　　E. α_1-微球蛋白

36. 大多数蛋白质的含氮量为

　　A. 0.06

　　B. 0.1

　　C. 0.15

　　D. 0.16

　　E. 0.2

37. 正常人脑脊液中主要的蛋白质是

　　A. 球蛋白

　　B. 纤维蛋白原

　　C. 甲胎蛋白

D. 白蛋白

E. 红蛋白

38. 下列可导致血清总蛋白增高的原因为

A. 营养不良

B. 消耗增加

C. 肝功能障碍

D. 水分丢失过多

E. 消耗性疾病导致白蛋白丢失过多

39. 关于 β_2-微球蛋白，叙述错误的是

A. 存在于所有有核细胞表面

B. 肾移植后如发生排斥反应，尿液 β_2-微球蛋白可出现增高

C. 炎症及肿瘤时血浆中浓度可降低

D. 尿液 β_2-微球蛋白主要用于监测肾小管功能

E. 急性白血病有神经浸润时，脑脊液中 β_2-微球蛋白可增高

40. 测定某一样品的含氮量为 5g，这一样品中所含蛋白质量

A. 15.5g

B. 21.5g

C. 31.25g

D. 8.95g

E. 30.5g

41. 下列关于肌红蛋白的叙述中，错误的是

A. 分子中含有亚铁血红素

B. 分子量为 17800

C. 分子中的亚铁血红素与氧可逆结合

D. 横纹肌组织特有的一种蛋白质

E. 急性心肌梗死发作时较早释放入血

42. 人体内运输铁的蛋白质是

A. 细胞色素类

B. 肌红蛋白

C. 血红蛋白

D. 铁蛋白

E. 转铁蛋白

43. 尿 β_2-微球蛋白测定，主要反映的病变部位是

A. 肾小球

B. 肾小管

C. 尿道

D. 膀胱

E. 肾盂

44. 在急性时相反应中，以下蛋白质不增高的是

A. Hp

B. CRP

C. AAG

D. Alb

E. CER

45. 双缩脲试剂中不含

A. 硫酸铜

B. 氢氧化钠

C. 酒石酸钾钠

D. 碘化钾

E. 氯化铁

46. 血清总蛋白测定常用的方法是

A. 双缩脲法

B. 磺柳酸法

C. 凯氏定氮法

D. 溴甲酚绿法

E. 丽春红比色法

47. 关于蛋白电泳的叙述，错误的是

A. 不同电泳介质分离效果不同

B. 电压为电流与电阻的乘积

C. 缓冲液离子强度越高，温度越高

D. 血清和血浆的电泳染色结果完全相同

E. 缓冲液浓度越高，分离色带越清楚

48. 对分子量相同而电荷不同的蛋白质分离宜采用的电泳技术为

A. 醋酸纤维素薄膜电泳

B. 琼脂糖凝胶电泳

C. 等电聚焦电泳

D. 转移电泳

E. SDS－PAGE 电泳

49. 关于双缩脲法，下列叙述中错误的是

    A. 双缩脲法是总蛋白测定的首选方法

    B. 试剂对白蛋白、球蛋白的反应相近

    C. 反应后生成蓝绿色化合物

    D. 操作简便，重复性好

    E. 敏感度较低

50. 可使双缩脲试剂发生阳性反应最小的肽是

    A. 二肽

    B. 三肽

    C. 四肽

    D. 五肽

    E. 六肽

51. 醋酸纤维素薄膜电泳可把血清蛋白分成五条带，由负极数起它们的顺序是

    A. γ 球蛋白、α_1-球蛋白、α_2-球蛋白、β 球蛋白、白蛋白

    B. 白蛋白、β 球蛋白、α_1-球蛋白、α_2-球蛋白、γ 球蛋白

    C. 白蛋白、α_1-球蛋白、α_2-球蛋白、β 球蛋白、γ 球蛋白

    D. γ 球蛋白、β 球蛋白、α_2-球蛋白、α_1-球蛋白、白蛋白

    E. α_1-球蛋白、α_2-球蛋白、β 球蛋白、γ 球蛋白、白蛋白

52. 要分离血浆蛋白质取得某一单独组分，下列方法中不能使用的是

    A. 色谱法

    B. 电泳法

    C. 凝胶过滤法

    D. 染料结合法

    E. 盐析法

53. 蛋白电泳出现 β－γ 桥，最多见于下列哪种疾病

    A. 急性肝炎

    B. 肾病综合征

    C. 急性肾小球肾炎

    D. 胆囊炎

    E. 肝硬化

54. 血清蛋白经过醋酸纤维素薄膜电泳分成 5 条主要的区带，由阳极至阴极的顺序是

    A. 白蛋白、β 球蛋白、α_2-球蛋白、α_1-球蛋白、γ 球蛋白

    B. 白蛋白、γ 球蛋白、α_1-球蛋白、α_2-球蛋白、β 球蛋白

    C. α_1-球蛋白、α_2-球蛋白、β 球蛋白、γ 球蛋白、白蛋白

    D. 白蛋白、α_1-球蛋白、α_2-球蛋白、β 球蛋白、γ 球蛋白

    E. β 球蛋白、α_1-球蛋白、α_2-球蛋白、γ 球蛋白、白蛋白

55. 可用于测定蛋白质分子量的方法是

    A. 双缩脲法

    B. SDS－PAGE 电泳法

    C. 考马斯亮蓝比色法

    D. 邻苯三酚红比色法

    E. 磺柳酸法

56. 蛋白质对紫外线的最大吸收波长在

    A. 280nm

    B. 260nm

    C. 340nm

    D. 540nm

    E. 600nm

57. 关于 pH 值为 8.6 的 TEB 缓冲液醋酸纤维素薄膜电泳，正确的说法是

    A. 主要用于 HbH 和 Hb Barts 的检出

    B. Hb Bans 在点样点不动

C. 适合于检出 HbA、HbA₂、HbS、HbC

D. 可将 HbF 与 HbA 分开

E. HbH 在点样点不动

58. 双缩脲法的缺点是

   A. 操作复杂

   B. 重复性差

   C. 干扰物质多

   D. 灵敏度较低

   E. 白蛋白、球蛋白的反应性相差大

59. 了解血浆中蛋白质含量全貌的有价值的方法为

   A. 血浆蛋白质定量

   B. 免疫固定电泳

   C. 血浆蛋白质电泳

   D. 测定血浆渗透压

   E. 血浆白蛋白定量

60. 检测尿液中 β_2-微球蛋白，可以监测

   A. 肾小管功能

   B. 肾小球功能

   C. 恶性肿瘤

   D. 良性肿瘤

   E. 尿路感染

61. 多发性骨髓瘤患者血清蛋白电泳图谱中常会出现

   A. α_2-球蛋白升高

   B. γ 球蛋白升高

   C. α_1-球蛋白升高

   D. β 球蛋白升高

   E. β 和 γ 带之间有一条狭窄的 M 区带

62. 关于双缩脲法测定血清总蛋白的优点，不正确的是

   A. 操作简单

   B. 灵敏度高

   C. 重复性好

   D. 干扰物质少

   E. 白蛋白、球蛋白的反应性相近

63. 蛋白质与双缩脲试剂反应可形成何种颜色复合物

   A. 红色

   B. 黄色

   C. 紫色

   D. 绿色

   E. 白色

64. 多发性骨髓瘤患者血清蛋白电泳图谱出现 M 区带是由于患者血清中有大量的

   A. 白蛋白

   B. 结合珠蛋白

   C. α_1-酸性糖蛋白

   D. α_1-抗胰蛋白酶

   E. IgG

65. 肝硬化患者血清蛋白电泳图谱出现β-γ 桥，是由于肝脏纤维增生导致

   A. IgG 增高

   B. IgA 增高

   C. 白蛋白增高

   D. α_1-球蛋白升高

   E. α_2-球蛋白升高

66. 用双缩脲法测定总蛋白时，下列说法错误的是

   A. 蛋白质肽键与试剂反应产生双缩脲复合物

   B. 双缩脲法是首选的常规方法

   C. 反应是在酸性溶液中进行的

   D. 其中的酒石酸钾钠可以稳定铜离子

   E. 反应中产生紫色络合物

67. 在多发性骨髓瘤患者尿中常发现以下哪种物质，其本质是肿瘤细胞分泌的

   A. 本周蛋白，白蛋白

   B. 本周蛋白，免疫球蛋白轻链

   C. 沉淀蛋白，免疫球蛋白轻链

   D. 本周蛋白，免疫球蛋白重链

E. 黏蛋白，白蛋白

68. 能用免疫比浊法进行快速定量的生化项目是
    A. 葡萄糖
    B. 胆固醇
    C. 尿素
    D. 肌酐
    E. 免疫球蛋白

69. 某蛋白质的等电点为4.8，它在pH值为8.2的缓冲液中的离子性质是
    A. 正离子
    B. 负离子
    C. 中性离子
    D. 不带电荷
    E. 以上都不是

70. 琼脂糖凝胶电泳用pH值为8.6的巴比妥缓冲液可以把血清蛋白分成5条区带，由正极向负极数起它们的顺序是
    A. 白蛋白、β球蛋白、α_1-球蛋白、α_2-球蛋白、γ球蛋白
    B. 白蛋白、α_1-球蛋白、α_2-球蛋白、β球蛋白、γ球蛋白
    C. 白蛋白、α_1-球蛋白、α_2-球蛋白、γ球蛋白、β球蛋白
    D. α_1-蛋白、α_2-球蛋白、β球蛋白、γ球蛋白、白蛋白
    E. 白蛋白、β球蛋白、α_1-球蛋白、γ球蛋白、α_2-球蛋白

71. 血清蛋白电泳时，泳动速度最快的成分是
    A. 白蛋白
    B. α_1-球蛋白
    C. α_2-球蛋白
    D. β球蛋白
    E. γ球蛋白

72. 以溴甲酚绿测定血清白蛋白，反应体系的pH值为

A. 4.2
B. 5.0
C. 5.6
D. 7.2
E. 8.6

73. 用于标定标准血清的蛋白质定量方法是
    A. 溴甲酚绿法
    B. 双缩脲法
    C. 凯氏定氮法
    D. 酚试剂法
    E. 考马斯亮蓝法

74. 渗出液蛋白质定量常大于
    A. 10g/L
    B. 20g/L
    C. 30g/L
    D. 40g/L
    E. 50g/L

75. 尿β_2-微球蛋白增多而血β_2-微球蛋白不增多，此时出现的尿属于
    A. 肾小球性蛋白尿
    B. 肾小管性蛋白尿
    C. 溢出性蛋白尿
    D. 分泌性蛋白尿
    E. 组织性蛋白尿

76. 有一血清白蛋白(pI＝4.9)和血红蛋白(pI＝6.8)的混合物，电泳分离效果最好的pH值是
    A. 3.5
    B. 4.9
    C. 5.9
    D. 6.8
    E. 以上都不正确

77. 具有蛋白酶抑制作用的一种急性时相反应蛋白是
    A. 结合珠蛋白
    B. α_1-抗胰蛋白酶

C. C反应蛋白

D. 白蛋白

E. 铜蓝蛋白

78. 比白蛋白更为敏感地反映肝合成蛋白质能力的指标是

A. 血红蛋白

B. 球蛋白

C. 前白蛋白

D. 总蛋白

E. 糖蛋白

79. 急性炎症性疾病时血浆蛋白质出现低下的是

A. C反应蛋白

B. 铜蓝蛋白

C. α_1-抗胰蛋白酶

D. α_1-酸性糖蛋白

E. 前白蛋白

80. C反应蛋白合成的器官为

A. 肾脏

B. 心脏

C. 肝脏

D. 脑

E. 甲状腺

81. CSF蛋白总量在感染、出血及多次休克后

A. 下降

B. 增高

C. 不变

D. 不一定

E. 轻微下降

82. 血清白蛋白明显降低可见于

A. 贫血

B. 自身免疫病

C. 严重肝硬化

D. 急性肝炎

E. 糖尿病

83. 肝炎发病早期浓度下降往往早于其他血清蛋白成分的蛋白是

A. 白蛋白

B. 前白蛋白

C. 结合珠蛋白

D. 转铁蛋白

E. 铜蓝蛋白

84. 该水平的微小变化与心血管疾病及部分其他疾病密切相关的是

A. 血浆纤维蛋白原

B. 超敏C反应蛋白

C. 磷脂酶 A_2

D. 甘油三酯(TG)、总胆固醇(TC)

E. 同型半胱氨酸

85. 下列一组属于急性时相反应蛋白的是

A. 转铁蛋白、结合珠蛋白、甲胎蛋白、免疫球蛋白

B. 甲胎蛋白、铜蓝蛋白、C反应蛋白、血红素蛋白

C. α_1-酸性糖蛋白、结合珠蛋白、铜蓝蛋白、C反应蛋白

D. 铜蓝蛋白、结合珠蛋白、转铁蛋白、血红素蛋白

E. 免疫球蛋白、白蛋白、C反应蛋白、α_1-微球蛋白

考 题 示 例

1. 血浆总蛋白的参考值范围是【基础知识】

A. 20～30/L

B. 25～35g/L

C. 40～50g/L

D. 60～80g/L

E. 80～100g/L

2. 正常人血清白蛋白与球蛋白的比例是【专业知识】

    A. （1.0～1.5）：1

    B. （1.5～2.5）：1

    C. 1：（1.0～1.5）

    D. 1：（1.5～2.5）

    E. 1：1

3. 作为渗出液判定指标之一的蛋白定量应【专业知识】

    A. ＞100g/L

    B. ＞50g/L

    C. ＞30g/L

    D. ＞10g/L

    E. ＞5g/L

4. 关于白蛋白的叙述，正确的是【相关专业知识】

    A. 在浆细胞内合成

    B. 血浆中含量最少的蛋白质

    C. 严重脱水时血清白蛋白浓度降低

    D. 正常时白蛋白占总蛋白的40%～60%

    E. 不能与游离脂肪酸结合

5. 根据有无哪一种元素可将蛋白质与碳水化合物及脂类区别开【专业实践能力】

    A. 硫

    B. 氮

    C. 磷

    D. 氢

    E. 氧

6. 肝脏中合成量最多的蛋白质是【基础知识】

    A. 白蛋白

    B. 纤维蛋白

    C. 凝血酶原

D. α_1-球蛋白

E. β_2-球蛋白

7. 蛋白质的等电点是【专业知识】

    A. 能使蛋白质变性沉淀时溶液的pH值

    B. 蛋白质分子呈无电荷状态时溶液的pH值

    C. 蛋白质分子呈正离子状态时溶液的pH值

    D. 蛋白质分子呈负离子状态时溶液的pH值

    E. 蛋白质分子正电荷和负电荷相等时溶液的pH值

8. 属于血清总蛋白生理性波动的是【相关专业知识】

    A. 蛋白质分解过度

    B. 血浆蛋白质合成增加

    C. 蛋白质摄入不足

    D. 新生儿比成年人低5～8g/L

    E. 蛋白质丢失

9. 可作为营养评价指标的是【专业实践能力】

    A. α_1-球蛋白

    B. α_2-球蛋白

    C. β球蛋白

    D. γ球蛋白

    E. 白蛋白

10. 下列哪项是导致血清总蛋白增高的原因【专业知识】

    A. 营养不良

    B. 消耗增加

    C. 脱水

    D. 肝功能障碍

    E. 丢失过多

11. 血清白蛋白测定的常用方法是【专业实践能力】

    A. 化学比浊法

B. 盐析法

C. 双缩脲法

D. 溴甲酚绿法

E. 考马斯亮蓝法

12. 血清总蛋白测定，临床上首选的常规方法是【专业知识】

A. 酶试剂法

B. 凯氏定氮法

C. 双缩脲法

D. 紫外分光光度法

E. 磺柳酸法

13. 干化学法尿液蛋白检测的成分是【专业知识】

A. 血红蛋白

B. 肌红蛋白

C. 黏蛋白

D. 本周蛋白

E. 白蛋白

14. 在正常人血清蛋白醋酸纤维素薄膜电泳图谱中区带最深的是【专业知识】

A. 白蛋白

B. α_1-球蛋白

C. α_2-球蛋白

D. β球蛋白

E. γ球蛋白

15. 某蛋白质的等电点在 4.8～4.85，它在 pH 值为 8.6 的缓冲液中【专业知识】

A. 带正电荷

B. 带负电荷

C. 电中性

D. 不带电荷

E. 无法确定

16. 同一患者血液进行蛋白电泳时，血浆比血清多出一条带，该条带的实质是【专业知识】

A. 白蛋白

B. 甲胎蛋白

C. C反应蛋白

D. 纤维蛋白原

E. 免疫球蛋白

17. 溴甲酚绿法测定血清白蛋白的显色原理是【专业知识】

A. 溴甲酚绿在 pH 值为 7.6 的环境中与白蛋白形成蓝绿色化合物

B. 溴甲酚绿在 pH 值为 9.2 的环境中与白蛋白形成蓝绿色化合物

C. 溴甲酚绿在 pH 值为 4.2 的环境中与白蛋白形成蓝绿色化合物

D. 溴甲酚绿在 pH 值为 8.6 的环境中与白蛋白形成蓝绿色化合物

E. 溴甲酚绿在 pH 值为 4.7 的环境中与白蛋白形成蓝绿色化合物

18. 在正常人血清蛋白醋酸纤维素薄膜电泳图谱中泳动速率最慢的是【专业知识】

A. 白蛋白

B. α_1-球蛋白

C. α_2-球蛋白

D. β球蛋白

E. γ球蛋白

19. 确定蛋白质标准溶液浓度最经典的方法是【相关专业知识】

A. 凯氏定氮法

B. 双缩脲法

C. 酚试剂法

D. 紫外分光光度计法

E. 溴甲酚绿法

20. 目前推荐测定血清总蛋白的方法是【专业知识】

A. 溴甲酚绿法

B. 双缩脲法

C. 加热乙酸法

D. 磺基水杨酸法

E. 溴甲酚紫法

21. 特定蛋白分析系统可以检测血清中急性时相反应蛋白，下列不属于的是【专业知识】

A. CER(铜蓝蛋白)

B. AAG(α_1-酸碱性糖蛋白)

C. IgG(免疫球蛋白 G)

D. HPT(结合珠蛋白)

E. CRP(C 反应蛋白)

22. 肝脏合成功能损伤时，血清中蛋白反应最敏感的是【基础知识】

A. 前白蛋白

B. 纤维蛋白原

C. 结合珠蛋白

D. 免疫球蛋白

E. γ 球蛋白

23. 目前检测血清中总蛋白的方法是【相

关专业知识】

A. 双缩脲法

B. 溴甲酚绿法

C. 冰醋酸法

D. 碱性苦味酸法

E. 磷钨酸还原法

(24～25 题共用备选答案)

【专业实践能力】

A. 溴甲酚绿法

B. 双缩脲法

C. 磺柳酸法

D. 免疫比浊法

E. 凯氏定氮法

24. 血清总蛋白的常规检测方法是

25. 血清白蛋白的常规检测方法是

第五章　诊断酶学

单元	细目	要点	要求	科目
诊断酶学	1. 血清酶	(1)分类、生理变异与病理生理机制	了解	1，2
		(2)酶活性与酶质量测定方法及其评价	熟练掌握	3，4
		(3)同工酶及其亚型测定的临床意义	熟练掌握	3，4
	2. 常用血清酶及同工酶测定的参考值及临床意义	(1)肌酸激酶及同工酶和其亚型	掌握	3，4
		(2)乳酸脱氢酶及同工酶	掌握	3，4
		(3)氨基转移酶及同工酶	掌握	3，4
		(4)碱性磷酸酶及同工酶	掌握	3，4
		(5)γ-谷氨酰基转移酶及同工酶	掌握	3，4
		(6)淀粉酶及同工酶	掌握	3，4
		(7)酸性磷酸酶及同工酶	掌握	3，4

注：1—基本知识；2—相关专业知识；3—专业知识；4—专业实践能力。

内 容 概 要

一、血清酶

（一）概述

1. 酶的概念

酶是由活细胞产生的一类生物催化剂。大多数酶的本质为蛋白质，少数酶的本质为核酸，其作用机制是高效降低反应所需的活化能。

2. 酶促反应的特点

酶促反应具有高效性、高度特异性、活性不稳定及可调性的特点。

3. 影响酶促反应速度的因素

（1）酶浓度　在底物浓度足够大时（$10\sim20K_m$），酶浓度与酶活性成正比。

（2）底物浓度　米氏方程中V_{max}为最大反应速度，是酶的活性中心彻底被底物饱和时所产生的反应速度。K_m 为米氏常数，是酶的特征性常数，与酶浓度无关，其大小为反应速度为最大反应速度一半时的底物浓度。K_m 的大小反映了酶与底物的亲和力，K_m 越大，亲和力越小。酶的天然底物应选择 K_m 最小的。

（3）温度 温度对酶促反应速度有双重影响：温度过低，酶活性低；温度过高，酶变性失活。最适温度为酶促反应速度最大时的反应温度，与实验条件有关，不是酶的特征性常数，大多数酶最适温度为 $37℃$。酶制剂的保存选择低温条件 $0\sim4℃$。

（4）pH 值 最适 pH 为酶促反应速度最大时的反应 pH 值，易受缓冲液的种类、离子强度及底物浓度等因素的影响，不是酶的特征性常数。大多数酶最适 pH 在 $6.5\sim8.0$。

（5）激活剂 激活剂是使酶活性从无到有或增强的物质。

（6）抑制剂 抑制剂是使酶活性降低的物质：一类为不可逆性抑制，如有机磷农药通过抑制胆碱酯酶的活性而中毒；另一类为可逆性抑制，如磺胺类药物通过竞争性抑制二氢叶酸还原酶的活性达到抑菌目的，竞争性抑制特点是 K_m 增大，V_{max} 不变。

4. 工具酶

（1）概念 工具酶是作为工具来测定某一化合物的浓度或待测酶的活性的一类酶。

（2）常用的两大指示反应 ①NAD(P)$^+$ 或 NAD(P)H 偶联的脱氢酶及其指示反应：用作工具酶的脱氢酶都是以 NAD(P)H 为辅酶的脱氢酶，通过监测 340nm 波长处 NADH 或 NADPH 吸光度值的变化量来定量。例如，用速率法测定血清丙氨酸氨基转移酶（ALT）在 340nm 波长处监测吸光度的下降速率（$-\Delta A/min$），可计算出丙氨酸氨基转移酶的活性单位。②偶联 H_2O_2 的工具酶及其指示反应：葡萄糖氧化酶、尿酸氧化酶、甘油氧化酶和胆固醇氧化酶等分别作用于葡萄糖、尿酸（UA）、甘油和胆固醇，使其氧化产生 H_2O_2，而 H_2O_2 在过氧化物酶的作用下使色素原氧化显色，即 Trinder 反应。

（二）分类、生理变异与病理生理机制

1. 分类

（1）根据来源及作用不同将酶分为 ①血浆特异酶：血浆特异酶是作为血浆蛋白质的固有成分在血浆中发挥作用的酶，大都由肝脏合成，常作为反映肝功能的指标。例如，凝血酶原活性显著降低可反映肝功能损伤；铜氧化酶活性显著降低可反映肝豆状核变性。②非血浆特异酶：外分泌酶，如胰淀粉酶、胰脂肪酶、胰蛋白酶、胃蛋白酶等，是由外分泌腺合成并分泌进入血浆的酶，不在血浆中发挥作用，在血浆中含量很低，急性胰腺炎时血液中胰淀粉活性增高，胆道梗阻时血液中碱性磷酸酶（ALP）活性增高；细胞内酶，是存在于各种组织细胞内、极少数进入血液的酶，组织细胞发生病变或坏死时可导致血浆酶活性显著增高，如病毒性肝炎时丙氨酸氨基转移酶活性增高，急性心肌梗死血清乳酸脱氢酶（LDH）、肌酸激酶（CK）和天冬氨酸氨基转移酶（AST）活性增高。

（2）根据分子组成将酶分为 ①单纯酶：仅由蛋白质构成。②结合酶：由酶蛋白和辅因子构成，酶蛋白决定酶的特异性，而辅因子决定反应的类型，常为金属离子或小分子的有机物，如 B 族维生素衍生物。当辅因子与酶蛋白牢固结合时称其为辅基，当辅因子与酶蛋白疏松结合时称其为辅酶。

2. 生理变异

(1)性别　CK 和 γ-谷氨酰基转移酶(γ-GT/GGT)都是男性高于女性。

(2)年龄　碱性磷酸酶与骨生长发育相关。

(3)进食　酗酒可引起 γ-GT 明显升高。

(4)运动　剧烈运动可引起血清中多种酶升高，如 CK、LDH、AST 等。

(5)妊娠与分娩　妊娠时 ALP 升高，分娩时可能有 CK、CK-BB、LDH 升高。

3. 病理生理机制

(1)酶合成异常　血浆特异酶大多数在肝脏中合成。当肝功能障碍时，酶浓度常下降。例如，血清胆碱酯酶活性在有肝功能障碍时可能下降。

由于酶基因变异也可引起特定酶减少或消失，如肝豆状核变性患者血中铜氧化酶活性可明显下降。例如，有骨细胞增生时，血中 ALP 可上升。

(2)细胞酶的释放　细胞酶释放是疾病时大多数血清酶增高的主要机制。影响细胞酶释放的主要原因有：①细胞内、外酶浓度的差异；②酶在细胞内的定位和存在的形式；③酶蛋白分子量的大小——酶释放的速度与分子量成反比，如 LDH 分子量大于 CK，而当有心肌梗死时，LDH 在血液中升高的时间就晚于 CK。

(3)酶在细胞外间隙的分布和运送　细胞中酶有 3 种途径进入血液：①血管内皮细胞和血细胞的酶直接进入血液；②酶可同时进入血液和组织间隙，后者再入血；③酶大部分进入组织间隙后再入血。

(4)血液中酶的清除　不同疾病和不同的酶从血液中清除的时间和机制不同，同一疾病不同酶恢复至正常的时间也不一样，这与酶的半衰期等因素有关。

(三)酶活性与酶质量测定方法及其评价

1. 酶活性概念

酶活性指酶催化能力的大小，可通过酶促反应速度来体现。

2. 酶活性国际单位

酶的一个国际单位指在规定的实验条件下(25℃、最适 pH、最适底物浓度)，每分钟催化 $1\mu mol$ 底物发生反应的酶量，可用 U/L 或 U/ml 来表示。

3. 酶活性测定方法

(1)固定时间法　固定时间法(终点法)指通过在反应液中加入强酸、强碱或蛋白沉淀剂来终止酶促反应，随后测定底物或产物的变化量的方法。该法的优点是简单快捷，比色仪器无须恒温装置，显色剂的选择也不必考虑其对酶作用的影响；缺点是要测定酶促反应的时间曲线，避开延滞期和非线性期，使测定在线性期中进行，同时要确定该法能够测定酶活性的最高限度，对超过这一限度的样品，通过减少样品用量或缩短反应时间来保证测定在线性期中进行。

(2)连续监测法　连续监测法(速率法)是将标本与底物混匀、保温后，每隔一定时间(10～60s)连续测定反应中某一产物或底物的变化量的方法。该法通过边反应边连续多点动态监测，很容易找出线性区来计算酶活性。然而，检测仪器必须具有恒温装置，并要求酶的底物或产物可以直接进行测定。该法的优点是结果准确可靠、省时、省试剂和省样品，对浊度或一些内源性色素的干扰不明显，可以不做空白对照，适用于自动分析仪。

（3）平衡法 平衡法指通过测定酶促反应开始至反应达到平衡时产物或底物浓度总变化量来求出酶活力的方法。

4. 酶质量测定法

可利用酶的抗原性，通过抗原、抗体反应来直接测定酶的质量，直接用 ng/ml、$\mu g/L$ 来表示酶含量的高低。

与酶活性测定方法相比，其优点是灵敏度和特异性高，不受体液中其他物质的影响，特别是不受抑制剂和激活剂的影响。当血液中有酶抑制剂存在或因基因缺陷合成了无活性的酶蛋白时，可以测出灭活的酶蛋白量，有利于疾病诊断和科学研究。例如，肌酸激酶同工酶（CK-MB）质量测定较活性测定对疾病的诊断价值高。

5. 酶活力测定的影响因素

（1）反应速度 大多数酶促反应是可逆反应，其速度既受底物浓度的影响，也受产物生成量的影响。酶促反应动力学中所指速度就是反应的初速度。

（2）底物浓度 米氏方程是反映酶促反应速度与底物浓度关系的方程式。其中，K_m 称为米氏常数（只与酶的性质有关，而与酶浓度无关）。K_m 值最小的底物一般称为该酶的最适底物或天然底物。

（3）注意事项 测定酶活力时，必须注意以下几点：①酶促反应过程中，只有最初一段时间内反应速度与酶浓度成正比，随着反应时间的延长，反应速度会逐渐降低。②要规定一定的反应条件，如时间、温度、pH 值等，并在酶测定过程中保持这些反应条件的恒定，如温度不得超过规定温度的 $\pm 1\text{℃}$，pH 值应保持恒定。③配制的底物浓度应准确且足够大，底物液中应加入不抑制该酶活力的防腐剂并保存于冰箱中，以防止底物被分解。④标本要新鲜，由于绝大多数酶可因久置而活力降低，标本如无法及时测定，应保存于冰箱中。用血浆时，应考虑到抗凝剂对酶促反应的影响。在采血、分离血清时，应注意防止溶血和白细胞的破裂。⑤在测定过程中，所用仪器应绝对清洁，不应含有酶的抑制物，如酸、碱及蛋白沉淀剂等。

（四）同工酶及其亚型测定的临床意义

同工酶是催化相同的化学反应而分子组成、免疫学性质不同的一类酶，具有不同的器官分布及亚细胞定位。①CK：能可逆地催化肌酸与 ATP 之间的转磷酰基反应，是由 2 种亚基组成的二聚体，有 3 种同工酶形式，即肌肉型（MM 型）、脑型（BB 型）、杂化型（MB 型）。MM 型（CK_3）主要存在于各种肌肉细胞中；BB 型（CK_1）主要存在于脑细胞中；MB 型（CK_2）主要存在于心肌细胞中。急性心肌梗死时，血清 CK_2，即 CK-MB 显著升高。②LDH：能催化乳酸脱氢生成丙酮酸的酶，由 4 种亚基构成的五聚体，具有 5 种同工酶形式，即 LDH_1、LDH_2、LDH_3、LDH_4、LDH_5，正常人血清中 $LDH_2 > LDH_1$。急性心肌梗死时，LDH_1 释放入血则出现 $LDH_1 > LDH_2$。③AST：有 2 种同工酶，分别为线粒体型天冬氨酸氨基转移酶（ASTm）和胞质型天冬氨酸氨基转移酶（ASTc），均是由 2 条肽链组成的二聚体。因 ASTm 定位于线粒体内，不易释放入血，故正常人血清中主要含 ASTc，而 ASTm 含量甚微。当肝细胞或心肌细胞严重受损伤及线粒体时，血中 ASTm 含量显著升高。

二、常用血清酶及同工酶测定的参考值及临床意义

（一）标本采集要点

（1）不能溶血，因大多数酶在血细胞中的含量比在血浆中高得多，如 LDH 高 150 倍，ALT 高 7 倍。

（2）及时分离血清，防止血细胞内酶进入血清。

（3）尽量用血清标本，防止某些抗凝剂对酶的抑制作用（除外测定与凝血或纤溶有关的酶）。

（4）及时测定，防止酶蛋白变性。

（5）大部分酶在低温中比较稳定。常用酶有 ALT、AST、ALP、CK、γ - GT 和淀粉酶（AMY），冷冻保存在 10 个月活性变化不大。但是，有些酶如 LDH 在融冻时被破坏，LDH 在低温反而不如室温稳定，即所谓的"冷变性"。

（二）肌酸激酶及同工酶和其亚型

CK 催化生成的磷酸肌酸含高能磷酸键，是肌肉收缩时能量的直接来源。

1. 原理

测定 CK 活性浓度的原理是酶偶联反应。

$$磷酸肌酸 + ADP \overset{CK}{\rightleftharpoons} 肌酸 + ATP$$

$$ATP + 葡萄糖 \overset{HK}{\longrightarrow} 6 - 磷酸葡萄糖 + ADP$$

$$6 - 磷酸葡萄糖 + NADP^+ \overset{6 - 磷酸葡萄糖脱氢酶}{\longrightarrow} 6 - 磷酸葡萄糖酸 + NADPH + H^+$$

在 340nm 波长处检测 NADPH 的生成量，可计算出 CK 的活性浓度。

2. 生理变异

新生儿 CK 常为正常成年人的 2～3 倍；男性参考值高于女性；欧罗巴人（白色人种）男性 CK 均值为尼格罗人（黑色人种）的 66%。

3. 参考值

男性为 38～174U/L（37℃）；女性为 26～140U/L（37℃）。

4. 临床意义

（1）CK 主要用于心肌梗死的诊断。心肌梗死发生后 2～4h，CK 活性即开始升高，12～48h 达最高峰值，可高达正常上限的 10～12 倍，在 2～4d 降至正常水平。CK 对诊断心肌梗死较 AST、LDH 的阳性率高，特异性强，是用于心肌梗死早期诊断的一项较好指标，同时对估计病情和判断预后也有参考价值。

（2）病毒性心肌炎时，CK 活性也有升高。

（3）肌营养不良症、皮肌炎、骨骼肌损伤等也可致 CK 活性升高。

（4）脑血管意外、脑膜炎、甲状腺功能减退症等疾病及一些非疾病因素（如剧烈运

动、各种插管及手术），以及肌内注射氯丙嗪（冬眠灵）和抗生素等也可能引起 CK 活性增高。

（5）甲状腺功能亢进症，长久卧床者总 CK（主要为 CK-MM）可下降。

（三）乳酸脱氢酶及同工酶

LDH 是由 2 种不同的亚基（M、H）构成的四聚体，形成 5 种同工酶。即 LDH_1（H_4）、LDH_2（H_3M）、LDH_3（H_2M_2）、LDH_4（HM_3）、LDH_5（M_4）。

这 5 种同工酶大致可分成 3 类：①以 LDH_1 为主，主要在心肌中，可占总量的 50%，也存在于红细胞内；②以 LDH_5 为主，存在于横纹肌中，肝脏中也有；③以 LDH_3 为主，存在于肺脏、脾脏中。

1. 原理

$$乳酸 + NAD^+ \xrightarrow[\text{pH 值 } 7.4 \sim 7.8]{LDH} 丙酮酸 + NADH + H^+$$

测定 NADH 在 340nm 波长下的吸光度增加速率（$-\Delta A/\min$），即可计算该酶的活性。

2. 生理变异

婴儿酶活性可达成年人 2 倍；儿童和青少年活性比成年人高 10%~15%。血清乳酸脱氢酶同工酶在成年人血中含量为：$LDH_2 > LDH_1 > LDH_3 > LDH_4 > LDH_5$。

3. 参考值

血清 LDH：109~245U/L（成年人）。

4. 临床意义

LDH 的临床意义见表 5-1。

表 5-1　LDH 的临床意义

疾病	LDH 总酶	LDH 同工酶
心肌梗死	升高最慢（8~10d） 升高时间长（5~10d） 可高于正常上限 10 倍	$LDH_1 > LDH_2$，可持续 2 周
充血性心力衰竭，心肌炎	可高于正常上限 5 倍	$LDH_1 > LDH_2$
病毒性肝炎	部分患者可高于正常上限 5 倍	$LDH_5 > LDH_4$
肝硬化	轻度升高	LDH 明显升高，$LDH_5 > LDH_4$
原发性肝癌	部分病例升高	LDH 明显升高，$LDH_5 > LDH_4$
梗阻性黄疸	不定	常 $LDH_4 > LDH_5$
肌肉损伤	视损伤程度而异	以 LDH_5 升高为主
恶性肿瘤	可增高	以 LDH_3 为主，$LDH_3 > LDH_1$

（四）氨基转移酶及同工酶

1. 丙氨酸氨基转移酶检测的临床意义

ALT 大量存在于肝脏组织中，其次为肾脏、心脏、骨骼肌等。AST 广泛存在多种器官,按含量多少顺序为心脏、肝脏、骨骼肌和肾脏等。ALT 和 AST 是诊断肝脏功能最常用的酶。肝细胞损伤时,上述两种酶从肝细胞释出均增多,AST 的灵敏度高于ALT。但是,由于 AST 的组织专一性不如 ALT,在血浆中的持续时间也不如 ALT长,因此 ALT 被认为是诊断肝细胞损伤最敏感的指标之一。急性病毒性肝炎、慢性活动性肝炎、脂肪肝、肝癌、肝硬化活动期、中毒性肝炎、胆结石、胆管炎等肝胆疾病及心血管疾病(如急性心肌梗死、急性心肌炎、脑出血等疾病)均引起血清 ALT 活性增高。

2. 天冬氨酸氨基转移酶检测的临床意义

AST 主要分布在心肌,其次是肝脏、骨骼肌和肾脏。它主要定位于细胞质和线粒体中,即线粒体型 AST(ASTm)和胞质型 AST(ASTc),正常人血清中含量很低。心肌梗死时,血清 AST 活性增高,在发病后 $6\sim12h$ 显著增高,在 48h 达到高峰,$3\sim5d$ 恢复至正常。血清中 AST 也可来源于肝脏,因此各种肝病也可引起血清 AST 活性增高。肌炎、胸膜炎、肾炎、肺炎等也可以引起血清 AST 活性轻度增高。AST 与 ALT 联合测定有助于急性心肌梗死与肝病的鉴别诊断。急性心肌梗死患者 AST 活性升高幅度较大,而 ALT 正常或轻度升高;AST 与 CK-MB、cTn、LDH 等联合测定有助于对急性心肌梗死的病程判断。正常情况下,AST/ALT 比值为 1.15 左右。急性肝炎时,肝细胞轻度损害,线粒体未受破坏,血清 ALT 升高幅度大于 AST,AST/ALT 比值降低,血清中 AST 大部分为 ASTc,当肝细胞损害严重,累及线粒体时,血清 ASTm 才升高,因此 ASTm 升高是肝细胞坏死的指征。

(五)碱性磷酸酶及同工酶

ALP 广泛存在于各种器官组织中,含量以肝脏最多,其次为肾脏、胎盘、小肠和骨骼等。血清中 ALP 主要来源于肝脏和骨骼。琼脂糖凝胶电泳可将 ALP 分为 6 种同工酶,从阳极到阴极的顺序为 ALP_1、ALP_2、ALP_3、ALP_4、ALP_5、ALP_6。

ALP 常被用于诊断骨骼疾病。ALP 主要由成骨细胞合成,任何引起成骨细胞增生或活跃的疾病都可以使 ALP 活性增高。骨软化症、畸形性骨炎、甲状旁腺功能亢进症、成骨肉瘤、恶性肿瘤骨转移等骨骼疾病发生时,血清 ALP 活性均增高。值得指出的是,骨折也可引起血清 ALP 的暂时升高。

(六)γ-谷氨酰基转移酶及同工酶

γ-GT 存在于肾脏、胰腺、肝脏、脾脏、肠、脑、肺脏、骨骼肌和心肌等组织中,在肝脏内主要存在于肝细胞质和肝内胆管上皮中。γ-GT 对各种肝胆疾病均有一定的临床价值。在大多数肝胆疾病中,其活力均升高。

γ-GT 在肾脏中含量丰富,其次为胰腺、肺脏、肝脏等。血清中 ALP 和 γ-GT主要来自肝脏,这些酶由肝细胞和胆道细胞合成,合成后进入胆汁,经胆道进入肠腔排泄。胆道梗阻时,胆汁反流入血,使血清酶活性明显增高。肝实质疾病时,ALP 活性和 γ-GT 活性一般只是中度升高,这点有利于肝胆疾病的鉴别诊断。如 ALP 活性升高而 γ-GT 活性正常,可完全排除 ALP 的肝脏来源;若 ALP 活性和 γ-GT 活性均增加，则应先排除肝外原因，高度疑为肝病所致。单独 γ-GT 活性升高可能与酗酒有关。γ-GT 同工酶常被用于肝脏占位性病变的诊断，原发性肝癌时 γ-GT$_2$ 显著升高。

（七）淀粉酶及同工酶

血清淀粉酶（AMY 或 AMS）由胰腺合成并分泌进入血浆，属于外分泌酶，可作用于淀粉的 α-1，4-糖苷键，不会作用于 α-1，6-糖苷键。

急性胰腺炎时，胰淀粉酶和胰脂肪酶从坏死的胰腺细胞大量进入血浆，导致血浆酶活性显著升高，但酶活力升高的程度与病情不成正比，超过 500U/L 具有诊断价值；如活性持续不降，提示有并发症的发生；常伴有尿淀粉酶的升高，其阳性率和增高程度均高于血清淀粉酶，维持时间也较长。

（八）酸性磷酸酶及同工酶

前列腺、红细胞、血小板中含有丰富的酸性磷酸酶（ACP）。其中，前列腺是血浆 ACP 的主要来源，占血浆总 ACP 活性的 1/3～1/2。ACP 及其同工酶的测定主要被用于前列腺疾病和恶性肿瘤的诊断。但由于 ACP 不稳定，酶活性测定困难，目前正被其他标志物如前列腺特异抗原（PSA）所取代。一些免疫学方法可以特异而灵敏地测定 ACP。

此外，慢性粒细胞白血病酸性磷酸酶（PAP）也可增高，而抗酒石酸盐的非酸性磷酸酶增高成为毛细胞性白血病的重要鉴别要点。

归 纳 总 结

1. 酶是生物催化剂，大多为蛋白质。酶促反应具有高效性、高度特异性、活性不稳定及可调性的特点。

2. 肝豆状核变性时，血清铜氧化酶活性显著降低；急性胰腺炎时，血清淀粉酶显著升高；心肌酶谱包括 LDH$_1$、CK$_2$ 和 AST，在急性心肌梗死时均升高，其中最灵敏的指标或首选酶学指标为 CK$_2$。

3. 结合酶的组成中，酶蛋白决定酶的特异性，辅因子决定反应的类型，与酶蛋白牢固结合的辅因子称为辅基，与酶蛋白疏松结合时的辅因子为辅酶。

4. 酶原激活的本质为活性中心的形成或暴露。急性胰腺炎的发病与胰蛋白酶原的激活有关。

5. CK$_1$ 为 BB 型，存在于脑细胞中；CK$_2$ 为 MB 型，存在于心肌细胞中；CK$_3$ 为 MM 型，存在于肌肉细胞中。急性心肌梗死时，血清 CK$_2$ 显著升高；乳酸脱氢酶同工酶分为 LDH$_1$、LDH$_2$、LDH$_3$、LDH$_4$、LDH$_5$，正常血清中含量次序为 LDH$_2$＞LDH$_1$＞LDH$_3$＞LDH$_4$＞LDH$_5$。急性心肌梗死时，LDH$_1$ 显著升高。AST 同工酶有 ASTm 和 ASTc 两种，当肝细胞或心肌细胞严重受损伤及线粒体时，血中 ASTm 含量显著升高。

6. 男性明显高于女性的酶包括 CK、γ-GT；与年龄有关的酶包括 CK、LDH、

ALP，变化最明显的酶是 ALP，有两个高峰分别是 1 岁和 10 岁左右；酗酒者引起 γ-GT 明显升高，禁食数天导致血清 AMY 活性下降；剧烈运动可引起 CK、LDH、AST 和 ALT 活性升高。

7. 酶的一个国际单位指在规定的实验条件下（25℃、最适 pH、最适底物浓度），每分钟催化 1μmol 底物发生反应的酶量。

8. 酶活性测定首选的方法是速率法，特点是边反应边测定，结果准确可靠、省时、省试剂和省样品，适合带有恒温装置的仪器，如自动生化分析仪。

9. 以 NAD(P)H 为辅酶的脱氢酶作为工具酶，可通过监测 340nm 波长处 NADH 或 NADPH 而非 NAD^+ 或 $NADP^+$ 吸光度值的变化量来定量；与 Trinder 反应有关的测定物质包括葡萄糖、尿酸、胆固醇等。

10. 米氏方程中 V_{max} 是酶的活性中心彻底被底物饱和时所产生的反应速度。K_m 为米氏常数，是酶的特征性常数，与酶浓度无关，是反应速度为最大反应速一半时的底物浓度。

11. 酶制剂常在低温条件 0～4℃ 保存，但是 LDH 具有冷变性的特点。有机磷农药中毒的机制为不可逆性抑制胆碱酯酶活性；磺胺类药物的作用机制是竞争性抑制二氢叶酸还原酶活性。

12. ALT 的含量次序是肝脏、肾脏、心脏、骨骼肌等，AST 的含量次序是心脏、肝脏、骨骼肌和肾脏。ALT 和 AST 是诊断肝脏功能最常用的酶。ALT 是急性肝炎的灵敏性指标。血清 ASTm 升高提示肝细胞损伤严重伤及线粒体。

13. ALP 的含量次序是肝脏、肾脏、胎盘、小肠和骨骼等。血清 ALP 来源于肝脏和骨骼，常被用于诊断骨骼疾病。大多骨病、甲状旁腺功能亢进症、恶性肿瘤骨转移均引起血清 ALP 活性升高。

14. γ-GT 的含量次序是肾脏、胰腺、肺脏、肝脏等，但是血清中 γ-GT 主要来自肝脏。胆道梗阻时，γ-GT 活性明显增高，可联合 ALP 活性用于鉴别肝脏和骨骼疾病。ALP 活性和 γ-GT 活性均增加，高度怀疑为肝病；单独 γ-GT 活性升高可能与酗酒有关；单独 ALP 活性升高可能为骨骼疾病。

15. 淀粉酶在急性胰腺炎发病初期有诊断意义，首选指标是血清淀粉酶，然而病程较长时测尿淀粉酶更有临床意义。

16. 血浆 ACP 主要来源于前列腺。前列腺癌患者，血清 ACP 水平升高。

相 关 习 题

1. 多数酶的化学本质是

  A. 核酸

  B. 蛋白质

  C. 糖

  D. 脂肪

  E. 氨基酸

2. 关于酶的叙述，正确的是

  A. 所有酶都具有辅基或辅酶

B. 只能在体内起催化作用

C. 酶是一种蛋白质

D. 都具有立体专一性

E. 能升高反应的活化能

3. 下列哪项不是酶的特性

　　A. 能提高反应速度

　　B. 可以改变反应的平衡常数

　　C. 催化反应有专一性

　　D. 其活性可被调控

　　E. 对反应环境敏感

4. 连续监测法计算酶催化活性浓度是在哪个反应期

　　A. 零级

　　B. 一级

　　C. 二级

　　D. 三级

　　E. 混合级

5. 在特定的反应条件下，酶的天然底物的米氏常数

　　A. 最大

　　B. 与其他底物相同

　　C. 最小

　　D. 居中间

　　E. 不能确定大小

6. 不影响临床血清酶的生理变异因素是

　　A. 性别

　　B. 年龄

　　C. 进食

　　D. 运动

　　E. 血型

7. 关于对酶活力的测定，描述错误的是

　　A. 可测定产物的生成量

　　B. 可测定底物的生成量

　　C. 与底物浓度无关

　　D. 需最适温度

　　E. 需最适 pH

8. 连续监测法测定酶活性浓度，底物用量一般为

　　A. $1K_m$

　　B. $2K_m$

　　C. $3K_m$

　　D. $10\sim20K_m$

　　E. $>100K_m$

9. 何种情况下，酶促反应速度与酶量成正比

　　A. 最适温度时

　　B. 底物浓度足够大（$10\sim20K_m$）

　　C. 最适 pH

　　D. 样品量足够大

　　E. 最适底物

10. 酶促反应进程曲线可用于确定

　　A. 测定线性范围

　　B. 适宜的 pH 值

　　C. 适宜的酶量范围

　　D. 反映线性时间

　　E. 底物的浓度

11. 连续监测法检测 AST、ALT，选用的波长是多少

　　A. 270nm

　　B. 300nm

　　C. 340nm

　　D. 400nm

　　E. 450nm

12. 关于竞争性抑制剂对酶促反应的影响，叙述正确的是

　　A. K_m上升，V_{max}不变

　　B. K_m不变，V_{max}上升

　　C. K_m下降，V_{max}不变

　　D. K_m下降，V_{max}下降

　　E. K_m上升，V_{max}下降

13. 血清脂肪酶质量测定可采用的方法是

　　A. 电化学法

　　B. 免疫扩散法

C. 分光光度法

D. 荧光方法

E. 乳胶凝集法

14. 碱性磷酸酶测定推荐使用的缓冲液是

    A. 碳酸盐缓冲液

    B. 二乙胺缓冲液

    C. 2-氨基-2-甲基-1-丙醇（AMP）缓冲液

    D. Tris-HCl 缓冲液

    E. 醋酸盐缓冲液

15. 何种情况下酶促反应显零级

    A. 最适温度时

    B. 最适 pH 时

    C. 底物浓度足够大时

    D. 样品量足够大时

    E. 加入酶的激动剂

16. 下列哪种情况下酶促反应速度恒定

    A. 最适温度时

    B. 最适 pH 时

    C. 底物浓度足够大时

    D. 样品量足够大时

    E. 加入酶的激动剂

17. 代谢物酶动力学测定中，为延长反应的线性时间，可在反应体系中加入

    A. 竞争性抑制剂

    B. 非竞争性抑制剂

    C. 反竞争性抑制剂

    D. 重金属

    E. 增加辅酶用量

18. 用酶法测定代谢物浓度的反应级别是

    A. 零级

    B. 一级

    C. 二级

    D. 三级

    E. 混合级

19. 下列何种情况下，酶促反应是线性反应期

    A. 最适温度时

    B. 最适 pH 时

    C. 底物浓度足够大时

    D. 样品量足够大时

    E. 加入酶的激动剂

20. 国际酶学委员会将酶分为 6 类的依据是

    A. 酶的来源

    B. 酶的结构

    C. 酶的物理性质

    D. 酶促反应的性质

    E. 酶所催化的底物种类

21. 可有血浆纤溶酶原水平增高的情况是

    A. 原发性纤溶亢进

    B. 肝硬化

    C. 急性心肌梗死

    D. 肿瘤扩散

    E. 大手术后

22. 若要使单底物酶促反应的速度 V 达到最大反应速度 V_{max} 的 75%，根据公式计算底物浓度应为

    A. $1K_m$

    B. $2K_m$

    C. $3K_m$

    D. $4K_m$

    E. $5K_m$

23. 影响酶活性测定最重要的因素是

    A. 最适温度

    B. 活化剂

    C. 底物的种类和浓度

    D. 辅因子

    E. 辅构剂

24. NAD(P)H 的吸收峰为

    A. 340nm

    B. 388nm

    C. 450nm

    D. 550nm

E. 600nm

25. 关于 K_m 值的叙述，错误的是
    A. 酶的特征常数之一
    B. 只与酶的性质有关
    C. 也与酶的浓度有关
    D. 不同的酶，K_m 值不同
    E. 同一个酶有几种底物时，K_m 值最小的底物一般称为该酶的最适底物

26. 进行酶活性浓度测定时，常推荐加入磷酸吡哆醛的酶是
    A. AST
    B. ALP
    C. LDH
    D. CK
    E. AMY

27. 目前，血清酶活力测定最常用的方法是
    A. 荧光法
    B. 同位素法
    C. 量气法
    D. 比浊法
    E. 吸收光谱分光光度法

28. 血清酶病理改变的机制不包括
    A. 酶合成异常
    B. 细胞酶的释放
    C. 酶在细胞外间隙的分布和转运
    D. 血液中酶的清除
    E. 妊娠

29. 目前，使用最广泛的测定酶催化活性浓度的温度是
    A. 25℃
    B. 20℃
    C. 4℃
    D. 37℃
    E. 15℃

30. 根据酶的特性及测定原理，测定酶活力时，下列叙述错误的是

A. 酶促反应过程中，随着反应时间的延长，反应速度会逐渐降低
B. 要规定一定的反应条件，如时间、温度、pH 值等
C. 配制的底物浓度要准确且足够大
D. 测定过程中，所用仪器应该绝对清洁
E. 对测定标本没有要求

31. NAD(P)$^+$ 或 NAD(P)H 偶联的工具酶是
    A. 葡萄糖氧化酶
    B. 尿酸氧化酶
    C. 甘油氧化酶
    D. 胆固醇氧化酶
    E. 谷氨酸脱氢酶

32. 下列对代谢物酶法测定的描述，错误的是
    A. 特异性高
    B. 需对成分复杂的血清等体液样品进行预处理
    C. 酶的本质是蛋白质或核酸，没有毒性，避免了环境污染
    D. 酶促反应的条件温和
    E. 适用于自动分析

33. 关于固定时间法测定酶活性浓度的描述，正确的是
    A. 常使用比色法
    B. 先让酶与底物在一定温度下作用一段固定的时间
    C. 反应达到平衡的时间很长，可以在任意时间段进行检测，不必停止酶促反应
    D. 加入试剂进行呈色反应
    E. 历史上将其命名为取样法

34. 关于疾病时影响血清酶活性的因素，叙述错误的是

A. 酶合成异常

B. 细胞酶的释放

C. 酶在细胞外间隙的分布和运送

D. 血液中酶的清除

E. 酶活性测定方法

35. 具有激活消化酶作用的物质是

A. 胰蛋白酶

B. 糜蛋白酶

C. 弹性蛋白酶

D. 碳酸氢盐

E. 水

36. 脲酶法测定血清中尿素时，加入脲酶后尿素水解首先产生

A. 氨和谷氨酸

B. 谷氨酸和二氧化碳

C. 二氧化碳和氨

D. 谷氨酸

E. 谷氨酰胺

37. 属于转氨酶的是

A. 胰淀粉酶

B. 胰脂肪酶

C. 酸性磷酸酶

D. 碱性磷酸酶

E. 丙氨酸氨基转移酶

38. 可通过肾小球滤过的血清酶是

A. ALP

B. ACP

C. AMY

D. LDH

E. γ-GT

39. 催化 α-氨基酸和 α-酮酸之间氨基转移的酶称为

A. 羧基转移酶

B. 氨基转移酶

C. 脱氢酶

D. 氧化酶

E. 激酶

40. 胆碱酯酶升高见于

A. 有机磷中毒

B. 肝性脑病

C. 急性肝炎

D. 老年痴呆症

E. 肝硬化

41. 酒精性肝损害时，下列酶中增高最显著的

A. 转氨酶

B. 碱性磷酸酶

C. 单胺氧化酶

D. γ-谷氨酰转移酶

E. 脯氨酸氧化酶

42. 主要由硝基还原酶和偶氮还原酶催化的反应是

A. 氧化反应

B. 还原反应

C. 水解反应

D. 结合反应

E. 转氨基作用

43. 对 K_m 值的描述，正确的是

A. 达到 V_{max} 所需底物的浓度

B. 与底物毫无关系

C. 酶-底物复合物的解离常数

D. 酶在同一反应中 K_m 值随浓度而变化

E. 达到 $1/2V_{max}$ 时的底物浓度

44. 血清酶活力测定最常采用的方法是

A. 一点法

B. 两点法

C. 终点法

D. 速率法

E. 平衡法

45. 速率法测定血清碱性磷酸酶所选用测定的波长为

A. 280nm

B. 405nm

C. 450nm

D. 560nm

E. 620nm

46. 能用于鉴别细菌性脑膜炎和病毒性脑膜炎的是

A. 天冬氨酸氨基转移酶

B. 乳酸脱氢酶

C. 肌酸激酶

D. 碱性磷酸酶

E. 腺苷脱氨酶

47. 能用于结核性脑膜炎的诊断和鉴别诊断是

A. 天冬氨酸氨基转移酶

B. 乳酸脱氢酶

C. 肌酸激酶

D. 碱性磷酸酶

E. 腺苷脱氨酶

48. 温度对酶促反应的影响是

A. 能降低酶促反应的活化能

B. 温度从 80℃ 开始，每增加 10℃，酶促反应速度增加 1～2 倍

C. 超过 37℃ 后，温度升高时，酶促反应变慢

D. 从 25～35℃ 增高 10℃，酶促反应速度将增加 1 倍

E. 超过 100℃ 后，温度升高时，酶促反应加快

49. AST 含量最丰富的组织器官是

A. 心脏

B. 肝脏

C. 骨骼肌

D. 肾脏

E. 红细胞

50. 下列关于 CK 的错误叙述是

A. 怀孕妇女分娩时 CK 活性增高

B. 运动后将导致 CK 活性增高

C. 男性 CK 活性低于女性

D. 儿童 CK 活性低于女性

E. 不同种族 CK 活性存在差异

51. CK 是哪种酶的英文缩写

A. 酸性磷酸酶

B. 乳酸脱氢酶

C. 肌酸激酶

D. 腺苷酸激酶

E. 氨基转移酶

52. CK 是由 2 个亚单位组成的聚体，能产生几种同工酶

A. 2 种

B. 3 种

C. 4 种

D. 5 种

E. 6 种

53. LDH 是由 2 种亚基组成的四聚体，共形成几种同工酶

A. 2 种

B. 3 种

C. 4 种

D. 5 种

E. 6 种

54. 下例何种物质没有酶的催化功能

A. AST

B. Mb

C. LDH

D. CK

E. CK－MB

55. 下列哪种酶在室温保存比在 4℃ 保存更稳定

A. ALT

B. ALP

C. AST

D. CK

E. LDH

56. 下列哪项因素对 ALP 参考值范围影响最大

A. 性别

B. 年龄

C. 饮食

D. 职业

E. 地域

57. 碱性磷酸酶的 6 种同工酶中，来自肝脏的为

A. ALP_1

B. ALP_2

C. ALP_3

D. ALP_4

E. ALP_5

58. ALT 广泛存在于多种器官中，按照含量多少，顺序为

A. 肝脏＞心脏＞肾脏＞骨骼肌

B. 肝脏＞肾脏＞心脏＞骨骼肌

C. 肝脏＞骨骼肌＞肾脏＞心脏

D. 肝脏＞骨骼肌＞心脏＞肾脏

E. 肾脏＞肝脏＞心脏＞骨骼肌

59. CK 活性测定最常规方法是

A. 化学发光法

B. 免疫荧光法

C. 连续监测法

D. 电泳法

E. 层析法

60. 酸性磷酸酶的英文缩写是

A. LDH

B. ACP

C. CK

D. Hb

E. ALT

61. 关于淀粉酶的叙述，错误的是

A. 主要有胰淀粉酶和唾液淀粉酶 2 种同工酶

B. 氯离子对其有激活作用

C. 血标本可用乙二胺四乙酸抗凝

D. 成年人淀粉酶水平与性别、年龄

关系不大

E. 淀粉酶较稳定，室温可存放 1 周

62. 不同组织器官的碱性磷酸酶由于合成修饰后的电泳迁移率不同，琼脂糖凝胶电泳可将其分为 6 种同工酶，从阳极到阴极的顺序为

A. ALP_1、ALP_2、ALP_3、ALP_4、ALP_5、ALP_6

B. ALP_2、ALP_1、ALP_3、ALP_4、ALP_5、ALP_6

C. ALP_1、ALP_3、ALP_2、ALP_4、ALP_5、ALP_6

D. ALP_1、ALP_2、ALP_3、ALP_4、ALP_6、ALP_5

E. ALP_1、ALP_2、ALP_4、ALP_3、ALP_5、ALP_6

63. 人体含 ALT 最丰富的组织是

A. 肝脏

B. 心脏

C. 骨骼肌

D. 红细胞

E. 肾脏

64. 关于淀粉酶的叙述，错误的是

A. 最适 pH 是 6.7～7.0

B. 可作用于淀粉的 α-1，4-糖苷键和 α-1，6-糖苷键

C. 由胰腺分泌

D. 正常时唯一能在尿中出现的血浆酶

E. 又称为胰酶

65. 有诊断价值的血清淀粉酶值应超过

A. 200U/L

B. 350U/L

C. 400U/L

D. 500U/L

E. 1000U/L

66. 临床上检测血清淀粉酶，主要用于诊断
    A. 急性胰腺炎
    B. 肝硬化
    C. 有机磷中毒
    D. 急性心肌梗死
    E. 急性肝炎

67. 在血清酶测定中，下列酶中哪一项对慢性酒精中毒最敏感
    A. ALT
    B. AST
    C. ALP
    D. γ-GT
    E. LDH

68. 关于乳酸脱氢酶的性质，下列叙述错误的是
    A. 人体中肝组织含量最高
    B. 主要存在于细胞质中
    C. 为"冷变性"，宜放在室温
    D. 有 5 种同工酶，每种同工酶的最适反应条件不同
    E. 红细胞中含量比血清高许多倍

69. 肌萎缩患者，哪种同工酶明显上升
    A. 乳酸脱氢酶 1 型同工酶
    B. 乳酸脱氢酶 2 型同工酶
    C. 乳酸脱氢酶 3 型同工酶
    D. 乳酸脱氢酶 4 型同工酶
    E. 乳酸脱氢酶 5 型同工酶

70. 临床上血清同工酶电泳多采用
    A. 双向电泳
    B. 琼脂糖凝胶电泳
    C. 毛细管电泳
    D. 等电聚焦电泳
    E. 聚丙烯酰胺凝胶电泳

71. 苯丙酮尿症患者体内缺乏何种酶
    A. 苯丙氨酸羟化酶
    B. 苯丙氨酸转氨酶
    C. 对-羟苯丙酮酸氧化酶
    D. 精氨酸酶
    E. 脯氨酸氧化酶

72. 成年人组织中 CK 含量的排列顺序为
    A. 肠黏膜、骨、肝脏、肾脏
    B. 肾脏、胰腺、肝脏、脾脏
    C. 骨骼肌、心肌、脑
    D. 心脏、肝脏、骨骼肌、肾脏
    E. 肝脏、肾脏、心脏、骨骼肌

73. 骨骼肌损伤时，不会升高的指标是
    A. CK
    B. LDH
    C. ASH
    D. Mb
    E. cTnI

74. 丙氨酸氨基转移酶属于
    A. 氧化还原酶类
    B. 水解酶类
    C. 裂合酶类
    D. 转移酶类
    E. 合成酶类

75. CK-BB 主要存在于
    A. 脑组织
    B. 骨骼肌
    C. 红细胞
    D. 心肌
    E. 肝脏

76. 血清中乳酸脱氢酶同工酶 LDH_1 及 LDH_2 均增加，且 LDH_1/LDH_2 比值大于 1.0，见于下列疾病中的
    A. 急性心肌梗死
    B. 急性肝炎
    C. 恶性肿瘤
    D. 肝硬化
    E. 梗阻性黄疸

77. 血清线粒体 AST 升高表明
    A. 肝病变严重

B. 前列腺癌

C. 乳腺癌

D. 多发性肌炎

E. 急性胰腺炎

78. 引起 CK 活性下降的疾病是

A. 进行性肌营养不良

B. 重症肌无力

C. 心脏手术后

D. 长期卧床

E. 剧烈运动

79. 关于乳酸脱氢酶的叙述，不正确的是

A. 溶血可使其偏高

B. 有 5 种同工酶

C. 需冷冻保存

D. 专一性不强

E. 有两种亚单位

80. 同工酶测定比总酶测定有较高的诊断价值，最主要是因为

A. 同工酶比总酶稳定

B. 同工酶释放入血的时间早于总酶

C. 同工酶有明显的组织分布差异或细胞内的定位不同，特异性强

D. 检测同工酶的灵敏度高

E. 同工酶的分子量小

81. 男女差异明显的两种酶是

A. CK、γ - GT

B. CK、LDH

C. LDH、AST

D. ALT、AST

E. γ - GT、ALT

82. 血清中 γ - GT 主要来自

A. 肝脏

B. 肾脏

C. 前列腺

D. 胰腺

E. 肠

83. 正常妊娠时，增高明显的酶是

A. AMY

B. CK

C. ALP

D. LDH

E. AST

84. 下列关于肌酸激酶同工酶的叙述，错误的是

A. CK 是由 M 和 B 亚单位组成的二聚体

B. CK - MM 主要存在于骨骼肌和心肌

C. CK - MB 主要存在于骨骼肌

D. CK - BB 主要存在于脑组织

E. 线粒体中还存在一种同工酶 CK - MiMi

85. 有助于前列腺癌诊断的酶学指标是

A. ALP

B. LDH

C. γ - GT

D. ACP

E. CK

86. 对 ALP 参考范围影响最大的因素是

A. 地区差异

B. 生活习惯

C. 职业

D. 性别

E. 年龄

87. 肌酸激酶同工酶测定在胸痛发作 6h 后诊断 AMI 阳性率可达

A. 0.2

B. 0.4

C. 0.5

D. 0.6

E. 0.8

88. 血清 ALP 降低可见于

A. 佝偻病

B. 胆道梗阻

C. 成骨细胞瘤

D. 甲状腺功能减退症

E. 甲状腺功能亢进症

89. 患者，男，46 岁。5h 前曾大量饮酒，出现上腹剧烈持续疼痛 1h，弯腰时腹痛可减轻，体温 36.6℃，疑为急性胰腺炎。此时最需检查的生化指标是

A. 血清淀粉酶和尿淀粉酶

B. 胰蛋白酶

C. 促胰酶素-促胰液素试验

D. 血钾

E. 转氨酶

90. 组成 LDH_4 同工酶的四聚体为

A. H_4

B. M_4

C. H_3M

D. HM_3

E. H_2M_2

91. 多发性肌炎时，升高的血清酶主要是

A. CK－BB

B. CK－MB_1

C. CK－MM

D. LDH_1

E. CK－MB_2

92. 骨骼肌疾病时

A. $LDH_1 > LDH_2$

B. LDH_1/LDH_2 倒置且伴有 LDH_5 增高

C. $LDH_5 > LDH_4$

D. LDH_4 和 LDH_5 都升高

E. LDH_3 和 LDH_4 都升高

93. 关于血清碱性磷酸酶测定原理，叙述错误的是

A. 在碱性环境下

B. ALP 催化 4－NNP 水解

C. 产生游离的对硝基酚

D. 对硝基酚在碱性溶液中转变成黄色

E. 在 340nm 处有吸收峰

94. 血清脂肪酶降低可见于

A. 急性胰腺炎

B. 慢性肾病

C. 腮腺炎

D. 消化性溃疡穿孔

E. 急性胆囊炎

95. 无黄疸肝脏疾病患者血中发现 ALP 升高，应警惕有

A. 肝癌可能

B. 前列腺癌可能

C. 骨肿瘤可能

D. 白血病可能

E. 急性胰腺炎可能

96. 白血病患者血液检查结果中

A. $LDH_1 > LDH_2$

B. LDH_1/LDH_2 倒置且伴有 LDH_5 增高

C. $LDH_5 > LDH_4$

D. LDH_4 和 LDH_5 都升高

E. LDH_3 和 LDH_4 都升高

97. 恶性肿瘤肝转移患者血液检查结果中

A. $LDH_1 > LDH_2$

B. LDH_1/LDH_2 倒置且伴有 LDH_5 增高

C. $LDH_5 > LDH_4$

D. LDH_4 和 LDH_5 都升高

E. LDH_3 和 LDH_4 都升高

98. 下列对血清酶的描述，错误的是

A. 年龄对酶活性有影响

B. 大多数酶活性受性别影响

C. 多数酶不受进食影响

D. 剧烈运动可引起血清中多种酶活性升高

E. 妊娠和分娩可改变某些酶的活性

99. 人体中含 AMY 最多的器官是
   A. 肝脏
   B. 肾脏
   C. 胰腺
   D. 甲状腺
   E. 前列腺

100. 肝功能障碍时常引起血清酶浓度下降，主要是因为
   A. 酶合成下降
   B. 细胞酶释放
   C. 血细胞的酶入血
   D. 肾小球滤过功能下降
   E. 亚细胞结构中的酶较难释放

101. 人体在剧烈活动后肌酸激酶活性
   A. 正常
   B. 轻微增高
   C. 明显增高
   D. 减低
   E. 明显减低

102. 碱性磷酸酶的英文缩写是
   A. AMY
   B. ALP
   C. γ-GT
   D. ACP
   E. CK

103. 淀粉酶的英文缩写是
   A. AMY
   B. ALP
   C. γ-GT
   D. ACP
   E. CK

104. γ-谷氨酰基转移酶的英文缩写是
   A. AMY
   B. ALP
   C. γ-GT
   D. ACP

E. CK

105. 肌酸激酶的英文缩写是
   A. AMY
   B. ALP
   C. γ-GT
   D. ACP
   E. CK

106. 关于 γ-GT 的临床意义，下列叙述不恰当的是
   A. 人体各器官中 γ-GT 含量以肾脏最高
   B. 主要用于诊断肝胆疾病
   C. 诊断恶性肿瘤有无肝转移的阳性率可达 90%
   D. 肾脏疾病时血清 γ-GT 活性明显增高
   E. 口服避孕药会使 γ-GT 增高 20%

107. 常作为判断肝细胞损伤的灵敏指标的血清酶是
   A. ALT
   B. CHE
   C. γ-GT
   D. LDH
   E. CK

108. 血清淀粉酶升高最多见于
   A. 急性胰腺炎
   B. 慢性肾病
   C. 腮腺炎
   D. 消化性溃疡穿孔
   E. 急性胆囊炎

109. 溶血对下列酶的测定影响最大的是
   A. ALP
   B. CK-MB
   C. LDH
   D. AMY
   E. γ-GT

110. 临床常规测定的血清胆碱酯酶一般指
　　A. 真性胆碱酯酶
　　B. 拟胆碱酯酶
　　C. 红细胞胆碱酯酶
　　D. 乙酰胆碱酯酶
　　E. 胆碱酯酶

111. 某患者 AST 活力为 325U/L，可能的原因是
　　A. 慢性活动性肝炎
　　B. 桥-本病
　　C. 牛皮癣
　　D. 急性支气管肺炎
　　E. 急性附睾炎

112. 急性肝炎早期诊断的最好指标是
　　A. ALP
　　B. γ - GT
　　C. ALT
　　D. AST
　　E. AMY

113. 急性心肌梗死时，最先恢复至正常的酶是
　　A. ALT
　　B. LDH
　　C. CK
　　D. AST
　　E. ALP

114. 患者，男，52 岁。长期饮酒，1 年前诊断为酒精性肝炎。关于酒精性肝炎的血清酶学检查，下列选项不正确的是
　　A. AST↑
　　B. ALT↑
　　C. ALP↑
　　D. 5' - NT↑
　　E. γ - GT↓

115. CK - BB 主要存在于
　　A. 肝脏
　　B. 心肌
　　C. 脑组织
　　D. 红细胞
　　E. 骨骼肌

116. 可作为神经元损伤的特异性生化标志物是
　　A. NSE
　　B. CK - MB
　　C. PSA
　　D. AMY
　　E. LDH

117. 欲鉴别诊断青少年碱性磷酸酶水平升高是由于骨骼发育还是轻微肝功能异常引起，下列检测最有用的是
　　A. 异柠檬酸脱氢酶
　　B. 丙氨酸氨基转移酶
　　C. 碱性磷酸酶同工酶
　　D. 谷氨酸脱氢酶
　　E. 醛缩酶

118. 致使血管扩张、通透性增加及微循环障碍和休克的重要酶是
　　A. 胰蛋白酶原
　　B. 淀粉酶
　　C. 激肽酶
　　D. 弹力蛋白酶
　　E. 磷脂酶 A

119. 血清 ALP 测定应选用的缓冲系统是
　　A. AMP 缓冲液
　　B. 碳酸盐缓冲液
　　C. 二乙醇胺缓冲液
　　D. Tris - HCl 缓冲液
　　E. 磷酸盐缓冲液

120. 多用于急性心肌梗死诊断的酶是
　　A. AST
　　B. ALP

C. AMY

D. ACP

E. CK－MB

121. 正常成年男女性别间，下列酶的血清浓度有明显差异的是

    A. 碱性磷酸酶

    B. 丙氨酸氨基转移酶

    C. 天冬氨酸氨基转移酶

    D. 肌酸激酶

    E. 乳酸脱氢酶

122. 漏出液中 LDH 与血清 LDH 的比值常小于

A. 0.6

B. 0.5

C. 0.4

D. 0.3

E. 0.2

123. 为保证酶动力学分析，要求底物浓度必须是

    A. $>K_m$ 值 10 倍以上

    B. 与 K_m 值相同

    C. 等于 $1/2K_m$ 值

    D. $<1/2K_m$ 值

    E. $<1/10K_m$ 值

考 题 示 例

1. NAD(P)H 用作检测底物，分析波长应设置在【基础知识】

    A. 334nm

    B. 336nm

    C. 340nm

    D. 380nm

    E. 450nm

2. 诊断骨骼疾病最有价值的酶是【专业知识】

    A. AST

    B. CK

    C. CK－MB

    D. LDH

    E. ALP

3. 人体内的淀粉酶是【专业知识】

    A. α 淀粉酶

    B. β 淀粉酶

    C. γ 淀粉酶

    D. α 淀粉酶和 β 淀粉酶

    E. α 淀粉酶和 γ 淀粉酶

4. 连续监测法测定 LDH 活性浓度，IFCC 推荐使用的底物是【相关专业知识】

A. 乳酸

B. 丙酮酸

C. β-羟丁酸

D. 谷氨酸

E. 谷氨酰胺

5. 关于淀粉酶生物学特性的叙述，错误的是【相关专业知识】

A. 氯离子是其激活剂

B. 淀粉酶能水解淀粉 α－1，6－糖苷键

C. 淀粉酶作用的最适 pH 在 6.9～7.0

D. 测定淀粉酶时反应体系中不能缺少 Ca^{2+}

E. 淀粉酶可以与大分子量的蛋白质形成复合物

6. 随年龄变化最明显的酶类是【相关专业知识】

A. ALT

B. GCT

C. AST

D. ALP

E. LDH

7. 最常采用的酶催化活性单位是【专业实践能力】

 A. Somogyi

 B. IU

 C. Katal

 D. Karmen

 E. King

8. 以 NAD^+ 还原成 NADH 反应为基础的生化分析，采用的波长及吸光度值变化是【专业实践能力】

 A. 340nm，从小到大

 B. 340nm，从大到小

 C. 405nm，从小到大

 D. 405nm，从大到小

 E. 280nm，从小到大

9. CK－MM 主要存在于【基础知识】

 A. 脑组织

 B. 肝脏

 C. 心肌

 D. 骨骼肌

 E. 红细胞

10. 根据国际生化学会委员会的规定，酶的一个国际单位是指【基础知识】

 A. 最适合条件下，每小时催化生成 1mmol 产物的酶量

 B. 37℃下，每分钟催化生成 $1\mu mol$ 产物的酶量

 C. 25℃下，其他为最适条件，每分钟催化生成 $1\mu mol$ 产物的酶量

 D. 30℃下，每小时催化生成 1mmol 产物的酶量

 E. 最适条件下，每分钟催化 $1\mu mol$ 底物反应所需的酶量

11. 在应用速率法测定乳酸脱氢酶(P→L)活性时，将 NADH 氧化为 NAD^+，引起【专业知识】

 A. 340nm 吸光度值增加

 B. 340nm 吸光度值降低

 C. 405nm 吸光度值增加无改变

 D. 405nm 吸光度值降低

 E. 该方法设计不合理，无相应波长吸光度值改变

12. 酶促反应速度为最大反应速度的 80% 时，K_m 等于【专业知识】

 A. [S]

 B. 0.4[S]

 C. 0.5[S]

 D. 0.25[S]

 E. 4[S]

13. 不影响酶活性测定的因素为【专业知识】

 A. 底物浓度

 B. 样品杯直径

 C. 温度

 D. pH 值

 E. 缓冲液离子强度

14. 下列哪组酶常用于诊断肝脏疾病【专业实践能力】

 A. CK、γ－GT、ALP、ACP

 B. ALT、AST、γ－GT、ALP

 C. AMY、LDH、α－HBDH、LPL

 D. ACP、AST、Lipase、LDH

 E. AST、CK、CK－MB、LDH

15. 下列关于 ALP 的叙述，哪项不对【专业实践能力】

 A. ALP 是磷酸单酯的水解酶

 B. 其作用最适 pH 约为 10

 C. 各年龄组有统一的参考范围

 D. 在梗阻性黄疸时增高

 E. 在成骨细胞疾病时增多

16. 用于辅助诊断前列腺癌的酶是【专业实践能力】

A. 酸性磷酸酶

B. 胰淀粉酶

C. CK - MB

D. 胆碱酯酶

E. 碱性磷酸酶

17. 用于辅助诊断有机磷中毒的酶是【专业实践能力】

    A. 淀粉酶

    B. 酸性磷脂酶

    C. 脂蛋白脂肪酶

    D. 胆碱酯酶

    E. 碱性磷酸酶

18. 在骨骼疾病的诊断酶学中，下列哪项最有价值【专业实践能力】

    A. LDH

    B. CK

    C. ALP

    D. ACP

    E. ALT

19. 正常成年人血清乳酸脱氢酶同工酶的电泳结果是【专业实践能力】

    A. $LDH_2 > LDH_1 > LDH_3 > LDH_4 > LDH_5$

    B. $LDH_5 > LDH_1 > LDH_2 > LDH_3 > LDH_4$

    C. $LDH_3 > LDH_1 > LDH_2 > LDH_4 > LDH_5$

    D. $LDH_1 > LDH_2 > LDH_3 > LDH_4 > LDH_5$

    E. $LDH_4 > LDH_1 > LDH_2 > LDH_3 > LDH_5$

20. 酶法测定血清胆固醇中用到的酶有【专业实践能力】

    A. 甘油激酶

    B. 胆固醇酯酶

    C. 胆固醇氧化酶

    D. 甘油氧化酶

E. 过氧化物酶

21. 关于血清酶活力测定的叙述，错误的是【基础知识】

    A. 需最适 pH

    B. 需最适温度

    C. 与底物浓度无关

    D. 可测定产物生成量

    E. 可测定底物消耗量

22. 通过测定酶促反应开始到反应达到平衡时产物或底物浓度总的变化量，以求出酶活力的方法称为【基础知识】

    A. 两点法

    B. 速率法

    C. 电极法

    D. 终点法

    E. 动态法

23. 不属于 ALP 主要来源的是【专业知识】

    A. 肺脏

    B. 肝脏

    C. 骨骼

    D. 妊娠期胎盘

    E. 小肠

24. 存在于骨骼肌中的肌酸激酶主要是【专业知识】

    A. CK - MM

    B. CK - MB

    C. CK - BB

    D. CK

    E. ALP

25. 存在于脑组织中的肌酸激酶主要是【专业知识】

    A. CK - MM

    B. CK - MB

    C. CK - BB

    D. CK

    E. ALP

26. 存在于心肌中的肌酸激酶主要是【专业知识】
    A. CK－MM
    B. CK－MB
    C. CK－BB
    D. CK
    E. ALP

27. 血清淀粉酶主要来源于【相关专业知识】
    A. 甲状腺
    B. 胸腺
    C. 乳腺
    D. 胰腺
    E. 前列腺

28. 酶促反应的特异性是指【相关专业知识】
    A. 酶与辅酶特异性结合
    B. 酶对其所催化的底物有特异的选择性
    C. 酶在细胞中的定位是特异性的
    D. 酶催化反应的机制各不相同
    E. 在酶的分类中各属不同的类别

29. 目前 IFCC 推荐检测酶活性的温度是【专业知识】
    A. 22℃
    B. 25℃
    C. 30℃
    D. 37℃
    E. 42℃

30. 前列腺癌辅助诊断的酶是【专业知识】
    A. ALT
    B. AST
    C. γ－GT
    D. ACP
    E. α－AMY

31. SI 制中酶活性单位为【相关专业知识】
    A. U/L
    B. Katal
    C. g/L
    D. ml/L
    E. ％

32. 多用于骨疾病诊断的酶是【相关专业知识】
    A. ALT 和 AST
    B. ALP 和 CK
    C. AMY 和 LPS
    D. AMY 和 LPS
    E. CK 和 CK－MB

33. 多用于胰腺炎诊断的酶是【相关专业知识】
    A. ALT 和 AST
    B. ALP 和 CK
    C. AMY 和 LDH
    D. AMY 和 LPS
    E. CK 和 CK－MB

34. CK 的同工酶有【专业知识】
    A. 2 种
    B. 3 种
    C. 4 种
    D. 5 种
    E. 6 种

35. LDH 属于【相关专业知识】
    A. 氧化还原酶类
    B. 转移酶类
    C. 水解酶类
    D. 裂解酶类
    E. 异构酶类

36. 青壮年 20～30 岁出现肺气肿与哪种物质有关【相关专业知识】
    A. 铜蓝蛋白
    B. α_1-抗胰蛋白酶
    C. α_1-酸性糖蛋白
    D. 结合珠蛋白
    E. 转铁蛋白

37. 急性胰腺炎时，血中酶升高的是【专业实践能力】

A. 谷丙转氨酶

B. 淀粉酶

C. 碱性磷酸酶

D. 胆碱酯酶

E. 酸性磷酸酶

38. 诊断急性胰腺炎最常见的指标是【专业实践能力】

A. ALT

B. AST

C. γ-GT

D. ACP

E. AMY

(39～40题共用题干)

患者，女，39岁。因上腹部绞痛、腹胀、恶心、呕吐、发热等急诊就诊。实验室检查：WBC $15.6 \times 10^9/L$，伴粒细胞核左移。血清淀粉酶462U/L。

39. 对该患者可能的诊断是【专业实践能力】

A. 急性阑尾炎

B. 急性胰腺炎

C. 急性胃炎

D. 十二指肠溃疡

E. 急性胆囊炎

40. 发病24h后，下列物质可能异常的是【专业实践能力】

A. 天冬氨酸氨基转移酶增高

B. 丙氨酸氨基转移酶增高

C. 脂肪酶增高

D. 肌酸激酶增高

E. 胆红素增高

41. 乳酸脱氢酶是由 H、M 亚基组成的【基础知识】

A. 二聚体

B. 三聚体

C. 四聚体

D. 五聚体

E. 六聚体

42. 血清肌酸激酶的亚基有【相关专业知识】

A. 2 种

B. 3 种

C. 4 种

D. 5 种

E. 6 种

43. 能够使酶促反应速度和 K_m 值都变小的是【专业实践能力】

A. 加入激活剂

B. 存在竞争性抑制剂

C. 存在反竞争性抑制剂

D. 存在非竞争性抑制剂

E. 存在不可逆抑制剂

44. 骨骼肌损伤时，血清乳酸脱氢酶同工酶升高最显著的是【专业知识】

A. LDH_1

B. LDH_2

C. LDH_3

D. LDH_4

E. LDH_5

45. 对 340nm 紫外光有吸收特性的物质是【专业实践能力】

A. thio-NADH

B. NAD^+

C. FMN

D. TPP

E. NADH

46. 下面可造成精浆酸性磷酸酶减低的疾病是【专业知识】

A. 前列腺癌

B. 前列腺肥大

C. 睾丸癌

D. 附睾炎症

E. 前列腺炎

（47～49题共用备选答案）

  A. PSA

  B. CK－MB

  C. CK－MM

  D. AMY－同工酶

  E. ALP－同工酶

47. 可用于急性胰腺炎、腮腺炎诊断报告和鉴别诊断的是【基础知识】

48. 可用于肝、胆、骨骼疾病诊断的是【基础知识】

49. 可用于前列腺癌诊断的是【基础知识】

（50～51题共用备选答案）

  A. 肝脏疾病

  B. 胆道疾病

  C. 胰腺疾病

  D. 肾脏疾病

  E. 肺脏疾病

50. 应首选尿液常规检查的疾病是【基础知识】

51. 应选做淀粉酶检查的疾病是【基础知识】

52. 诊断骨骼疾病常用的血清学指标是【专业知识】

  A. ALP和CK－MM

  B. AST

  C. ALT

  D. cTnI

  E. cTnT

53. AST测定的底物是【专业知识】

  A. 丙氨酸和α-酮戊二酸

  B. 丙氨酸和谷氨酸

  C. 天冬氨酸和α-酮戊二酸

  D. 草酰乙酸和谷氨酸

  E. 谷胱甘肽和丙氨酸

54. 根据酶的来源及其在血浆中发挥催化功能的情况，不属于血浆特异酶的是【专业知识】

  A. 纤溶酶

  B. 胆碱酯酶

  C. 铜氧化酶

  D. 脂蛋白脂酶

  E. 转氨酶

（55～57题共用备选答案）

  A. ALT、AST

  B. ALP、γ－GT

  C. ALT、γ－GT

  D. MAO、Ⅳ型胶原

  E. CHE、ALP

55. 能敏感反映肝细胞损伤的酶是【专业实践能力】

56. 反映胆汁淤积为主的酶是【专业实践能力】

57. 反映肝纤维化为主的酶是【专业实践能力】

第六章 体液平衡紊乱及其检查

单元	细目	要点	要求	科目
体液平衡紊乱及其检查	1. 机体水和电平衡理论、重要电解质检查方法、参考值及临床意义	(1)体液中水、电解质平衡	掌握	1，2
		(2)水、电解质平衡紊乱	熟练掌握	1，2
		(3)钾、钠、氯测定及方法学评价	熟悉	3，4
	2. 血气及酸碱平衡紊乱理论、检查指标、参考值及临床意义	(1)血液气体运输与血液 pH 值	熟练掌握	3，4
		(2)血气分析各种试验指标的定义及其临床意义	熟练掌握	3，4
		(3)酸碱平衡紊乱分类及如何根据试验结果进行判断	熟练掌握	3，4
	3. 血气分析技术	(1)仪器原理	了解	3，4
		(2)标本采集和运送	掌握	3，4

注：1—基本知识；2—相关专业知识；3—专业知识；4—专业实践能力。

内 容 概 要

一、机体水和电平衡理论、重要电解质检查方法、参考值及临床意义

（一）体液中水、电解质平衡

1. 体液分布

一般成年人体液总量约占体重的 60%，分为细胞外液和细胞内液两部分。其中，细胞外液约占体重的 20%，细胞内液约占体重的 40%。

2. 电解质分布

细胞外液中阳离子以 Na^+ 为主，阴离子以 Cl^- 和 HCO_3^- 为主；细胞内液中的阳离子以 K^+ 为主，阴离子则以 HPO_4^{2-} 和蛋白质阴离子为主。

3. 水及电解质平衡

人体内水的来源主要有 3 条途径，即饮水、食物水和代谢水。成年人每日所需的水分为 2500ml。其中，饮水量约 1200ml，波动范围在 1000～1200ml；通过食物摄入的水量约 1000ml；代谢水约 300ml。排水途径有肾脏排出、呼吸蒸发、皮肤蒸发及消化道排出。肾脏是排水最主要的器官，一般成年人每日排尿量在 1000～2000ml，平均约 1500ml，由肺呼吸蒸发的水量约 350ml，皮肤蒸发的水分约 500ml，由消化道随粪便排出的水分约 150ml。

正常人体内的氯和钠主要来自饮食中的氯化钠，在胃肠道被吸收，通过肾脏随尿液排泄。肾排钠的原则是："多吃多排，少吃少排，不吃不排"。食物中的钾也是在消化道被吸收，主要经肾脏随尿排出，其次由粪便排出。肾排钾的原则是："多吃多排，少吃少排，不吃也排"。

调节水与电解质的动态平衡激素为抗利尿激素（ADH）和醛固酮（功能是促进肾排 K^+ 和 H^+，重吸收 Na^+，也增加 Cl^- 和水的重吸收）。

（二）水、电解质平衡紊乱

1. 水平衡紊乱

（1）脱水　脱水是指人体体液丢失造成细胞外液的减少。脱水可分为高渗性脱水（失水多于失钠）、等渗性脱水（水和钠成比例丢失）、低渗性脱水（失钠多于失水）。

（2）水肿　水肿是指体内水分过多而在组织间隙中潴留的病理现象。

（3）水中毒　水中毒是指细胞内液容量增多，渗透压下降的病理现象。

2. 电解质平衡紊乱

（1）钠　正常人氯和钠的摄入主要来自饮食中的氯化钠，每天氯化钠需要量为 4.5～9.0g。Na^+ 主要是通过肾脏随尿液排泄，其次是由皮肤（汗液）和肠道（粪便）排泄。Na^+ 是细胞外液主要的阳离子，血清钠的正常浓度为 135.0～145.0mmol/L。

血清钠浓度大于 145.0mmol/L 时称为高钠血症，多见于失水多于失钠，如尿崩症、水样泻、换气过度、大汗及糖尿病等。

血清钠浓度小于 135.0mmol/L 时称为低钠血症，多见于水增多，如肾上腺功能低下、肾素生成过多、肾衰竭、抗利尿素分泌过多等。另外，腹泻、出血、肠瘘、呕吐、烧伤及大量出汗等只单纯补水也会导致低钠血症。

（2）钾　正常人钾来源于水果、蔬菜、肉类等食物，主要通过肾脏随尿液排泄，K^+ 主要分布于细胞内液（约 98％），正常浓度为 3.5～5.5mmol/L。

血清钾浓度大于 5.5mmol/L 时称为高钾血症，常见于输入钾过多、钾排泄障碍，如酸中毒及细胞内钾向细胞外转移（如大面积烧伤、挤压伤及酸中毒等）。高钾血症患者可出现震颤、肌肉酸痛、软弱等肌肉症状，会出现心动过缓、心室纤颤，严重时会使心脏停搏于舒张期。

血清钾浓度小于 3.5mmol/L 时称为低钾血症，多见于钾输入不足、钾排泄过多，如严重腹泻或呕吐或长期使用肾上腺糖皮质激素、细胞外钾向细胞内转移（如碱中毒或输入大量葡萄糖等）。低钾血症的患者可出现肌无力、腱反射减弱现象，严重时出现精神异常、心率增快、昏迷、心力衰竭、恶心、呕吐、腹胀等病症。长期不能进食，需及时静脉补充钾。

（3）氯　Cl^-是细胞外液主要的阴离子，主要通过肾脏随尿液排泄。其变化与Na^+的变化一致，但与HCO_3^-呈相反关系。血清氯浓度为$96\sim108mmol/L$。血清氯增高常见于高钠血症、生理盐水注射过多等；血清氯降低多见于氯化钠摄入不足或丢失增加。

（三）钾、钠、氯测定及方法学评价

1. 样品的采集和处理

血清、肝素锂抗凝血浆、汗液、粪便、尿液及胃肠液均可作为测定钠、钾样品。

钾测定结果明显受溶血的干扰，因为红细胞中的钾比血浆钾高二十几倍，故样品要严格防止溶血。血浆钾比血清钾低$0.1\sim0.2mmol/L$。全血未及时分离或冷藏均可使血钾上升。

2. 方法学

钾、钠的测定方法有火焰光度法、离子选择电极法、化学测定法和酶法。

氯的测定方法有离子选择电极法、分光光度法、滴定法和库仑电量分析法。

（1）火焰光度法　Na^+、K^+测定可采用火焰光度法。

原理：火焰光度法是一种发射光谱分析法，利用火焰中激发态原子回降至基态时发射的光谱强度进行含量分析。

该法可检测血清、尿液、脑脊液及胸腔积液、腹腔积液的Na^+和K^+，属于经典的标准参考法。

该法的优点是结果准确可靠，广为临床采用，通常采用的定量方法有标准曲线法、标准加入法和内标准法（锂内标）。

（2）汞滴定法　此法是最早用于Cl^-测定的方法之一。此法是用标准硝酸汞溶液滴定血清或尿液中的Cl^-，Cl^-与Hg^{2+}结合生成可溶性但不解离的氯化汞，当滴定到达终点时，标本中全部Cl^-与Hg^{2+}结合，过量的Hg^{2+}与指示剂作用生成紫红色物质。根据硝酸汞的消耗量可以计算出氯化物的浓度。

（3）离子选择电极法　离子选择电极法简称为ISE法。Na^+、K^+、Cl^-测定均可采用ISE法。

原理：离子选择电极是一种电化学传感器，其结构中有一个对特定离子具有选择性响应的敏感膜，将离子活度转换成电位信号，在一定范围内，其电位与溶液中特定离子活度的对数呈线性关系，通过与已知离子浓度的溶液比较可求得未知溶液的离子活度。

优点：ISE法具有标本用量少，快速准确，操作简便等优点，是目前所有方法中最为简便准确的方法。

缺点：ISE法中的电极具有一定寿命，使用一段时间后会老化。

（4）酶法　酶法测定钠、钾、氯的原理如下。

酶法测钠的原理：利用钠依赖的β-半乳糖苷酶催化人工底物邻硝基酚β-D-吡喃半乳糖苷（ONPG），分解释放出有色产物邻硝基酚，在波长420nm处测吸光度值变化。

酶法测钾的原理：利用丙酮酸激酶和乳酸脱氢酶的催化作用，催化磷酸烯醇式丙酮酸转变为乳酸，同时伴有 NADH 的消耗，在波长 340nm 处测 NADH 的吸光度值下降。

酶法测氯的原理：利用氯使 α-淀粉酶与 Ca^{2+} 结合变成有活性的形式，然后与 α-葡萄糖苷酶和 β-葡萄糖苷酶共同催化人工合成底物 2-氯-4-硝基苯酚-β-D-麦芽庚糖苷（CNP-G7），使其水解产生 2-氯-4-硝基苯酚，此产物在波长 405nm 处有最大吸收，血氯浓度与 α-淀粉酶活性成正比，同时与 2-氯-4-硝基苯酚的生成量成正比。

酶法的优点是不需要特殊仪器，缺点是价格较贵。

二、血气及酸碱平衡紊乱理论、检查指标、参考值及临床意义

（一）血液气体运输与血液 pH 值

血液气体（简称为血气），是指血液中所存在的气体而言。人类在呼吸空气的情况下，血液中所含气体的成分有 O_2、CO_2、NO 及稀有气体等，但血气就生理学意义而论，主要指与物质代谢和气体交换有关的 O_2、CO_2 两种气体。

血气分析是了解人体内环境的重要方法之一，主要通过测定血液的 pH 值、PO_2、PCO_2 和碳酸氢盐（HCO_3^-）等几个分析指标来评价心肺功能状况和酸碱平衡状态。

1. 血液 pH 值

血液是一种缓冲液，它的 pH 值根据 H-H 方程，即 $pH=pKa+\log([HCO_3^-]/[H_2CO_3])$，计算可得。

机体主要通过调节 HCO_3^- 与 H_2CO_3 的比值以维持人体内环境的酸碱平衡。

机体通过血液中的缓冲体系、细胞内外的离子交换、肺的呼吸及肾脏的排酸保碱功能等多种调节机制对酸碱平衡进行调节，使血液 pH 值稳定在 7.35～7.45。

2. 血液 O_2 的运输与 HbO_2 解离曲线

（1）氧的运输　氧的运输有两种方式：①97％～98％与 Hb 结合成氧合血红蛋白（HbO_2）的形式存在；②极少量以物理溶解形式在血液中存在。

O_2 在运输过程中，有赖于 Hb 载体对 O_2 和 CO_2 亲和力的改变，当 PO_2 升高时，O_2 与 Hb 结合，而 PO_2 降低时，O_2 与 Hb 解离。

肺部 PO_2（13.3kPa）高，Hb 与 O_2 结合而释放 CO_2；相反，组织中 PCO_2 高，PO_2（2.66～7.32kPa）低，O_2 从 HbO_2 中释放到组织细胞供利用。

（2）氧解离曲线　①氧容量：血液中所含的 O_2 总量。②氧结合量：与 Hb 结合的 O_2 取决于 Hb 量的多少。③血氧饱和度：血液中 HbO_2 量与 Hb 总量（包括 Hb 和 HbO_2）之比。④P_{50}：血氧饱和度达到 50％时相应的 PO_2，表明 Hb 对 O_2 亲和力大小或对 O_2 较敏感的氧解离曲线的位置。P_{50} 正常参考值为 3.52kPa。

（3）影响氧运输的主要因素　①pH 值：pH 值降低时，氧解离曲线右移，释放氧增加；pH 值上升时，曲线左移。这种因 pH 值改变而影响 Hb 携氧能力的现象称为 Bohr 效应。②温度：温度降低，氧解离曲线左移；温度上升，曲线右移，释放氧增加。③2,3-二磷酸甘油酸（2,3-DPG）：2,3-DPG 是红细胞糖酵解旁路的产物，其水平直接导致 Hb 构象的变化，从而影响 Hb 对 O_2 亲和性。

3. CO_2 的运输

CO_2 有 3 种运输方式。①物理溶解：占 8.8%。②与 HCO_3^- 结合：占 78% 左右。③与 Hb 结合成氨基甲酸血红蛋白（$Hb-NHCOO^-$）：占 13%～15%。

（二）血气分析各种试验指标的定义及其临床意义

1. 酸碱度及氢离子活度（pH 及[H^+]）

血液 pH 值代表血液的酸碱度，即 $pH=-lg[H^+]$。

正常人动脉血 pH 值的参考值为 7.35～7.45。pH 值<7.35 为酸中毒，pH 值>7.45 为碱中毒。

血液 pH 值的相对恒定取决于 HCO_3^-/H_2CO_3 缓冲系统，此系统的比值为 20:1。

pH 值异常只能说明有酸血症或碱血症，不能判断是呼吸性或代谢性的，pH 值正常不能排除酸碱平衡紊乱。

2. 二氧化碳总量

二氧化碳总量（TCO_2）是指血浆中各种形式的 CO_2 的总和，包括 HCO_3^-（95%）、少量物理溶解的 CO_2 及极少量的其他形式存在的 CO_2。

TCO_2 的参考值为 24～32mmol/L，平均值为 28mmol/L。（动脉全血中）

$TCO_2=[HCO_3^-]+PCO_2\times0.03$ mmol/L。

TCO_2 是代谢性酸碱中毒的指标之一，代谢性酸中毒时降低，代谢性碱中毒时升高。

3. 碳酸氢盐

碳酸氢盐是体内碱储备的主要成分，对酸有较强的缓冲能力，其变化直接影响 pH 值，是判断酸碱平衡的主要参考依据。

（1）类型　根据需要有两种可供选用指标。①AB（实际碳酸氢盐，actual bicarbonate）：指血中 HCO_3^- 真实含量。其变化易受呼吸因素（PCO_2）影响，与 SB 结合起来更有意义。②SB（标准碳酸氢盐，standard bicarbonate）：标准状态下的 HCO_3^- 浓度。标准状态是指温度 37℃，Hb 的氧饱和度为 100%，PCO_2 5.3kPa 的条件下测出的浓度。SB 不受呼吸因素的影响，代表血液中 HCO_3^- 的储备量，数值的增减反映代谢因素的变化。

（2）参考值　AB：22～27mmol/L；SB：22～27mmol/L。儿童略低。

（3）一般认为　①AB=SB=正常，为正常酸碱平衡状态；②AB=SB<22mmol/L，为失代偿性代谢性酸中毒；③AB=SB>27mmol/L，为失代偿性代谢性碱中毒；④AB>SB，为呼吸性酸中毒或代谢性碱中毒；⑤AB<SB，为呼吸性碱中毒或代谢性酸中毒。

正常人 AB 约等于 SB，二者间的差别就是呼吸对 HCO_3^- 的直接影响，若 AB>SB，则提示有 CO_2 的蓄积（多见于通气不足）；若 AB<SB，则提示 CO_2 排出过多（多见于过度通气）。

4. 缓冲总碱

缓冲总碱（buffer base，BB）指全血中所有能起缓冲作用的阴离子的总和。

（1）参考值　缓冲总碱的参考值为 45～54mmol/L（全血）。

(2)意义 缓冲总碱的意义与 HCO_3^- 类同，但不完全等同。BB 降低为代谢性酸中毒或呼吸性碱中毒；BB 增高为代谢性碱中毒或呼吸性酸中毒；BB 降低而 AB(HCO_3^-)正常时提示 Hb 或血浆蛋白质含量降低。

5. 碱剩余

碱剩余(BE)指标准状态(37℃、PCO_2 为 40mmHg、Hb 的氧饱和度为 100％)下将 1L 血液滴定至 pH 值为 7.4 时所需的酸量或碱量的毫摩尔数。

血液为碱性，用酸滴定，其值为正，称为碱剩余；血液为酸性，用碱滴定，其值为负，称为碱不足。

(1)参考值 碱剩余的参考值为 ±3mmol/L(新生儿为 −10～−2mmol/L；婴儿为 −7～−1mmol/L；儿童为 −4～+2mmol/L)。

(2)意义 碱剩余正值增大，碱中毒，主要是代谢性碱中毒；负值增大，酸中毒，主要是代谢性酸中毒。

6. 动脉血二氧化碳分压及碳酸

动脉血二氧化碳分压(PCO_2)，也称之为呼吸性因子，是血液中溶解的 CO_2 产生的压力，是呼吸性酸中毒、呼吸性碱中毒中具有决定性的重要指标，是衡量肺泡通气情况的指标。

通气量增加，CO_2 排出增加，PCO_2 下降；通气量减少，CO_2 排出也减少，PCO_2 上升。

(1)参考值 成年人 PCO_2：35～45mmHg(4.66～5.99kPa)。

(2)临床意义 ①PCO_2＞45mmHg：为高碳酸血症，常见于慢性支气管炎、肺气肿、肺心病等，由于肺通气量减少，造成呼吸性酸中毒。PCO_2＞50mmHg(6.65kPa)为呼吸衰竭；70～80mmHg(9.31～10.64kPa)引起肺性脑病。②PCO_2＜35mmHg：为低碳酸血症，常见于通气过度造成的呼吸性碱中毒。

代谢性酸中毒、代谢性碱中毒，PCO_2 变化不明显，但由于代偿可发生变化。

代谢性酸中毒时→碳酸盐消耗→为了维持碳酸盐/碳酸 20：1 的比值→代偿性的呼吸加深、加快→CO_2 呼出增多→继发性低碳酸血症。反之，代谢性碱中毒时，则可出现继发性高碳酸血症。

7. 动脉血氧分压

(1)参考值 正常人动脉血氧分压(PO_2)的正常参考值是 75～100mmHg。静脉血氧分压(PO_2)的正常参考值是 35～40mmHg。

(2)意义 PO_2 反映心肺功能和缺氧程度，是缺氧的敏感指标。PO_2 减低见于肺部疾病，如慢性支气管炎、肺气肿、肺心病。PO_2＜55mmHg(7.32kPa)提示呼吸功能衰竭，而 PO_2＜30mmHg(4kPa)有生命危险。

8. 动脉血氧饱和度

动脉血氧饱和度(SaO_2)＝氧含量(血中实际所含溶解氧与化合氧之和)/氧容量(空气与血充分接触使血氧饱和后其所能溶解与化合的氧之和)。

(1)参考值 SaO_2：95％～98％；SvO_2：60％～85％。

（2）意义　SaO_2 反映 Hb 结合 O_2 的能力，主要取决于 PO_2。SaO_2 受 Hb 质和量的影响，$<90\%$ 表示呼吸衰竭，$<80\%$ 表示严重缺氧，贫血时 SaO_2 正常不表示不缺氧。

（三）酸碱平衡紊乱分类及如何根据试验结果进行判断

1. 人体酸碱平衡的维持

人体酸碱平衡的维持主要依赖于 3 个方面。

（1）体液缓冲系统　体液缓冲系统是由弱酸及其强碱盐（缓冲对）组成。人体血液缓冲系统以 H_2CO_3 与 HCO_3^- 最为重要，作用最直接最快，起第一线作用，但维持短暂。

（2）肺的呼吸　肺通过呼出 CO_2 调节 PCO_2，即调节 $[H_2CO_3]$。

（3）肾的调节　通过 $H^+ - Na^+$ 交换、HCO_3^- 的重吸收、分泌 NH_3 与 H^+ 结合成 NH_4^+ 排出、尿的酸化而排出 H^+ 来调节。血浆的 $[HCO_3^-]/[H_2CO_3]<20:1$，pH 值 <7.35 称为酸中毒。血浆的 $[HCO_3^-]/[H_2CO_3]>20:1$，pH 值 >7.45 称为碱中毒。

2. 酸中毒

（1）代谢性酸中毒　$[HCO_3^-]$ 原发性下降。①原因：酸性代谢产物如乳酸、酮体等产物增加；酸性物质排出障碍，如肾功能不全，尿液酸化不够；碱丢失过多，如腹泻或重吸收 HCO_3^- 障碍。②代偿性代谢性酸中毒：血液中 $[H^+]$ 升高，刺激呼吸中枢兴奋性增强，呼吸加深、加快，CO_2 排出量增多，血液 H_2CO_3 含量继发性降低；同时肾排酸保碱（$Na^+ - H^+$ 交换增加），增加 HCO_3^- 的重吸收。结果为低水平，保持 $[HCO_3^-]\downarrow/[H_2CO_3]\downarrow$，仍然维持 $20:1$，pH 值仍在正常范围。③失代偿性代谢性酸中毒：如果酸性产物继续增加，并超过肺和肾的调节能力，血浆 pH 值下降至 7.35 以下，称为失代偿性代谢性酸中毒。

（2）呼吸性酸中毒　$[H_2CO_3]$ 原发性升高。①原因：肺部病变，使 CO_2 蓄积于体内，PCO_2 升高，H_2CO_3 浓度增加，严重时 pH 值 <7.35，称为呼吸性酸中毒。②代偿性呼吸性酸中毒：主要依赖于肾脏调节，排 H^+ 保 Na^+ 作用加强，$NaHCO_3$ 重吸收加强，使血中 $[NaHCO_3]$ 有一定程度的升高，有可能使 pH 值恢复至正常，仅 PCO_2 和 TCO_2 升高，此时称为代偿性呼吸性酸中毒。③失代偿性呼吸性酸中毒：如病情继续发展严重，$[H_2CO_3]$ 增加，血中 PCO_2、TCO_2、H_2CO_3 增加，经过代偿虽然 $[HCO_3^-]$ 也在增加，但 $[H_2CO_3]$ 增加速度高于 $[HCO_3^-]$ 的增长，使血液 pH 值 <7.35，称为失代偿性呼吸性酸中毒。

呼吸性酸中毒患者血生化指标的特点：血 $[H_2CO_3]$ 是升高而不是降低的。

3. 碱中毒

（1）代谢性碱中毒　$[HCO_3^-]$ 原发性升高。①原因：呕吐使酸性胃液大量丢失，肠液的 HCO_3^- 重吸收增多；低钾低氯血症，使红细胞和肾小管上皮细胞内 HCO_3^- 进入血浆增多，又由于排 K^+ 保 Na^+ 减弱，排 H^+ 保 Na^+ 加强，从而由肾重吸收入血的 $NaHCO_3$ 增多，导致碱中毒；输入碱性药物过多。②血液生化指标：pH 值 >7.45，SB 明显升高，TCO_2 显著增加，BE 往正值加大；PCO_2 高，Cl^- 和 K^+ 减少。

由于酸排出减少，$NaHCO_3$ 排出增多，尿为碱性，尿 NH_3 也减少。当 K^+ 缺乏时，$H^+ - Na^+$ 交换加强，则有反向酸性尿。

(2)呼吸性碱中毒　$[H_2CO_3]$原发性下降。①原因：由于过度换气，CO_2排出过多；使血浆 PCO_2 降低，血浆$[HCO_3^-]/[H_2CO_3]>20:1$，pH 值有升高的趋势，这一现象即为呼吸性碱中毒。②代偿性呼吸性碱中毒：由于$[H_2CO_3]$原发性降低，CO_2 呼出过多，血浆 PCO_2 降低，而 pH 值升高，刺激呼吸变浅变慢；同时肾小管上皮细胞 H^+-Na^+ 交换减慢，肾泌 H^+、泌 NH_3 作用减弱，$[HCO_3^-]$重吸收减少，排出增多，血浆 $NaHCO_3$ 浓度继发性降低。$[HCO_3^-]/[H_2CO_3]$仍然维持 $20:1$，血液 pH 值依然维持在正常范围之内，则称为代偿性呼吸性碱中毒。③失代偿性呼吸性碱中毒：如果呼吸仍处于过度换气，CO_2 排出过多，PCO_2 降低，血浆$[HCO_3^-]$无法与 PCO_2 降低相平衡，超过肾脏的代偿能力，此时 pH 值>7.45 为失代偿性。

呼吸性碱中毒血液生化指标：血浆 pH 值>7.45，PCO_2 明显降低，TCO_2 减少，Cl^- 增高，K^+ 轻度降低，$[AG]$轻度增高。

4. 混合性酸碱平衡紊乱

混合性酸碱平衡紊乱的形成原因：①随着病情的进展，病情复杂化：如呼吸衰竭患者 CO_2 升高发生呼吸性酸中毒，又可因缺 O_2 导致糖代谢障碍，血乳酸升高，发生代谢性酸中毒。②治疗过程中用药引起：如肺心病、心力衰竭、水肿用利尿剂，引起低钾低氯血症，在原来呼吸性酸中毒的基础上又发生低钾低氯碱中毒。

5. 酸碱平衡紊乱的判断方法

酸碱平衡紊乱的判断用血气分析仪检测。根据电解质的检查结果常做如下判断。

(1)$[AG]>16mmol/L$ 常常有代谢性酸中毒。

(2)$[AG]$若正常，应看是否有血清氯的增加，以判断有无代谢性酸中毒。

(3)代谢性酸中毒常伴高血钾，代谢性碱中毒常伴低血钾。

(4)高血氯可能有代谢性酸中毒，低血氯可能有代谢性碱中毒。

三、血气分析技术

(一)仪器原理

测定血气的仪器主要由专门的气敏电极分别测出 O_2、CO_2 和 pH 值 3 个数据，并推算出一系列参数。其结构组成基本一致，一般包括电极(pH、PO_2、PCO_2)、进样室、CO_2 空气混合器、放大器元件、数字运算显示器和打印机等部件。

(二)标本采集和运送

1. 采血部位

最佳标本是动脉血，常取部位有肱动脉、股动脉、前臂动脉等。

2. 抗凝剂的选择

因需测定全血血气，所以必须抗凝，一般用肝素抗凝(最适用肝素锂，浓度为$500\sim1000U/ml$)。

3. 注意事项

要防止血标本与空气接触，应处于隔绝空气的状态。

4. 标本放置时间

标本宜在 30min 之内检测。如 30min 内不能检测，应将标本置于冰水中保存，最多不超过 2h。

5. 避免误差

采血前应让患者在安静舒适状态，避免非静息状态造成的误差。

归 纳 总 结

1. 细胞外液中阳离子以 Na^+ 为主，阴离子以 Cl^- 和 HCO_3^- 为主；细胞内液中的阳离子以 K^+ 为主，阴离子则以 HPO_4^{2-} 和蛋白质阴离子为主。

2. 肾排钠的原则是："多吃多排，少吃少排，不吃不排"。肾排钾的原则是："多吃多排，少吃少排，不吃也排"。醛固酮的功能是促进肾排 K^+ 和 H^+，重吸收 Na^+、Cl^- 和水。

3. 脱水分为高渗性脱水（失水多于失钠）、等渗性脱水（水和钠成比例丢失）、低渗性脱水（失钠多于失水）。

4. 血清钠的正常浓度为 135.0～145.0mmol/L。

5. 血清钾的正常浓度为 3.5～5.5mmol/L。严重高钾血症患者可出现心脏停搏；严重低钾血症时患者可出现肌无力、心率增快、昏迷、心力衰竭。长期禁食需及时补钾。血清钠和血清钾的首选检测方法是离子选择电极法（ISE 法）。

6. 血清氯浓度为 96～108mmol/L。

7. 正常人动脉血 pH 值的参考值为 7.35～7.45。血液 pH 值的相对恒定取决于 HCO_3^-/H_2CO_3 缓冲系统，此系统的正常比值为 20：1。通常采用动脉血或动脉化毛细血管血测定，密封采血。红细胞主要通过血红蛋白缓冲体系起作用。

8. 酸碱平衡紊乱类型的判断原则是：代谢性酸中毒是血浆中 $[NaHCO_3]$ 的原发性下降；代谢性碱中毒是血浆中 $[NaHCO_3]$ 原发性升高；呼吸性酸中毒是血浆中原发性 $[H_2CO_3]$ 升高；呼吸性碱中毒是血浆中原发性 $[H_2CO_3]$ 降低。

9. PCO_2 是反映呼吸性酸中毒、呼吸性碱中毒的主要指标。

10. SB 是反映代谢性酸中毒、代谢性碱中毒的可靠指标。SB 升高表示代谢性碱中毒；SB 降低表示代谢性酸中毒。

11. 碱剩余是诊断代谢性酸中毒、代谢性碱中毒的指标。

12. 阴离子间隙（AG）为血清测定阳离子总数和阴离子总数之差。AG 增高为代谢性酸中毒。

相 关 习 题

1. 血浆 pH 值主要取决于下列哪种缓冲对
   A. $KHCO_3/H_2CO_3$
   B. $NaHCO_3/H_2CO_3$
   C. K_2HPO_4/KH_2PO_4
   D. Na_2HPO_4/NaH_2PO_4
   E. $Na_2CO_3/NaHCO_3$

2. 以下哪种情况不会出现代谢性酸中毒
   A. 肾小管性酸中毒
   B. 急性肾衰竭
   C. 慢性肾衰竭
   D. 糖尿病
   E. 胃大部切除术后

3. 下列何种情况不会出现代谢性酸中毒
   A. 高热
   B. 休克
   C. 长期不进食
   D. 持续大量呕吐
   E. 急性肾衰竭

4. 下列哪项不是典型的艾迪生病患者实验室检查所见
   A. ACTH 升高
   B. 血浆皮质醇降低
   C. 血钠降低
   D. 血钾降低
   E. 血糖降低

5. 以下不属于血清氯化物测定方法的是
   A. 荧光法
   B. 滴定法
   C. 比色法
   D. 电量分析法
   E. 离子选择电极法

6. 下列哪个是挥发酸
   A. 碳酸
   B. β-羟丁酸
   C. 乙酰乙酸
   D. 乳酸
   E. 尿酸

7. 分泌 HCO_3^- 的是
   A. 壁细胞
   B. 主细胞
   C. 黏液细胞
   D. 胃幽门黏膜 G 细胞
   E. 胃黏膜表面上皮细胞

8. 代谢性酸中毒过度通气可产生
   A. 水肿
   B. 水中毒
   C. 低渗性脱水
   D. 等渗性脱水
   E. 高渗性脱水

9. 上述哪项符合呼吸性碱中毒合并代谢性碱中毒
   A. 低 PCO_2，低 HCO_3^-
   B. 高 PCO_2，高 HCO_3^-
   C. 低 PCO_2，高 HCO_3^-
   D. 高 PCO_2，低 HCO_3^-
   E. 高 PCO_2，高 HCO_3^-，[AG] > 16mmol/L

10. 动脉血 [HCO_3^-] 的参考值是
    A. 14～22mmol/L
    B. 21～31mg/L
    C. 22～27mmol/L
    D. 30～40mg/L
    E. 30～40mmol/L

11. 实际碳酸氢盐＞标准碳酸氢盐，提示为
    A. 代谢性酸中毒
    B. 呼吸性酸中毒
    C. 呼吸性碱中毒
    D. 代谢性碱中毒
    E. 无酸碱平衡紊乱

12. 血气分析仪的 CO_2 电极属于
    A. 酶电极
    B. 玻璃电极
    C. 气敏电极
    D. 甘汞电极
    E. 金属电极

13. 用离子选择电极法测定血电解质，可用下列哪种抗凝剂
    A. $EDTA-Na_2$
    B. $EDTA-K_2$
    C. 肝素锂
    D. 肝素钠
    E. 肝素钾

14. 离子选择电极法目前最多用于检测下列选项中的
    A. ALT
    B. AST
    C. K^+
    D. Glu
    E. BUN

15. P_{50} 是
    A. 血氧饱和度达到 50% 时相应的 PCO_2
    B. 血氧饱和度达到 50% 时相应的 PO_2
    C. 血氧饱和度达到 100% 时相应的 PCO_2
    D. 血氧饱和度达到 30% 时相应的 PCO_2
    E. 血氧饱和度达到 60% 时相应的 PO_2

16. 失代偿性代谢性酸中毒，血气结果是
    A. AB↓，pH 值↑
    B. AB↓，pH 值不变
    C. AB↑，pH 值↑
    D. AB↓，pH 值↓
    E. AB↑，pH 值↓

17. 正常人在饭后血中出现 $NaHCO_3$ 暂时性增多的现象称为
    A. 碱潮
    B. 代偿性代谢性碱中毒
    C. 失偿性代谢性碱中毒
    D. 呼吸性碱中毒
    E. 呼吸性酸中毒

18. AG 升高多见于
    A. 代谢性酸中毒
    B. 代谢性碱中毒
    C. 呼吸性酸中毒
    D. 呼吸性碱中毒
    E. 低钾血症

19. 代谢性酸中毒时
    A. $[NaHCO_3]/[H_2CO_3]<20:1$，原发性 H_2CO_3↑
    B. $[NaHCO_3]/[H_2CO_3]<20:1$，原发性 $NaHCO_3$↓
    C. $[NaHCO_3]/[H_2CO_3]>20:1$，原发性 H_2CO_3↑
    D. $[NaHCO_3]/[H_2CO_3]>20:1$，原发性 $NaHCO_3$↓
    E. $[NaHCO_3]/[H_2CO_3]>20:1$，继发性 $NaHCO_3$↓

20. 血气是指血液中存在的
    A. 氧气
    B. 所有气体
    C. 二氧化碳
    D. 氮气

E. 稀有气体

21. 一患者大面积烧伤，可引起
    A. 血中[H^+]↑
    B. 血中[K^+]↑
    C. 血中[K^+]↓
    D. [H^+]↓
    E. [Ca^{2+}]↑

22. 一般不会引起代谢性酸中毒的情况是
    A. 肾衰竭
    B. 哮喘
    C. 糖尿病酮症酸中毒
    D. 严重腹泻
    E. 严重呕吐

23. 某患者急诊入院，呕吐、腹痛 2d，困倦感，呼吸深快并有特殊气味。对该患者最可能的诊断是
    A. 乳酸酸中毒
    B. 呼吸性酸中毒
    C. 酮症酸中毒
    D. 呼吸性碱中毒
    E. 代谢性碱中毒

24. 10% 的钠离子存在于
    A. 细胞内液
    B. 骨髓
    C. 肝脏
    D. 血浆
    E. 细胞外液

25. 血气分析指标中反映代谢性酸碱平衡紊乱的指标是
    A. pH 值
    B. PCO_2
    C. [HCO_3^-]
    D. PO_2
    E. TCO_2

26. 失代偿性呼吸性酸中毒时，下列叙述正确的是
    A. [$NaHCO_3$]/[H_2CO_3]＜20：1，原发性[H_2CO_3]↑
    B. [$NaHCO_3$]/[H_2CO_3]＜20：1，原发性[$NaHCO_3$]↓
    C. [$NaHCO_3$]/[H_2CO_3]＞20：1，原发性[H_2CO_3]↑
    D. [$NaHCO_3$]/[H_2CO_3]＞20：1，原发性[$NaHCO_3$]↓
    E. [$NaHCO_3$]/[H_2CO_3]＞20：1，原发性[$NaHCO_3$]↑

27. AG 的计算公式为
    A. AG =（$Na^+ + Mg^{2+}$）-（$Cl^- + HCO_3^-$）
    B. AG =（$Na^+ + K^+$）-（$Cl^- + HCO_3^-$）
    C. AG =（$Na^+ + Ca^{2+}$）-（$Cl^- + HCO_3^-$）
    D. AG =（$Ca^{2+} + K^+$）-（$Cl^- + HCO_3^-$）
    E. AG =（$Mg^{2+} + K^+$）-（$Cl^- + HCO_3^-$）

28. 判断酸碱平衡的主要参考依据是
    A. 钾离子
    B. 钠离子
    C. 氯离子
    D. 碳酸氢盐
    E. PO_2

29. 血清铁增高见于
    A. 溶血性贫血
    B. 缺铁性贫血
    C. 恶性肿瘤
    D. 急性感染
    E. 慢性感染

30. 失代偿性呼吸性酸中毒时，血气结果可出现
    A. 血浆 pH 值↓，PCO_2↑，[HCO_3^-]↓
    B. 血浆 pH 值↓，PCO_2↓，[HCO_3^-]↑
    C. 血浆 pH 值↓，PCO_2↑，[HCO_3^-]↑

D. 血浆 pH 值↑，PCO_2↑，$[HCO_3^-]$↑

E. 血浆 pH 值↑，PCO_2↑，$[HCO_3^-]$↓

31. 关于血气分析标本的采集，叙述不正确的是

    A. 最佳标本是动脉血

    B. 应处于隔绝空气状态

    C. 宜在 30min 内检测

    D. 如 30min 内不能检测，可放在冰箱中长期保存

    E. 采血前应让患者在安静舒适状态

32. 细胞外液中的主要阳离子是

    A. 钠离子

    B. 镁离子

    C. 钙离子

    D. 钾离子

    E. 氢离子

33. 细胞外液中的主要阴离子是

    A. 氯离子

    B. 碳酸氢根离子

    C. 硫酸根离子

    D. 钾离子

    E. 氢离子

34. 可自由通过细胞膜的物质是

    A. 蛋白质

    B. K^+

    C. Na^+

    D. Ca^{2+}

    E. 肌酐

35. 产生血浆晶体渗透压的物质是

    A. 无机离子

    B. 蛋白质

    C. 脂肪

    D. 酶

    E. 有机大分子

36. 分布在细胞外液的 Na^+ 约占体内 Na^+ 的

    A. 0.4

    B. 0.5

    C. 0.6

    D. 0.7

    E. 0.8

37. 存在于细胞内的体液称为

    A. 体液

    B. 细胞内液

    C. 电解质

    D. 血浆

    E. 组织液

（38～39 题共用题干）

    患者，女，60 岁。慢性支气管炎、肺气肿、肺心病急性发作入院。查体发现，该患者反应迟钝，意识模糊，有肺气肿、肺心病体征，营养不良，呼气明显延长，下肢水肿，两肺散在干、湿啰音。血气结果：pH 值为 7.57，PCO_2 22.5mmHg，$[HCO_3^-]$ 30.3mmol/L，BE—2mmol/L，血清 $[Na^+]$ 100mmol/L、$[K^+]$ 3.7mmol/L，$[Cl^-]$ 72mmol/L。

38. 对该患者可能的临床诊断是

    A. 代谢性酸中毒

    B. 呼吸性碱中毒合并代谢性酸中毒

    C. 呼吸性碱中毒合并代谢性碱中毒

    D. 呼吸性酸中毒合并代谢性酸中毒

    E. 以上均不是

39. 根据酸碱平衡紊乱代偿公式计算 $[HCO_3^-]$ 的代偿范围是

    A. 15～17mmol/L

    B. 18～23mmol/L

    C. 24～27mmol/L

    D. 28～31mmol/L

    E. 大于 31mmol/L

40. 关于 HbO_2 的叙述，不正确的是

    A. Hb 与 O_2 可逆结合的本质及解离

程度主要取决于血液中的 PO_2

B. PO_2 越高，变成 HbO_2 量越少

C. 血液中 HbO_2 量与 Hb 总量之比称为血氧饱和度

D. 当血液 pH 值下降时，氧解离曲线右移，释放氧增加

E. 血氧饱和度达到 50% 时相应的 HbO_2 称为 P_{50}

41. 不影响血红蛋白与氧亲和力的因素为

A. pH 值

B. Hb 量

C. 2，3 - DPG

D. PO_2

E. 温度

42. 关于二氧化碳总量的叙述，错误的是

A. 血浆中各种形式的二氧化碳的总和

B. 包括 HCO_3^-

C. 含物理溶解的二氧化碳

D. 含其他形式存在的二氧化碳

E. 只受呼吸因素的影响

43. 红细胞内浓度远远大于红细胞外浓度的物质为

A. K^+

B. Na^+

C. Cl^-

D. Ca^{2+}

E. HCO_3^-

44. 动脉血氧饱和度的参考值为

A. 90%～95%

B. 95%～98%

C. 85%～95%

D. 85%～90%

E. 90%～100%

（45～47 题共用备选答案）

A. 正常酸碱平衡状态或呼吸性酸

中毒

B. 代谢性酸中毒未代偿或呼吸性碱中毒

C. 代谢性碱中毒未代偿

D. 呼吸性酸中毒或代谢性碱中毒

E. 呼吸性碱中毒或代谢性酸中毒

45. AB＝SB 发生在以上哪种情况

46. AB＞SB 发生在以上哪种情况

47. AB＜SB 发生在以上哪种情况

48. 对维持酸碱平衡有重要作用的物质是

A. 水

B. 尿素

C. HCO_3^-

D. Na^+

E. Mg^{2+}

49. 对维持细胞外液的渗透压起决定性作用的物质是

A. 水

B. 尿素

C. 碳酸氢根离子

D. 钠离子

E. 镁离子

50. 关于高渗性脱水的描述，错误的是

A. 体液电解质浓度增加

B. 细胞外液量减少

C. 尿量增加

D. 细胞内液水向细胞外液转移

E. 口渴

51. 在正常情况下，体液中细胞内液与细胞外液的钠离子浓度分布是

A. 细胞外液等于细胞内液

B. 细胞外液大于细胞内液

C. 细胞外液小于细胞内液

D. 不能确定

E. 以上全对

52. 不能用于 NHHDC 和 DNK 的鉴别的是
    A. 消化系统症状
    B. 血糖
    C. 肌酐
    D. 神经系统症状
    E. 酸中毒

53. 血气分析标本多采用的抗凝剂应为
    A. 肝素
    B. 枸橼酸钠
    C. 氟化钠
    D. 草酸钠
    E. EDTA – Na$_2$

54. 10mmol/L 的氯化钙中氯离子浓度为
    A. 5mmol/L
    B. 10mmol/L
    C. 20mmol/L
    D. 25mmol/L
    E. 30mmol/L

55. 正常脑脊液氯化物浓度与血浆氯化物浓度相比
    A. 较低
    B. 较高
    C. 两者相等
    D. 较血浆低一半
    E. 较血浆高一倍

56. AB＝SB 且二者均＞正常值为
    A. 代谢性酸中毒
    B. 代谢性碱中毒
    C. 呼吸性酸中毒
    D. 呼吸性碱中毒
    E. 无酸碱平衡紊乱

57. 代谢性碱中毒是由于
    A. 血浆 NaHCO$_3$ 含量原发性降低所致
    B. 血浆 NaHCO$_3$ 含量原发性升高所致
    C. 血浆 H$_2$CO$_3$ 含量原发性升高所致
    D. 血浆 H$_2$CO$_3$ 含量原发性下降所致
    E. 血浆 NaHCO$_3$ 和 H$_2$CO$_3$ 同时升高所致

58. 呼吸性酸中毒是由于
    A. 血浆 NaHCO$_3$ 含量原发性降低所致
    B. 血浆 NaHCO$_3$ 含量原发性升高所致
    C. 血浆 H$_2$CO$_3$ 含量原发性升高所致
    D. 血浆 H$_2$CO$_3$ 含量原发性下降所致
    E. 血浆 NaHCO$_3$ 和 H$_2$CO$_3$ 同时升高所致

59. 测定钠、钾的经典标准参考法是
    A. 火焰光度法
    B. 化学测定法
    C. 离子选择电极法
    D. 整合滴定法
    E. 酶法

60. 临床常用的测定血清氯的方法是
    A. 火焰光度法
    B. 化学测定法
    C. 离子选择电极法
    D. 整合滴定法
    E. 酶法

61. 测定钠、钾、氯的最简便准确的方法是
    A. 火焰光度法
    B. 化学测定法
    C. 离子选择电极法
    D. 整合滴定法
    E. 酶法

62. 慢性肺心病患者，男，65 岁。因呼吸困难伴双下肢水肿住院。住院后经抗感染、强心、利尿3d后，双下肢水肿减轻，但出现恶心、烦躁。血气结果：pH 值为 7.41，PCO$_2$ 67mmHg，

〔HCO_3^-〕42mmol/L，血清〔Na^+〕140mmol/L，〔K^+〕2.5mmol/L，〔Cl^-〕90mmol/L。对该患者可能的临床诊断是

A. 代谢性酸中毒

B. 代谢性酸中毒合并呼吸性碱中毒

C. 代谢性碱中毒合并呼吸性酸中毒

D. 呼吸性酸中毒合并代谢性酸中毒

E. 以上均不是

63. 当血清中〔HCO_3^-〕<22mmol/L 时，一般判断应考虑

A. 代谢性碱中毒

B. 代谢性酸中毒

C. 呼吸性碱中毒

D. 呼吸性酸中毒

E. 以上均不是

64. 血清氯在机体的正常参考值为

A. 90～100mmol/L

B. 98～106mmol/L

C. 98～120mmol/L

D. 100～112mmol/L

E. 110～120mmol/L

65. 血液 pH 值和气体分析的标本不能及时测定时，一般需将其保存在有冰块的水中，这是为了达到以下要求中的

A. 防止糖酵解

B. 防止 CO_2 气体丧失

C. 防止溶血

D. 防止血液浓缩

E. 防止 O_2 气体丧失

66. 血气分析时，标本的采集处理中，错误的做法是

A. 采集动脉血或动脉化毛细血管血

B. 以肝素抗凝

C. 立即分析

D. 不许与空气隔绝

E. 测定前将血液混匀

67. 临床实验室中常被用于多种体液（血、尿、唾液、脑脊液等）中 Ca^{2+}、K^+、Na^+、Cl^- 和 HCO_3^- 等离子测定的方法是

A. 电泳法

B. 离子选择电极法

C. 凝胶层析法

D. 离心法

E. 原子吸收分光光度法

68. 高渗性脱水引起

A. 血浆容量减少，组织间液容量减少，细胞内液容量减少

B. 血浆容量减少，组织间液容量减少，细胞内液容量增多

C. 血浆容量减少，组织间液容量正常，细胞内液容量减少

D. 血浆容量正常，组织间液容量减少，细胞内液容量减少

E. 血浆容量减少，组织间液容量减少，细胞内液容量正常

69. 正常人每 100ml 血浆中，钙、磷浓度的乘积是

A. 40～50

B. 45～50

C. 30～35

D. 35～40

E. 25～35

70. 血浆 H_2CO_3 浓度（PCO_2）原发性下降而导致 pH 值升高的是

A. 代谢性碱中毒

B. 呼吸性碱中毒

C. 代谢性酸中毒

D. 呼吸性酸中毒

E. 代谢性碱中毒合并呼吸性酸中毒

71. 对于下列物质的测定，离子选择电极法临床常用于

A. K^+、Na^+、Cl^-

B. ALT、AST、总胆红素

C. 肌酐、尿素

D. 胆固醇、甘油三酯

E. 脂肪酶、淀粉酶

72. 固定酸(如乳酸、酮酸等)产生过多可引起

A. 代谢性碱中毒

B. 呼吸性碱中毒

C. 代谢性酸中毒

D. 呼吸性酸中毒

E. 代谢性碱中毒合并呼吸性酸中毒

73. 以下关于醛固酮的描述，正确的是

A. 由肾上腺皮质束状带分泌

B. 属糖皮质激素

C. 排钠

D. 保钾

E. 血钠、血钾是影响其释放的主要因素

74. 低血钾的阈值(mmol/L)是

A. 2.5

B. 3.5

C. 4.5

D. 5.5

E. 6.5

75. 下列哪一种成分的测定受标本溶血影响最大

A. 钾离子

B. 钠离子

C. 钙离子

D. 葡萄糖

E. 白蛋白

76. 在骨骼肌兴奋-收缩偶联中起关键作用的离子是

A. Na^+

B. K^+

C. Ca^{2+}

D. Mg^{2+}

E. Fe^{2+}

77. 低血钠是指血钠低于

A. 100mmol/L

B. 110mmol/L

C. 120mmol/L

D. 130mmol/L

E. 140mmol/L

78. 钠电极属于

A. 晶体电极

B. 玻璃电极

C. 膜电极

D. 气敏电极

E. 酶电极

79. 严重腹泻可引起

A. 低血钾

B. 血 pH 值升高

C. 血[HCO_3^-]升高

D. 代谢性碱中毒

E. 血浆渗透压降低

80. 细胞内、外液渗透压主要靠哪一种物质移动来维持

A. Na^+

B. K^+

C. 葡萄糖

D. 蛋白质

E. 水

81. 关于人体水含量和分布，正确的叙述是

A. 人体内含水量与年龄无关

B. 人体内含水量与性别无关

C. 脂肪组织中含水量最少

D. 细胞外液占总体水的 2/3

E. 细胞内液占总体水的 1/3

82. 下列不会出现低钾血症的是

A. 慢性消耗性疾病，进食不足，肾排出正常

B. 呕吐、腹泻

C. 醛固酮增多症

D. 葡萄糖加胰岛素，静脉滴注

E. 代谢性酸中毒

83. 关于钾的叙述，不正确的是

    A. 钾离子主要分布在细胞内液，只有 2% 在细胞外液

    B. 血浆钾浓度要比血清钾浓度高约 0.5mmol/L

    C. 细胞内、外液中钾的浓度巨大差别主要依赖细胞膜上的钠钾泵作用

    D. 血清钾并不能准确反映体内总钾量

    E. 血清钾浓度高于 5.5mmol/L 时，称为高血钾

84. 体内钾离子的主要排出形式是

    A. 汗液

    B. 尿液

    C. 唾液

    D. 肠液

    E. 淋巴液

85. 40% 的钠离子存在于

    A. 细胞内

    B. 骨骼

    C. 肝脏

    D. 血浆

    E. 细胞外液

86. 下列关于毛细血管膜的叙述，错误的是

    A. 毛细血管膜是半透膜

    B. 允许水、电解质自由通过

    C. 大分子物质如蛋白质不能通过

    D. 血浆晶体渗透压是影响水在血管内外转移的主要因素

    E. 毛细血管通透性的改变也影响水在血管内外转移

87. 水的出入量的调节中枢在

    A. 下丘脑

B. 垂体

C. 肾上腺

D. 肾脏

E. 心脏

88. 10% 的钠离子存在于

    A. 细胞内液

    B. 骨骼

    C. 肝脏

    D. 血浆

    E. 细胞外液

89. 下列选项中，会使细胞内 K^+ 向细胞外转移引起高钾血症的是

    A. 急性肾功能不全

    B. 代谢性酸中毒

    C. 代谢性碱中毒

    D. 严重呕吐、腹泻

    E. 输液

90. 具有中和胃酸作用的物质是

    A. 胰蛋白酶

    B. 糜蛋白酶

    C. 弹性蛋白酶

    D. 碳酸氢盐

    E. 水

91. 某患者血清钾测定为 7.0mmol/L，但临床上并没有高血钾症状，则可能是以下情况，除了

    A. 可能加有不适当的抗凝剂

    B. 血液溶血

    C. 采集的是动脉血

    D. 未分离血清而存放时间过长，标本溶血

    E. 在输液同侧静脉采血

92. 低钾血症的常见病因不包括

    A. 大面积烧伤

    B. 长期进食不足

    C. 钾离子丢失或排出增多

    D. 细胞外钾离子进入细胞内

E. 血浆稀释

93. 血钾测定时样本采集和处理错误的是
    A. 肝素锂抗凝血浆可作为血钾测定的样品
    B. 血清或血浆可冰冻保存
    C. 测定结果明显受溶血的干扰
    D. 全血未及时分离或冷藏均可使血钾降低
    E. 采血前患者肌活动可使血钾上升

考 题 示 例

1. 正常人血液 pH 值为【基础知识】
    A. 7.15～7.25
    B. 7.25～7.35
    C. 7.35～7.45
    D. 7.45～7.55
    E. 7.50～7.55

2. 钠离子、钾离子、氯离子的主要排泄器官是【基础知识】
    A. 皮肤
    B. 肠道
    C. 肝脏
    D. 肾脏
    E. 肺脏

3. 细胞内液的主要阳离子是【基础知识】
    A. 钾离子
    B. 镁离子
    C. 氢离子
    D. 钠离子
    E. 钙离子

4. 溶血样本对检验结果的影响是【专业知识】
    A. 血清钠升高
    B. 血清钾升高
    C. 血清氯升高
    D. 血清钙升高
    E. 血清锌升高

5. 离子选择电极法的特点不包括【专业知识】
    A. 选择性好

B. 灵敏度高
    C. 线形范围宽
    D. 溶血、黄疸的标本不影响测定
    E. 标本可以回收

6. 长时间高温下作业，大量出汗会导致【相关专业知识】
    A. 等渗性脱水
    B. 高渗性脱水
    C. 低渗性脱水
    D. 低钙
    E. 低钠

7. 尿毒症患者出现深大呼吸时，机体酸碱平衡失调的代偿形式是【相关专业知识】
    A. 代谢性酸中毒
    B. 代谢性碱中毒
    C. 呼吸性酸中毒
    D. 呼吸性碱中毒
    E. 呼吸性碱中毒伴代谢性酸中毒

8. 可致细胞内钾离子向细胞外转移引起高钾血症的有【相关专业知识】
    A. 肾上腺皮质功能亢进
    B. 代谢性酸中毒
    C. 代谢性碱中毒
    D. 严重呕吐、腹泻
    E. 出汗

9. 正常人血清钾离子浓度参考值为【专业实践能力】
    A. 1.5～2.5mmol/L

B. 2.5～3.5mmol/L

C. 3.5～5.5mmol/L

D. 5.5～6.5mmol/L

E. 6.5～7.5mmol/L

10. 可引起呼吸性酸中毒的因素是【专业实践能力】

    A. 过度通气

    B. 肺气肿

    C. 呕吐

    D. 食入过量 $NaHCO_3$

    E. 饥饿

11. 细胞外液的主要阳离子是【基础知识】

    A. 钾离子

    B. 钠离子

    C. 钙离子

    D. 镁离子

    E. 铁离子

12. 细胞内、外钾离子浓度梯度的维持依靠【基础知识】

    A. 膜的渗透性

    B. 膜上钠钾泵的主动转运

    C. 离子间的交换

    D. 电荷交换

    E. 离子的浓度差异

13. 某溶液的酸碱度从 pH 值 5.0 降至 pH 值 3.0，问氢离子浓度改变了多少倍【专业知识】

    A. 2 倍

    B. 20 倍

    C. 200 倍

    D. 2000 倍

    E. 100 倍

14. 离子选择电极法测定钾离子时所用的电极属【专业知识】

    A. 玻璃膜电极

    B. 固相膜电极

    C. 液态膜电极

D. 甘汞电极

E. 缬氨霉素膜电极

15. 血气分析仪能直接测定的指标有【专业知识】

    A. pH 值

    B. $[HCO_3^-]$

    C. PCO_2

    D. BE

    E. PO_2

16. 阴离子间隙增高常见于下列哪种情况【相关专业知识】

    A. 呼吸性酸中毒

    B. 呼吸性碱中毒

    C. 代谢性碱中毒

    D. 代谢性酸中毒

    E. 失代偿性呼吸性碱中毒

17. 实际碳酸氢盐（AB）与标准碳酸氢盐（SB）相等，且二者均大于正常值，表明【相关专业知识】

    A. 代谢性酸中毒

    B. 呼吸性酸中毒

    C. 代谢性碱中毒

    D. 呼吸性碱中毒

    E. 无酸碱平衡紊乱

18. 某患者临床症状浅表性呼吸，发绀，动脉血气分析指标为 pH 值 7.28；AB 30mmol/L；SB 20mmol/L；PCO_2 26.1kPa【专业实践能力】

    A. 代偿性呼吸性酸中毒

    B. 失代偿性呼吸性酸中毒

    C. 代偿性代谢性酸中毒

    D. 失代偿性代谢性酸中毒

    E. 失代偿性呼吸性碱中毒

19. pH 计中的电极属于下列中哪一种【专业实践能力】

    A. 晶体电极

    B. 气敏电极

C. 玻璃电极

D. 酶电极

E. 流动载体电极

20. 机体代谢中酸碱平衡作用最强的缓冲系统是【基础知识】

A. 碳酸氢钠/碳酸缓冲系统

B. 磷酸氢盐缓冲系统

C. 血红蛋白及氧合血红蛋白缓冲系统

D. 碳酸氢钾/碳酸缓冲系统

E. 蛋白质缓冲系统

21. 血清钠的参考值是【专业知识】

A. $105\sim125$mmol/L

B. $135\sim145$mmol/L

C. $155\sim165$mmol/L

D. $170\sim180$mmol/L

E. $185\sim195$mmol/L

22. 血气分析时标本的采集处理中，错误的是【专业知识】

A. 采动脉血或动脉化毛细血管血

B. 以肝素抗凝

C. 立即分析

D. 无须与空气隔绝

E. 测定前混匀

23. 钠、钾测定的常规方法是【专业实践能力】

A. 离子选择电极法

B. 原子吸收分光光度法

C. 滴定法

D. 酶法

E. 比浊法

24. 反映机体酸碱平衡的主要指标是【专业知识】

A. Na^+

B. K^+

C. Cl^-

D. HCO_3^-

E. Ca^{2+}

25. 某患者临床表现为周期性深呼吸，疲乏，动脉血气分析指标为：pH 值为 7.36，SB 20mmol/L，AB 20mmol/L，PCO_2 4.0kPa，BE 5mmol/L，可考虑为【专业知识】

A. 代偿性代谢性酸中毒

B. 代偿性呼吸性酸中毒

C. 代偿性呼吸性碱中毒

D. 代偿性代谢性碱中毒

E. 无酸碱平衡紊乱

26. 剧烈运动大量出汗，出现脱水症状，生化检查最易出现的电解质紊乱结果是【专业知识】

A. 血浆[Na^+]155mmol/L

B. 血浆[Na^+]145mmol/L

C. 血浆[Na^+]135mmol/L

D. 血浆[Na^+]130mmol/L

E. 血浆[Na^+]120mmol/L

27. 关于 Na^+ 和 K^+ 的叙述，正确的是【相关专业知识】

A. Na^+ 主要存在于细胞内液

B. K^+ 主要存在于细胞外液

C. K^+ 为细胞外液的主要阳离子

D. Na^+ 为细胞内液的主要阳离子

E. Na^+、K^+ 细胞内外的转运需要消耗能量

28. 对于血气分析无法解释的代谢性酸中毒，可用哪种方法来检测其代谢基础【相关专业知识】

A. 尿微量白蛋白测定

B. 糖化血红蛋白测定

C. 血浆 C 肽和胰岛素水平测定

D. 糖耐量试验

E. 乳酸测定

29. 血气分析直接测定的三项指标是【专业实践能力】

A. PO_2、SaO_2、HCO_3^-

B. PCO_2、SaO_2、pH 值

C. pH 值、PO_2、PCO_2

D. PO_2、PCO_2、HCO_3^-

E. pH 值、PO_2、HCO_3^-

30. 低钾血症诊断的界值是【专业实践能力】

A. 2.5mmol/L

B. 3.5mmol/L

C. 4.5mmol/L

D. 5.5mmol/L

E. 6.5mmol/L

31. 患者，女，56 岁。健康体检时行生化常规检查，各项指标皆正常，但血钾为 22.3mmol/L。最可能造成高血钾的原因是【专业实践能力】

A. 患者有高钾血症历史

B. 患者使用保钾利尿剂

C. 使用了乙二胺四乙酸钾盐抗凝剂

D. 血液采集时未加抗凝剂

E. 患者近期有服用钾盐的病史

32. K^+ 主要存在于【相关专业知识】

A. 细胞外液

B. 细胞内液

C. 平滑肌

D. 骨骼肌

E. 骨骼

33. 血浆 K^+ 浓度会降低的情况是【相关专业知识】

A. 创伤

B. 高烧

C. 严重腹泻

D. 饱餐后

E. 缺氧

34. 脱水的本质，下列哪项是正确的【基础知识】

A. 低钾

B. 低钠

C. 体液丢失

D. 酸中毒

E. 失水

35. 与钠代谢关系最大的激素是【专业知识】

A. 睾酮

B. 胰高血糖

C. 雌激素

D. 醛固酮

E. 皮质醇

36. 下列物质中，在红细胞中的浓度显著高于血清的是【专业知识】

A. 钠离子

B. 钾离子

C. 葡萄糖

D. 尿酸

E. 肌酐

37. 低钾血症较少发生于【专业知识】

A. 长期进食不足

B. 持续胃肠减压

C. 碱中毒

D. 急性肾衰竭

E. 大量输入葡萄糖和胰岛素

38. 血液中含量最多的阳离子是【相关专业知识】

A. Ca^{2+}

B. K^+

C. Mg^{2+}

D. Na^+

E. Zn^{2+}

第七章 钙、磷、镁代谢与微量元素

单元	细目	要点	要求	科目
钙、磷、镁代谢与微量元素	1. 钙、磷、镁代谢	(1)钙、磷、镁的生理功能	掌握	1, 2
		(2)钙、磷、镁代谢及其调节	掌握	1, 2
		(3)钙、磷、镁测定的临床意义及方法评价	熟练掌握	3, 4
	2. 微量元素	(1)微量元素分布及生理功能	熟悉	1, 2
		(2)铁、锌、铜、硒、铬、钴、锰、氟、碘的生理作用与代谢	熟悉	1, 2
		(3)微量元素与疾病的关系	熟悉	3, 4

注：1—基本知识；2—相关专业知识；3—专业知识；4—专业实践能力。

内 容 概 要

一、钙、磷、镁代谢

(一)钙、磷、镁的生理功能

1. 钙的生理功能

钙主要以 Ca^{2+} 的形式在体内发挥作用，主要功能有：①作为凝血因子之一，参与凝血过程；②增强心肌收缩力，降低神经肌肉的兴奋性；③降低毛细血管的通透性，减少渗出；④是许多酶(脂肪酶、ATP 酶等)的激活剂，也是某些酶(维生素 D_3-1α-羟化酶)的抑制剂；⑤激素的"第二信使"。

2. 磷的生理功能

磷的生理功能主要有：①参与体内核酸、核苷酸、磷脂、磷蛋白等重要生物分子的组成；②在物质代谢中参与高能磷酸化合物的合成及多种磷酸化的中间产物的生成；③某些重要酶的共价修饰调节作用是通过其蛋白质的磷酸化和脱磷酸化的方式进行的；④血中磷酸盐(HPO_4^{2-}/$H_2PO_4^-$)是血液缓冲体系的重要组成成分。

3. 镁的生理功能

镁的生理功能主要有：①作为酶的辅因子，是体内约 300 种酶的辅因子；②降低神经肌肉的应激性。

（二）钙、磷、镁代谢及其调节

1. 钙、磷的代谢及调节

（1）钙、磷代谢概况　体内含量最多的无机盐是钙盐和磷盐。正常成年人体内钙总含量为 700～1400g，磷的总含量为 400～800g。钙和磷主要存在于骨骼中。成年人每天钙的需要量为 0.6～1.0g。食物钙主要在小肠上段被主动吸收。影响钙吸收的因素如下。①维生素 D_3：能够促进钙和磷在小肠中的吸收；②钙盐的种类和溶解度：溶解状态的钙容易被吸收；③肠液 pH 值：pH 值下降有利于钙的吸收；④年龄：年龄影响钙的吸收，与钙的吸收成反比。此外，食物中含过多的磷酸盐、草酸盐、植酸均可妨碍钙的吸收。正常人每天对磷的需要量为 1.0～1.5g，约为钙的 1.5 倍。食物中的磷主要在小肠上段被吸收，主要从肾脏随尿液排泄，当肾功能不全时，由于磷的排泄减少，会引起血磷升高。

（2）血钙　正常人血钙浓度为 2.25～2.75mmol/L（9～11mg/dl），主要以离子钙和蛋白结合钙两种形式存在，约各占血钙量的一半。血浆钙分为离子钙与结合钙。结合钙又分为柠檬酸钙与蛋白结合钙，而蛋白结合钙为不可扩散钙，离子钙与柠檬酸钙称为可扩散钙。影响血钙浓度的因素如下。①血液 pH 值：当血液中［H^+］升高时，有利于钙解离，使［Ca^{2+}］升高；当血液中［H^+］下降时，有利于 Ca^{2+} 与血浆蛋白质结合，使［Ca^{2+}］下降。当离子钙的浓度低于 3.5mg/dl（或血浆钙浓度低于 7.0mg/dl）时，患者就出现手足搐搦。②血浆蛋白质的浓度：当血浆蛋白质的浓度显著下降时，蛋白结合钙减少，血浆总钙量下降，但血浆钙离子浓度有时仍可以保持正常，所以患者不会出现手足搐搦。③血磷的浓度：血磷浓度升高可导致血钙浓度降低。

（3）血磷　血磷是血浆中的无机磷，它的存在形式主要有 HPO_4^{2-} 和 $H_2PO_4^-$。成年人血磷浓度为 0.81～1.45mmol/L；儿童血磷浓度为 1.5～2.0mmol/L。血钙与血磷的浓度积正常值为 35～40，此乘积大于 40，则表示钙和磷以骨盐形式沉积在骨组织，有利于成骨作用；乘积小于 35，则会影响骨组织钙化，严重时儿童可发生佝偻病，成年人易导致软骨病。

（4）钙、磷代谢调节　①1,25-二羟维生素 D_3：又称为活性维生素 D_3，其调节作用是促进小肠对钙与磷的吸收，提高血钙及血磷的浓度；促进成骨和溶骨作用，但以成骨为主，有利于骨骼的生长发育；促进肾小管对滤出的钙和磷的重吸收，升高血钙及血磷的浓度，降低尿钙及尿磷的含量。②甲状旁腺激素（PTH）：甲状旁腺分泌的一种蛋白激素。当血钙浓度升高时，PTH 的分泌受抑制，而当血钙浓度降低时，则促进 PTH 的分泌。PTH 具有升高血钙浓度，降低血磷浓度的作用。PTH 的具体机制为促进溶骨作用；促进肾小管对钙的重吸收和磷的排泄。③降钙素（CT）：甲状腺滤泡旁细胞（又称为 C 细胞）分泌的一种多肽激素。CT 可同时降低血钙和血磷的浓度，其主要机制为促进成骨细胞的生成，促进钙和磷在骨中的沉积；抑制肾小管对钙、磷的重吸收，使尿钙和尿磷增加；抑制小肠对钙的吸收。

（5）钙、磷代谢紊乱　①钙代谢紊乱：高钙血症，血钙浓度大于 2.75mmol/L，主要原因是溶骨作用加强、小肠对钙的吸收和肾对钙的重吸收加强等，而原发性甲状旁腺功能亢进症、恶性肿瘤亦可导致高钙血症；低钙血症，血钙浓度小于 2.25mmol/L，主要原因有低白蛋白血症（血清总钙下降但离子钙一般正常）、甲状旁腺功能减退症、慢性肾衰竭等。②磷代谢紊乱：高磷血症，主要是因为肾排泄磷的能力下降、溶骨作用增强、磷酸盐摄入过多或细胞破坏使细胞内磷酸盐外移等；低磷血症，多因磷在肠道中吸收减少（维生素 D 缺乏或呕吐、腹泻）、补充葡萄糖等营养液和使用胰岛素治疗时，由于细胞内缺乏磷而使磷向细胞内转移等。

2. 镁的代谢及调节

镁是重要的阳离子，主要分布在细胞内液，正常人血浆镁浓度为 0.81～1.45mmol/L。镁离子对心血管系统和神经系统具有抑制作用。缺镁易发生动脉硬化，而注射镁可使血压下降。镁也是体内许多酶的激动剂；此外，镁还是良好的抗酸剂、利胆剂和导泻剂。镁摄入不足（长期禁食、营养不良等）、镁排泄过多（呕吐、腹泻）、长期使用利尿剂及高钙血症等均可引起低镁血症。

（三）钙、磷、镁测定的临床意义及方法评价

1. 钙测定

（1）方法　钙测定分为血清总钙和离子钙测定。IFCC 推荐同位素稀释质谱法为钙测定的决定性方法，原子吸收分光光度法为参考方法；WHO 和我国原卫生部临床检验中心（1997 年）推荐邻甲酚酞络合酮法为测定血清总钙的常规方法。邻甲酚酞络合酮是酸碱指示剂，pH 值对其显色有很大影响，pH 值为 10.5～12.0 时灵敏度最好，所以选 pH 值 11.0 为宜。做钙测定时，加入 8-羟基喹啉可以消除镁的干扰。

（2）参考值　成年人血清总钙的参考值是 2.03～2.54mmol/L；儿童血清总钙的参考值是 2.25～2.67mmol/L。离子钙测定的参考方法是离子选择电极法。正常成年人的参考值为 1.10～1.34mmol/L。

（3）临床意义　①血清钙升高：见于甲状旁腺功能亢进症、多发性骨髓瘤、恶性肿瘤骨转移、维生素 D 过多症等疾病；②血清钙降低：见于软骨病、甲状旁腺功能减退症、肝及肾脏疾病等。

2. 磷测定

（1）方法　血清磷测定的决定性方法是同位素稀释质谱法。我国原卫生部临床检验中心推荐的常规方法是磷钼酸还原法。

（2）参考值　成年人的参考值为 0.96～1.62mmol/L；儿童的参考值为 1.45～2.10mmol/L。

（3）临床意义　①血清无机磷升高：见于甲状旁腺功能减退症、维生素 D 过多、多发性骨髓瘤、巨人症、肢端肥大症及骨折愈合期等；②血清无机磷降低：见于甲状旁腺功能亢进症、骨软化症、佝偻病及胰岛素过多症等。

3. 镁测定

（1）方法　血清镁测定的决定性方法是同位素稀释质谱法，参考方法为原子吸收分光光度法，我国原卫生部临床检验中心推荐的常规方法是甲基麝香草酚蓝（MTB）比色法和钙镁试剂法。应用该方法时加入 EGTA 可消除钙的干扰。

（2）参考值　MTB 法的参考值是 0.67～1.04mmol/L。

（3）临床意义　①血清镁升高：见于肾脏疾病、甲状腺功能减退症和甲状旁腺功能减退症等；②血清镁降低：见于消化道丢失、尿路丢失如肾脏疾病利尿期、甲状腺功能亢进症和甲状旁腺功能亢进症等。

二、微量元素

（一）微量元素分布及生理功能

1. 微量元素的定义及成分

微量元素指含量占人体体重 0.01% 以下的元素。人体必需微量元素有 Fe、Cu、Zn、Mn、Cr、Co、Mo、Ni、V、Si、Sn、Se、I、F 14 种。

2. 微量元素的生理功能

微量元素的生理功能有：①对胚胎及胎儿发育有影响；②促进机体的生长发育；③对神经系统结构和功能有影响；④对内分泌系统有影响；⑤对免疫系统有影响；⑥对心血管疾病及创伤有影响；⑦对肿瘤发生、发展有影响。

（二）铁、锌、铜、硒、铬、钴、锰、氟、碘的生理作用、代谢及与疾病的关系

1. 铁

铁是微量元素中含量最多的一种元素，主要分布于肝、脾组织，其次是肺。体内铁分为功能铁（存在于血红蛋白、肌红蛋白和细胞色素中的铁，约占 75%）和贮存铁，贮存铁又分为铁蛋白和含铁血黄素。铁主要随消化道脱落的上皮细胞由粪便排泄，通过肾和汗腺也可排泄。影响铁吸收的因素有：①溶解状态的铁易吸收；②酸性环境（如柠檬酸、氨基酸、胆汁酸）可促进铁吸收；③二价铁易吸收，还原性物质（如维生素 C、谷胱甘肽、半胱氨酸等）可促进三价还原成二价，可促进铁吸收。

肠道吸收的 Fe^{2+}，入血后在 CER 作用下氧化成 Fe^{3+}，在血浆中通过 $Tf-Fe^{3+}$ 的转运至造血器官合成血红素，进而合成各种含铁蛋白质如血红蛋白、肌红蛋白、细胞色素、过氧化氢酶等。铁缺乏可导致缺铁性贫血。

2. 锌

正常成年人体内锌的总含量为 2.0～3.0g。锌主要来源于肉类、牛奶及海产品等食物，主要分布于骨骼、骨骼肌、胰岛、视网膜及前列腺等组织中。锌的生物学作用主要是作为酶的激活剂，参与物质代谢，促进生长发育，提高机体免疫力。

锌缺乏可导致组织创伤、愈合困难，性器官发育不全或减退、生长发育不良，儿童出现缺锌性侏儒症。

3. 铜

正常成年人体内铜的含量为 $80\sim100mg$。坚果和豆类中含铜量较多，铜主要在十二指肠被吸收，吸收率很低；主要经胆汁、尿液和皮肤排泄。铜主要分布于脑、肝和心脏组织，主要储存在肝和脑，其次是骨骼肌。铜主要是细胞色素氧化酶的辅基，在生物氧化过程中起传递电子的作用。

4. 硒

正常成年人体内硒的含量为 $15\sim20mg$。硒主要来自饮食，可构成谷胱甘肽过氧化物酶的活性中心，具有抗氧化作用，可以保护细胞膜结构的完整性；增强免疫力；保护心血管和心肌；还可干扰致癌物的代谢。克山病和大骨节病与机体缺乏硒有关。

5. 铬

铬在人体中的含量约 $60mg$，主要经口、呼吸道、皮肤及肠道吸收，入血后与运铁蛋白结合运至肝及全身。铬主要经尿液排泄，少量经胆道、粪便及皮肤排出。铬的主要功能有：增强胰岛素的作用及调节血糖；增强胆固醇的分解和排泄；可结合甲硫氨酸、丝氨酸、核蛋白。铬缺乏可诱发动脉粥样硬化及冠心病；影响蛋白质代谢及生长发育。

6. 钴

钴在人体中的含量约 $1.5mg$，几乎全部存在于维生素 B_{12} 中。钴主要经消化道和呼吸道吸收，通过尿液排泄。体内的钴主要以维生素 B_{12} 的形式发挥作用，缺乏可导致巨幼细胞贫血。

7. 锰

锰在人体中的含量为 $12\sim20mg$，在小肠中被吸收，通过尿液排泄。锰是体内多种酶的组成成分，与多糖聚合物和糖基转移酶的活性有关；锰与骨发育、造血、生殖、中枢神经系统功能有关，缺乏可影响软骨和骨骼生长，导致骨畸形。

8. 氟

正常人体内含氟量约 $2.6g$，且 95% 分布在骨骼和牙齿中，其余分布于指甲、毛发及神经肌肉中。人体中氟主要来源于饮水中的可溶性氟。可溶性氟主要通过胃肠道和呼吸道吸收，以离子形式在血液中运输；氟主要由肾脏排泄。氟可加强骨骼和牙齿的结构稳定性，增强牙齿的耐磨及抗酸抗腐蚀能力，可预防龋齿。但是，氟过量可引起氟斑牙，严重时可出现氟中毒。

9. 碘

正常成年人体内碘的含量甚微，总量为 $20\sim25mg$。碘主要从食物中摄取。海产品中富含碘。食物中的碘以无机碘化物形式主要在小肠被吸收，主要分布在甲状腺（占 $70\%\sim80\%$）。碘是体内合成甲状腺素的重要原料，缺碘会引起地方性甲状腺肿大，一般可通过摄入加碘食盐来进行预防。

归 纳 总 结

1. 维生素 D_3 促进钙和磷的吸收，肠液 pH 值下降有利于钙的吸收。

2. 离子钙的浓度低于 3.5mg/dl，患者会出现手足搐搦，血液中 $[H^+]$ 升高时，使 $[Ca^{2+}]$ 升高；血磷浓度升高可导致血钙浓度降低，因此，慢性肾功能不全患者到后期会出现高血磷、低血钙。血钙与血磷的浓度积正常值为 35～40。

3. 活性维生素 D_3 可促进钙与磷的吸收，提高血钙及血磷的浓度；PTH 可升高血钙浓度、降低血磷浓度；CT 可同时降低血钙和血磷的浓度。

4. 镁主要分布在细胞内液。镁离子对心血管系统和神经系统具有抑制作用；缺镁易发生动脉硬化，而注射镁可使血压下降。长期使用利尿剂及高钙血症可引起低镁血症。

5. 铁是微量元素中含量最多的一种元素。缺铁可引起缺铁性贫血。

6. 缺碘会引起地方性甲状腺肿大。

7. 缺锌会影响孩子生长发育。

8. 氟可预防龋齿，但过量可引起氟斑牙。

9. 硒具有抗氧化、保护心血管和心肌的作用。克山病和大骨节病与机体缺乏硒有关。

相 关 习 题

1. 血中具有生理作用的钙是
   A. 草酸钙
   B. 磷酸氢钙
   C. 羟磷灰石
   D. 氢氧化钙
   E. 离子钙

2. 影响钙吸收的主要因素是
   A. 肠液 pH 值
   B. 年龄
   C. 性别
   D. 食物中钙的量
   E. 肠蠕动加快

3. 产生高钙血症最重要的原因是
   A. 甲状旁腺功能亢进症
   B. 严重挤压伤

C. 严重糖尿病
D. 严重酸中毒
E. 口服硫酸镁

4. 下列何种情况不会引起低磷血症
   A. 小肠吸收减少
   B. 尿磷排泄增加
   C. 维生素 D 缺乏
   D. 慢性肾功能不全
   E. 甲状旁腺功能亢进症

5. 磷排泄的主要器官是
   A. 肾脏
   B. 肠道
   C. 汗液
   D. 唾液
   E. 胆道

6. 骨盐的主要成分是
   A. 磷酸氢钙
   B. 羟磷灰石
   C. 碳酸钙
   D. 蛋白质结合钙
   E. 有机钙

7. 关于钙的生理功能的叙述，正确的是
   A. 第一信使
   B. 增加毛细血管通透性
   C. 增加神经肌肉的兴奋性
   D. 引起肌肉舒张
   E. 与钾离子相对抗，参与心脏的收缩

8. 人体内调节血钙和钙离子水平的主要器官是
   A. 肝、骨和肾
   B. 肠、骨和肾
   C. 肠、骨和肝
   D. 肠、肝和肾
   E. 胃、骨和肾

9. 能使血钙、血磷的浓度都升高的物质是
   A. 甲状腺素
   B. 甲状旁腺激素
   C. 维生素 D
   D. 降钙素
   E. 生长激素

10. 高钙血症常见的病因如下，但除外
    A. 肺癌骨转移
    B. 原发性甲状旁腺功能亢进症
    C. 维生素 D 中毒
    D. 急性肾功能不全
    E. 急性胰腺炎

11. 高钙低磷血症可见于
    A. 原发性甲状旁腺功能亢进症
    B. 假性甲状旁腺功能亢进症
    C. 甲状腺功能亢进症
    D. 甲状旁腺功能减退症

E. 妊娠

12. 血清钙降低常见于
    A. 原发性甲状腺功能亢进症
    B. 佝偻病
    C. 维生素 D 摄入过多
    D. 急性肾衰竭
    E. 恶性肿瘤骨转移

13. 镁的主要生理功能为
    A. 镁与钙在体内具有协同作用
    B. 对神经肌肉的兴奋性有镇静作用
    C. 构成核苷酸类辅酶
    D. 调节渗透压
    E. 维持酸碱平衡

14. 有关钙、磷的叙述，错误的是
    A. 人体中重要的组成物质
    B. 人体中含量最高的无机盐
    C. 儿童期水平高于成年人
    D. 都可以用比色法测定
    E. 甲状旁腺激素可降低其浓度

15. 能使血钙、血磷的浓度都降低的物质是
    A. 甲状腺素
    B. 甲状旁腺激素
    C. 维生素 D
    D. 降钙素
    E. 生长激素

16. 钙的生理功能不包括
    A. 血浆中钙离子可降低神经肌肉兴奋性
    B. 血浆中钙离子可降低毛细血管和细胞膜的通透性
    C. 骨骼肌中的钙可引起肌肉收缩
    D. 维持酸碱平衡
    E. 血浆中钙离子参与凝血过程

17. 能调节钙代谢的激素是
    A. 胰岛素
    B. 甲状旁腺激素

C. 甲状腺素

D. 维生素 C

E. 维生素 E

18. 甲状旁腺激素对尿中钙、磷排泄的影响是

    A. 增加肾小管对钙的重吸收，减少对磷的重吸收

    B. 增加肾小管对磷的重吸收，减少对钙的重吸收

    C. 增加肾小管对钙、磷的重吸收

    D. 减少肾小管对钙、磷的重吸收

    E. 只调节钙的排泄

19. 钙排泄的主要器官是

    A. 肾脏

    B. 肠道

    C. 汗液

    D. 唾液

    E. 胆道

20. 维生素 D 对钙、磷代谢的调节，错误的是

    A. 主要靶器官是小肠、骨和肾

    B. 促进小肠对钙、磷的吸收

    C. 抑制肾小管对钙、磷的重吸收

    D. 维持骨盐溶解和沉积的对立统一过程

    E. 有利于骨的更新和成长

21. 有关磷的叙述，错误的是

    A. 血液中的磷以有机磷和无机磷 2 种形式存在

    B. 血磷通常是指血浆中的有机磷

    C. 儿童血磷高于成年人

    D. 磷是人体的重要组成物质

    E. 血中磷酸盐是血液缓冲体系的重要组成成分

22. 降钙素对钙磷代谢的影响是

    A. 尿磷增加，血磷降低

    B. 尿磷减少，血磷升高

    C. 尿钙减少，血钙升高

    D. 促进溶骨作用

    E. 降低血钙，升高血磷

23. 不属于磷的主要生理功能的是

    A. 构成骨骼

    B. 参与能量代谢

    C. 调节酸碱平衡

    D. 构成核酸

    E. 调节血浆渗透压

24. $1,25-(OH)_2-D_3$ 总的生理作用是

    A. 使血钙升高、血磷降低

    B. 使血钙降低、血磷升高

    C. 使血钙、血磷均升高

    D. 使血钙、血磷均降低

    E. 对血钙、血磷浓度无明显影响

25. 肠道内吸收钙需要

    A. 游离钙

    B. 磷灰石

    C. 血浆蛋白结合钙

    D. 钙结合蛋白

    E. 钙调蛋白

26. 下列哪种原因会使血钙浓度降低

    A. 使用草酸盐抗凝剂

    B. 维生素 D 中毒

    C. 血液中未加抗凝剂

    D. 输入柠檬酸盐抗凝的血液

    E. 多发性骨髓瘤

27. 血钙测定应采用何种抗凝剂

    A. 草酸钾

    B. 草酸铵

    C. 肝素

    D. $EDTA-Na_2$

    E. 枸橼酸钠

28. 下列情况中一般不会引发高镁血症的是

    A. 静脉补镁过多、过快

    B. 肾功能不全

C. 长期腹泻

D. 甲状旁腺功能低下

E. 醛固酮水平低下

29. 高钙血症导致

A. 高镁血症

B. 尿镁降低

C. 尿镁增加

D. 高磷血症

E. 尿锌增加

30. 血清钙升高见于

A. 溶骨作用增强

B. 维生素 D 缺乏

C. 甲状旁腺功能减退症

D. 尿毒症

E. 慢性肾病

31. 关于磷的叙述，错误的是

A. 血中磷酸盐是血液缓冲体系的重要组成成分

B. 细胞内的磷酸盐参与许多酶促反应

C. 主要由肝脏排泄

D. 血浆中 3/4 的磷为有机磷

E. 甲状旁腺功能减退症时，血磷升高

32. 关于钙的叙述，正确的是

A. 非扩散钙包括柠檬酸钙

B. 可扩散钙为游离钙

C. 非扩散钙为结合钙

D. 结合钙均不能透过毛细血管壁

E. 血浆总钙中约 40% 为非扩散钙，60% 为可扩散钙

33. 血清铁减低见于

A. 巨幼细胞贫血

B. 缺铁性贫血

C. 溶血性贫血

D. 再生障碍性贫血

E. 铅中毒

34. 维生素 D 缺乏可见

A. 血钙增高、血磷降低

B. 血磷增高

C. 血钙和血磷同时增高

D. 血钙和血磷同时降低

E. 血钙降低、血磷升高

35. 引起手足抽搐的主要原因是血浆中

A. 结合钙浓度降低

B. 结合钙浓度升高

C. 离子钙浓度升高

D. 离子钙浓度降低

E. 离子钙浓度升高，结合钙浓度降低

36. 关于钙的生理功能，叙述错误的是

A. 影响细胞膜的通透性

B. 作为第二信使

C. 提高神经肌肉兴奋性

D. 是许多酶的激活剂

E. 血浆钙作为血浆凝血因子参与凝血过程

37. 血清镁升高的原因多见于

A. 摄入不足

B. 消化道造瘘

C. 服用利尿剂

D. 肾功能不全少尿期

E. 呕吐

38. 关于铁的吸收，叙述错误的是

A. 维生素、半胱氨酸、果糖、氨基酸等可促进铁的吸收

B. 萎缩性胃炎及腹泻不会影响铁的吸收

C. 吸收部位主要是十二指肠与空肠上段

D. 食物中含铁量多，铁吸收增加

E. 主要功能是作为血红蛋白的主要成分

39. 人体最大的储钙库是

A. 骨

B. 肌肉

C. 皮肤

D. 头发

E. 肝脏

40. 甲状腺素中含有

　　A. 铁

　　B. 硒

　　C. 钙

　　D. 碘

　　E. 氯

41. 关于血钙，叙述错误的是

　　A. 血钙几乎全部存在于血浆中

　　B. 可分为扩散钙和非扩散钙

　　C. 扩散性离子钙为具有生理活性的部分

　　D. 非扩散钙为与血浆白蛋白结合的钙

　　E. 非扩散钙也具有生理活性

42. 血清无机磷升高可见于

　　A. 原发性甲状旁腺功能减退症

　　B. 继发性甲状旁腺功能亢进症

　　C. 软骨病

　　D. 肾小管病变

　　E. 佝偻病

43. 甲状旁腺激素对钙、磷的浓度调节功能为

　　A. 血钙升高，血磷降低

　　B. 血钙降低，血磷升高

　　C. 血钙升高，血磷升高

　　D. 血钙降低，血磷降低

　　E. 血钙、血磷均没有变化

44. 降钙素对钙、磷的浓度调节功能为

　　A. 血钙升高，血磷降低

　　B. 血钙降低，血磷升高

　　C. 血钙升高，血磷升高

　　D. 血钙降低，血磷降低

　　E. 血钙、血磷均没有变化

45. 活性维生素 D 增多症时，血钙、血磷的浓度变化为

　　A. 血钙升高，血磷降低

　　B. 血钙降低，血磷升高

　　C. 血钙升高，血磷升高

　　D. 血钙降低，血磷降低

　　E. 血钙血磷浓度没有变化

46. 铜是人体微量元素之一，在体内很重要，因为铜是

　　A. 酶的激活剂

　　B. 转移酶的组成部分

　　C. 还原酶的组成部分

　　D. 氧化酶的组成部分

　　E. 酶的抑制剂

47. 下列微量元素中，参与血红蛋白合成的是

　　A. 铁

　　B. 铜

　　C. 锌

　　D. 硒

　　E. 碘

48. 硒具有抗过氧化作用，因为硒

　　A. 参与辅酶Ⅰ和辅酶Ⅱ的合成

　　B. 是 DNA 聚合酶、RNA 聚合酶的组成成分

　　C. 是胺氧化酶的组成成分

　　D. 是谷胱甘肽过氧化物酶的必需组成成分

　　E. 可以作为多种酶的功能成分或激活剂

49. 克山病是由于缺乏微量元素

　　A. 铜

　　B. 硒

　　C. 锌

　　D. 铁

　　E. 碘

50. 下列元素中，属人体必需微量元素的是
    A. 铁、碘、氟、锌、锰
    B. 铜、钙、硒、铁、铬
    C. 碘、铜、汞、锌、铬
    D. 硅、铅、钒、锌、碘
    E. 氟、硒、铅、铁、碘

51. 甲状旁腺激素的主要功能在于升高血钙和降低血磷，其发挥作用的靶器官主要是
    A. 肝脏、肾脏、小肠
    B. 骨骼、肾脏、小肠
    C. 肝脏、骨骼、小肠
    D. 心脏、骨骼、小肠
    E. 肾脏、心脏、小肠

52. 关于微量元素锌的叙述，错误的是
    A. 可以作为多种酶的功能成分或激活剂
    B. 促进生长发育
    C. 增强免疫能力
    D. 能抗氧化
    E. 女性略高于男性

考 题 示 例

1. 无机磷测定常采用【专业知识】
    A. 原子吸收分光光度法
    B. 邻甲酚酞络合酮法
    C. 离子选择电极法
    D. 火焰光度法
    E. 钼酸盐法

2. 总钙测定常规方法采用【专业知识】
    A. 原子吸收分光光度法
    B. 邻甲酚酞络合酮法
    C. 离子选择电极法
    D. 火焰光度法
    E. 钼酸盐法

3. 调节体内钙代谢的激素是【专业实践能力】
    A. 胰岛素
    B. 甲状旁腺激素
    C. 甲状腺素
    D. 维生素 C
    E. 维生素 E

4. 钙测定的参考方法是【专业知识】
    A. 火焰光度法
    B. 原子吸收分光光度法
    C. 邻甲酚酞络合酮法
    D. 高锰酸钾滴定法
    E. 乙二胺四乙酸络合滴定法

5. 小儿佝偻病是哪种元素缺乏【相关专业知识】
    A. 铁
    B. 硒
    C. 锌
    D. 钙
    E. 碘

6. 1，25 -(OH)₂- D₃ 主要作用的靶器官是【基础知识】
    A. 皮肤
    B. 肝脏
    C. 胰腺
    D. 小肠
    E. 胃黏膜

7. 与锌缺乏关联最小的是【基础知识】
    A. 贫血
    B. 食欲不振
    C. 免疫力降低
    D. 生长发育迟缓

E. 性发育障碍

8. 可使血钙降低的激素是【基础知识】

    A. 活性维生素 D_3

    B. 降钙素

    C. 甲状旁腺激素

    D. 醛固酮

    E. 抗利尿激素

（9～10 题共用题干）

    患儿，男，5 岁。为了防止佝偻病，家长长期给予维生素 AD 丸。患者近期出现乏力，表情淡漠，经检查腱反射减弱，神经肌肉兴奋性降低。

9. 应首先考虑的诊断是【专业知识】

    A. 精神异常

    B. 佝偻病

    C. 肌肉损伤

    D. 营养不良

    E. 维生素 D 中毒

10. 此时的血清生化改变最可能是【专业知识】

    A. 白蛋白降低

    B. 肌酶升高

    C. 血钙、血磷都升高

    D. 血钙降低，血磷升高

    E. 血钙升高，血磷降低

11. 关于钙代谢的叙述，正确的是【相关专业知识】

    A. 在胃中吸收

    B. 被动吸收

    C. 偏碱时促进吸收

    D. 食物中的草酸促进吸收

    E. 活性维生素 D_3 促进吸收

12. 不属于必需微量元素的是【相关专业知识】

    A. 锌

    B. 铁

    C. 硒

    D. 碘

    E. 铅

13. 体内含量最丰富的微量元素是【基础知识】

    A. 铁

    B. 锌

    C. 铜

    D. 碘

    E. 氟

14. 正常人血浆钙含量为【专业知识】

    A. 0.5～1.0mmol/L

    B. 1.0～1.75mmol/L

    C. 1.75～2.25mmol/L

    D. 2.25～2.75mmol/L

    E. 2.75～3.25mmol/L

15. 属于人体必需微量元素的是【相关专业知识】

    A. 镉

    B. 钴

    C. 汞

    D. 锑

    E. 铅

16. 关于血钙的叙述，错误的是【专业实践能力】

    A. 血钙浓度过低可引起抽搐

    B. 低钙可引起佝偻病

    C. 血钙主要受胰岛素调节

    D. 可采用偶氮砷法测定血钙

    E. 恶性肿瘤骨转移是引起血钙升高的常见原因之一

17. 下列哪项最不可能由低钙导致【相关专业知识】

    A. 婴儿手足搐搦症

    B. 惊厥

    C. 佝偻病

D. 婴幼儿枕秃

E. 甲状腺功能亢进症

18. 下列不是高磷血症常见原因的是【专业实践能力】

    A. 肾排泄磷酸盐的能力下降

    B. 磷酸盐摄入过多

    C. 磷向细胞外转移

    D. 维生素 D 缺乏

    E. 维生素 D 中毒

19. 升高血钙浓度的激素是【专业实践能力】

    A. 甲状旁腺激素

    B. 抗利尿激素

    C. 醛固酮

    D. 甲状腺素

    E. 儿茶酚胺

20. 对钙、磷的摄取、利用和储存起调节作用的激素是【基础知识】

    A. 甲状腺素

    B. 甲状旁腺激素

    C. 生长激素

    D. 生长抑制

    E. 胰岛素

21. 地方性甲状腺肿的主要病因是缺乏【基础知识】

    A. 铁

    B. 硒

    C. 铜

    D. 碘

    E. 氟

22. 属于水溶性维生素的【专业知识】

    A. B 族维生素

    B. 维生素 E

    C. 维生素 D

    D. 维生素 K

    E. 维生素 A

23. 维生素 D_3 的功能是【基础知识】

    A. 升高血钙、血磷

    B. 降低血钙、血磷

    C. 升高血钙，降低血磷

    D. 升高血磷，降低血钙

    E. 降低肾小管对钙、磷的吸收

24. 能够升高血钙、降低血磷的是【相关专业知识】

    A. 胰岛素

    B. 甲状旁腺激素

    C. 甲状腺素

    D. 维生素 C

    E. 维生素 E

第八章 治疗药物监测

单元	细目	要点	要求	科目
治疗药物监测	1. 治疗药物代谢与监测	(1)药物在体内运转的基本过程	掌握	1，2
		(2)药代动力学基本概念	了解	1，2
		(3)影响血药浓度主要因素与药物效应	了解	1，2
		(4)临床上需要进行监测的药物和临床指征	熟练掌握	3，4
	2. 治疗药物监测方法	(1)标本采集时间与注意事项	掌握	3，4
		(2)常用测定方法种类及原理	熟悉	3，4

注：1—基本知识；2—相关专业知识；3—专业知识；4—专业实践能力。

内 容 概 要

一、治疗药物代谢与监测

(一)药物在体内运转的基本过程

1. 药物的吸收

药物的吸收指药物从给药部分通过细胞膜进入血液循环系统的过程。药物的吸收受到生物因素、药物理化性质、药物剂型、附加剂诸多因素的影响。药物口服后吸收过程中，在通过胃肠道黏膜及第一次随肝门静脉血流经肝脏时，可有部分被胃肠黏膜，更主要是被肝细胞中酶代谢失活，从而使进入体循环的量减少，这一现象称为"首关消除"或"第一关卡效应"。生物转化总的结果使药物极性升高。

2. 药物的分布

药物的分布指药物进入血液循环后，通过各组织间的细胞膜屏障分布到作用部位的过程。药物的分布受到药物理化性质、体液酸碱度、药物与血浆蛋白质结合、对毛细血管及各生理屏障的通透性、药物与组织间的亲和力等因素的影响。分布的速度取决于该组织的血流量和膜通透性。药物分布对药物药效作用开始、作用强度、持续时间起着重要作用。

3. 生物转化

药物生物转化主要在肝细胞微粒体混合功能酶——氧化酶的催化下进行，具有双向性，有些药物生物转化后才具有药理活性。生物转化无论是灭活还是活化，其结果是使药物的极性升高，有利排泄。转化的部位主要在肝脏。

4. 药物排泄

药物排泄指药物分子从组织反扩散到血液循环后，通过肾、肺、皮肤等排泄器官排出体外的过程。药物排泄受到肾小球滤过率和肾血浆流量的影响。药物在体内的作用时间取决于生物转化和排泄。药物的生物转化和排泄统称为"消除"。肾脏是多数药物的排泄器官，增加尿液的碱性，有利于酸性药物的排出。

（二）药代动力学基本概念

药代动力学简称为药动学，从广义上讲，泛指研究药物的体内过程，即机体对药物的吸收、分布、生物转化和排泄过程及其量变规律。狭义的药动学指以数学模型和公式研究体内药物和代谢物水平随时间变化的规律。

（三）影响血药浓度主要因素与药物效应

血药浓度受到药物剂型、药物理化性质、处方辅料、制剂工艺等药物方面的影响，还与年龄、肥胖、肝肾功能、心脏疾病、胃肠道功能、血浆蛋白质含量、遗传等因素有关。多数药物的血药浓度与药理效应呈平行关系。

（四）临床上需要进行监测的药物和临床指征

1. 治疗浓度范围窄、治疗指数低的药物

某些药物的治疗浓度与中毒浓度很接近，通过血药浓度监测（TDM）才能保证其既有效又安全，如地高辛、锂盐、茶碱、奎尼丁、甲氨蝶呤、环孢素等。

2. 长期用药

不同的疾病药物治疗时间不同，长期用药的概念也不同。具体的疾病具体用药还要个体化。如何用药，用多长时间的药，要临床医生根据病情来具体制定。长期服药对于肝、肾有很大的损伤，因为很多药物特别是口服药物需要肝、肾进行代谢，会增加肝、肾的负担。通过监测机体药物浓度，对于保护肝细胞，维持肾单位的正常运转，疾病恢复都有很大的好处。

3. 需不同血药浓度达到不同治疗目的的药物

如地高辛对慢性充血性心力衰竭的治疗浓度为 $0.8 \sim 1.6 ng/ml$，治疗心房颤动的浓度为 $2.0 ng/ml$ 左右或更高，而慢性充血性心力衰竭者对该浓度多数会出现心律失常，借助 TDM 可将血药浓度控制在治疗目的所需范围之内。

4. 疾病表现和中毒表现难以区分的药物

如苯妥英钠治疗癫痫，过量中毒时也可导致抽搐；慢性心力衰竭常伴心律失常，强心苷中毒也可使心力衰竭加重并出现多种心律失常。

5. 疾病影响体内药物过程的药物

可影响药物体内过程的疾病有：①胃肠道疾病，影响口服药物的吸收；②肝功能不全，使用经肝代谢的药物消除变慢，血浆中药物结合蛋白减少；③肾功能不全，使用经肾排泄的药物（氨基苷类抗生素等）排泄减少，如肾衰竭时，链霉素的半衰期由正常的 2～3h 增加到 50h 以上；④心力衰竭、休克时的血流动力学改变对药物体内过程将产生影响。

6. 首过消除强及生物利用度差异大的药物

如服用同剂量的普萘洛尔，不同个体间血药浓度差异可相差 20 倍。

7. 合并用药

当奎尼丁和地高辛合用时，奎尼丁抑制肾小管的分泌转运体 MDR1，引起地高辛的分泌减少，血药浓度升高，引起中毒。

8. 药物治疗无效查找原因

在患者治疗疾病的过程中，如失眠患者在服药一段时间后，原来的剂量便失去了效果，只有通过增加用药量才能重新产生镇静催眠的作用。在排除医生用药和药品质量的问题之后，仍会出现这种情况。通过药物监测情况，然后根据情况改变药物品种与给药方法，才能提高用药疗效。

9. 根据负荷剂量和维持剂量设计给药方案

$D_L = D_M \cdot R$（D_L 为负荷剂量；D_M 为稳态时每一给药间隔时间内消除的药量；R 为蓄积系数）。如果给药时间间隔等于半衰期，则 R＝2，$D_L = 2D_M$，则首剂量加倍。

10. 辨别伪劣药品

根据上述原则，目前临床常开展 TDM 的主要药物见表 8-1。

表 8-1　临床常开展 TDM 的主要药物

分类	药品
强心苷	地高辛、洋地黄毒苷
抗癫痫药	苯妥英钠、苯巴比妥、卡马西平、扑米酮、丙戊酸钠、乙琥胺
抗心律失常药	利多卡因、普鲁卡因胺、奎尼丁、妥卡尼、丙吡胺等
β受体阻断剂	普萘洛尔、阿替洛尔、美托洛尔等
平喘药	氨茶碱
抗抑郁药	丙米嗪、地昔帕明、阿米替林、多虑平等
抗躁狂症药	碳酸锂
免疫抑制药	环孢素 A、他克莫司、西罗莫司、吗替麦考酚酯
抗生素	氨基苷类、万古霉素、氯霉素等
抗恶性肿瘤药	甲氨蝶呤、环磷酰胺、阿霉素

二、治疗药物监测方法

(一)标本采集时间与注意事项

药物检测可以血浆、血清、全血、唾液、尿液、脑脊液等体液为标本,而环孢素A和他克莫司(FK506)采用全血作为标本。取样的多少和时间,应根据检测要求、目的及具体药物而定。中毒情况下,要在用药后的峰值时间取样;怀疑药物剂量不足时,应在下一次用药前取样;个体化给药时,常采用多点采样,设计科学的给药方案,并验证预测浓度与实测值的相符性。急性中毒者应立即取样测定。

(二)常用测定方法种类及原理

1. 光谱法

光谱法包括紫外分光光度法和荧光分光光度法。光谱法用于测定阿司匹林、对乙酰氨基酚、氨茶碱、苯妥英钠、苯巴比妥钠等治疗浓度时血药水平高的药物。火焰发射光谱法和原子吸收光谱法特异性好、灵敏度高,操作也较简便,但仅能用于检测体内微量存在的金属离子药物(血清锂和血清铂)。

2. 色谱法

色谱法包括薄层色谱法(TLC)、气相色谱法(GC)和高效液相色谱法(HPLC)。薄层色谱法的灵敏度及重复性均低于其他色谱法,只用于毒物的检测。气相色谱法和高效液相色谱法,通过微电脑控制层析条件、程序和数据处理,特异性高、灵敏度高、重复性好,可同时完成同一标本中多种药物组分分析,用于绝大多数有机化合物药物的检测。

3. 免疫化学法

免疫化学法包括放射免疫法(RIA)、荧光偏振免疫法(FPIA)、受体结合法(RBA)和微粒子酶免分析法(MEIA)。免疫化学法主要应用于地高辛、奎尼丁、吗啡、他克莫司、倍他乐克、环孢素A、卡马西平、克拉霉素、非洛地平等的检测。

归 纳 总 结

1. 药物吸收受到生物因素、药物理化性质、药物剂型、附加剂等因素的影响。

2. 药物分布的速度取决于该组织的血流量和膜通透性,对药物药效作用开始、作用强度、持续时间起着重要作用。

3. 药物生物转化主要在肝细胞微粒体混合功能酶——氧化酶的催化下进行,其结果使药物极性升高,有利于排泄。

4. 药物的生物转化和排泄统称为"消除"。肾脏是多数药物的排泄器官。

5. 非线性代谢的药物,血药浓度与给药剂量不完全成正比。

6. 血药浓度与药物剂型、理化性质、处方辅料、制剂工艺、年龄、肥胖、肝肾功能、心脏疾病、胃肠道功能、血浆蛋白质含量等因素有关。

7. 常用药物监测的药物有强心苷类（毒毛花苷 K、去乙酰毛花苷、地高辛、洋地黄毒苷）、抗癫痫药（苯妥英、苯巴比妥、酰胺米嗪）、氨基苷类抗生素（链霉素、庆大霉素、卡那霉素、阿米卡星）。

8. 环孢素 A 和他克莫司采用全血作为标本。急性中毒者应立即取样测定。

相 关 习 题

1. 临床上需测定药物浓度进行监测的药物不包括

   A. 地高辛

   B. 苯巴比妥

   C. 多塞平

   D. 链霉素

   E. 青霉素

2. 进行药物监测的标本多采用

   A. 血清

   B. 血浆

   C. 尿液

   D. 唾液

   E. 全血

3. 表示药物在体内代谢、排泄速度的指标称为

   A. 清除率

   B. 半衰期

   C. 消除速度常数

   D. 吸收速度常数

   E. 吸收分数

4. 下列关于药物排泄的叙述，错误的是

   A. 指药物分子从阻止反扩散到血液循环后，通过排泄器官排出体外的过程

   B. 肾脏是多数药物的排泄器官

   C. 增加尿液酸性，有利于酸性药物的排出

   D. 肾小球滤过率可影响药物排泄

   E. 肾血浆流量可影响药物排泄

5. 药物从给药部位通过细胞膜进入循环的过程统称为

   A. 药物分布

   B. 药物吸收

   C. 药物转化

   D. 药物排泄

   E. 治疗药物检测

6. 若单独测定药物浓度，则样品中蛋白质预处理时不应采用

   A. 沉淀离子法

   B. 电泳法

   C. 层析法

   D. 超滤法

   E. 超速离心法

7. 对于急性药物中毒者，取样时间是

   A. 多点取样

   B. 用药前取样

   C. 达稳定浓度后取样

   D. 立即取样

   E. 用药后取样

8. 药物经过生物转化后，总的结果是

   A. 药物活性升高

   B. 药物活性灭活

   C. 药物的极性升高，有利于转运到靶位

   D. 药物的极性升高，有利于分布

   E. 药物的极性升高，有利于排泄

9. 对于要监测、调整用药方案者取样时间应
   A. 多点取样
   B. 用药前取样
   C. 达稳定浓度后取样
   D. 立即取样
   E. 用药后取样

10. 口服药物通过胃肠道黏膜细胞主要的吸收方式是
    A. 主动转运
    B. 被动扩散
    C. 滤过
    D. 易化扩散
    E. 胞饮

11. 吸收速度系数
    A. 表示药物在使用部位吸收入大循环的速度
    B. 表示药物进入体循环的量与所用剂量的比值
    C. 表示药物在体内消除一半所需要的时间
    D. 表示药物在体内代谢、排泄的速度
    E. 表示药物在体内分布的程度

12. 吸收分数
    A. 表示药物在使用部位吸收入大循环的速度
    B. 表示药物进入体循环的量与所用剂量的比值
    C. 表示药物在体内消除一半所需要的时间
    D. 表示药物在体内代谢、排泄的速度
    E. 表示药物在体内分布的程度

13. 表观分布容积
    A. 表示药物在使用部位吸收入大循环的速度

B. 表示药物进入体循环的量与所用剂量的比值
   C. 表示药物在体内消除一半所需要的时间
   D. 表示药物在体内代谢、排泄的速度
   E. 表示药物在体内分布的程度

14. 消除速度常数
    A. 表示药物在使用部位吸收入大循环的速度
    B. 表示药物进入体循环的量与所用剂量的比值
    C. 表示药物在体内消除一半所需要的时间
    D. 表示药物在体内代谢、排泄的速度
    E. 表示药物在体内分布的程度

15. 生物半衰期
    A. 表示药物在使用部位吸收入大循环的速度
    B. 表示药物进入体循环的量与所用剂量的比值
    C. 表示药物在体内消除一半所需要的时间
    D. 表示药物在体内代谢、排泄的速度
    E. 表示药物在体内分布的程度

16. 关于药物转化的叙述，错误的是
    A. 指外来化合物在体内变为另一种不同活性物质的化学过程
    B. 生物转化的主要部位在血浆
    C. 生物转化提高药物极性和水溶性
    D. 转化后有利于药物排出体外
    E. 转化使大多数药物失去药理活性

17. 不必监测血药浓度的情况是
    A. 短期使用的药物
    B. 合并用药时

C. 治疗指数低、安全范围窄、毒副作用强的药物

D. 具有非线性药代动力学特性的药物

E. 患者有肝、肾、心、胃肠道疾病时

18. 怀疑药物剂量不足时，取样时间为

    A. 多点取样

    B. 下一次用药前取样

    C. 达稳定浓度后取样

    D. 立即取样

    E. 用药后取样

19. 对临床检测血药浓度的描述，错误的是

    A. 治疗情感性精神障碍的药物丙米嗪类不需要血药浓度监测

    B. 保证最佳的疗效和较低的毒副作用

    C. 进行科学的个体化给药

    D. 毒毛花苷 K 需要进行药物浓度监测

    E. 抗癫痫类药物苯巴比妥需要进行药物浓度监测

考 题 示 例

1. 药物在体内生物转化的主要部位是【基础知识】

    A. 肺脏

    B. 胃肠

    C. 肝脏

    D. 肾脏

    E. 血浆

2. 药物排泄是指药物分子从组织反扩散到血液循环后，通过排泄器官排出体外的过程。多数药物的排泄器官是【基础知识】

    A. 肝脏

    B. 心脏

    C. 肾脏

    D. 脾脏

    E. 肺脏

3. 不影响血药浓度的生物因素是【专业知识】

    A. 年龄

    B. 肥胖

    C. 肝肾功能

    D. 胃肠功能

    E. 性别

4. 药物转化形式不包括【专业实践能力】

    A. 氧化反应

    B. 还原反应

    C. 水解反应

    D. 结合反应

    E. 电解反应

5. 药物中毒，其发病类型多为【基础知识】

    A. 即时发作

    B. 伏而后发

    C. 徐发

    D. 继发

    E. 复发

6. 大多药物的代谢及排泄途径是【相关专业知识】

    A. 肾脏代谢，肠道排泄

    B. 胰腺代谢，肠管排泄

    C. 肝脏代谢，肠道排泄

    D. 肝脏代谢，肾脏排泄

    E. 以上答案都不对

第九章　心肌损伤的标志物

单元	细目	要点	要求	科目
心肌损伤的标志物	1. 酶学检查	(1)急性心肌梗死时心肌酶及标志蛋白的动态变化	熟练掌握	2，3
		(2)肌酸激酶及同工酶和同工酶亚型、乳酸脱氢酶及同工酶检查在心肌损伤诊断中的临床意义及方法评价	熟练掌握	3，4
	2. 肌钙蛋白、肌红蛋白检查及BNP/NTproBNP	(1)肌钙蛋白T和I的测定及其在心肌损伤诊断中的临床意义	熟练掌握	2，3
		(2)肌红蛋白测定及其在心肌损伤诊断中的临床意义	熟练掌握	3，4
		(3)在诊断心肌梗死和进行溶栓治疗时，综合考虑应选择的试验及其临床意义	熟练掌握	2，3，4
		(4)BNP/NTproBNP临床应用	熟练掌握	3，4

注：1—基本知识；2—相关专业知识；3—专业知识；4—专业实践能力。

内　容　概　要

一、酶学检查

(一)急性心肌梗死时心肌酶及标志蛋白的动态变化

急性缺血性心脏病在欧美的发生率很高，我国近年来有明显的增加趋势。其典型病例可以通过既往病史、症状和心电图（ECG）的特殊改变来进行诊断。但临床实践发现，大约有25％的急性心肌梗死（AMI）患者发病早期没有典型的临床症状；50％的AMI患者缺乏ECG的特异改变。在这种情况下，诊断AMI时，心肌损伤的生化标志物检测显得尤为重要。

心肌损伤标志物检测主要包括酶学标志物和蛋白标志物。其中，酶学标志物有肌酸激酶（CK）及其同工酶、乳酸脱氢酶（LDH）及其同工酶、天冬氨酸氨基转移酶（AST）。蛋白标志物有肌红蛋白（Mb）、心肌肌钙蛋白（cTn）、B型利钠肽/N末端前B型利钠肽（BNP/NTproBNP）。

（二）肌酸激酶及同工酶和同工酶亚型、乳酸脱氢酶及同工酶检查在心肌损伤诊断中的临床意义及方法评价

1. 肌酸激酶及其同工酶

（1）组成　CK同工酶有CK-MM、CK-MB、CK-BB 3种。

（2）生物化学特性　心肌是含CK-MB较多的器官。不同部位的心肌梗死时CK-MB的释放量不仅与梗死的面积、程度有关，也与梗死的部位有关。CK-MB曾经被认为是诊断AMI的金标准。CK及其同工酶CK-MB在心肌梗死的早期诊断和判断有无再灌注及再梗死上有很高的敏感性，但是在骨骼损伤时容易出现假阳性。

（3）临床意义　心肌梗死时，CK活性在3～8h升高，峰值在10～36h出现，3～4d后恢复至正常水平，而CK和CK-MB升高都在参考值2倍以上；在心肌梗死后及时进行溶栓治疗出现再灌注时，CK成倍增加；在心肌缺血时，CK和CK-MB常不升高或上升不到2倍。

肌酸激酶同工酶亚型分析在心肌梗死诊断上灵敏度和特异性更高，常用于心肌梗死的早期诊断。一般以$CK-MM_3/CK-MM_1 > 1.0$作为诊断心肌梗死的标准，但是要排除急性骨骼肌损伤。

2. 乳酸脱氢酶及其同工酶

（1）组成　LDH同工酶有LDH_1、LDH_2、LDH_3、LDH_4、LDH_5 5种。

（2）LDH在体内分布的特点　心、肾中以LDH_1为主，LDH_2次之；肺以LDH_3、LDH_4为主；骨骼肌以LDH_5为主；肝脏以LDH_5为主，LDH_4次之。血清中的含量为$LDH_2 > LDH_1 > LDH_3 > LDH_4 > LDH_5$。

（3）心肌损伤时血中LDH的变化　LDH在心肌梗死发生后8～12h开始升高，峰值出现在48～72h，7～12d恢复至正常。LDH_1通常在心肌梗死发生6h开始升高，而总LDH活性升高略为滞后。心肌未受损时，$LDH_1/LDH_2 < 0.7$；心肌损伤时，LDH_1较LDH_2释放多，$LDH_1/LDH_2 > 1.0$，LDH_1/LDH_2比值的峰时在发病后24～36h，然后开始下降，发病后4～7d恢复至正常。

（4）临床意义　LDH的分子量大，心肌梗死时升高慢，达到峰值晚，对心肌梗死的早期诊断价值不大，但如果连续测定，对于就诊较迟、CK值已经恢复至正常的心肌梗死患者有一定的参考意义。正常人血清中LDH_2高于LDH_1，在心肌损伤时LDH_1升高更明显，$LDH_1/LDH_2 > 1.0$。

二、肌钙蛋白、肌红蛋白检查及 BNP/NTproBNP

急性冠状动脉综合征（ACS）指动脉粥样硬化斑块脱落，血小板聚集，血栓形成，致使冠状动脉狭窄、阻塞，引起心肌缺血以及梗死的病理现象。ACS的临床表现可以

症状不明显，或为不稳定性心绞痛（UAP），或为 AMI，甚至心律失常导致突然死亡。

目前，Mb 是 ACS 时最早升高的标志物；cTn 是 ACS 的确诊标志物。

1. 肌钙蛋白 T 和 I 的测定及其在心肌损伤诊断中的临床意义

（1）生物化学特性　cTn 是肌肉收缩重要的结构蛋白，目前用于实验室诊断的主要是 cTnT 和 cTnI 两种亚型。

（2）心肌损伤时血中 cTn 的变化　cTn 在心肌梗死发生后 3～6h 血中浓度很快升高，8～14h 到达高峰，1～2 周后降至正常，具有比 CK-MB 升高较早、比 LDH_1 诊断时间窗长的优点。

（3）临床意义　cTn 是早期诊断心肌梗死最好的标志物。心肌梗死后，患者于发病 3～6h 升高，发病 10～120h 内，检测敏感性达 100%。cTn 对心肌梗死、围手术期心肌损伤等疾病的诊断、病情监测、疗效观察及预后评估都具有较高的价值，其灵敏性和特异性均高于心肌酶；尤其对于微小的、小灶性心肌梗死的诊断更有价值。

2. 肌红蛋白测定及其在心肌损伤诊断中的临床意义

（1）生物化学特性　当心肌细胞发生损伤时，Mb 是最早进入血液的标志物。

（2）心肌损伤时血中 Mb 的变化　Mb 的分子量小，分布于细胞质中，在 AMI 发病后 1h 即开始从破损的细胞中释放入血，6～10h 达到峰值，24～36h 恢复至正常水平。

（3）临床意义　①Mb 是心肌梗死的早期诊断标志物。由于 Mb 的半衰期短（15min），胸痛发生 6～12h 不升高，有助于排除 AMI 的诊断。②Mb 是筛查 AMI 很好的指标，由于 Mb 的半衰期短（15min），胸痛发生 6～12h 不升高，有助于排除 AMI 的诊断。③Mb 提示判断再梗死。因在 AMI 后 Mb 很快从肾脏中清除，发病 24～36h 可以完全恢复到正常水平，故 Mb 有助于在 AMI 病程中观察有无再梗死或梗死再扩展。Mb 频繁出现增高，提示原有的心肌梗死仍在继续。

3. 在诊断心肌梗死和进行溶栓治疗时，综合考虑应选择的试验及其临床意义

（1）早期标志物　心肌损伤后 6h 内，血液中浓度增高的标志物包括 MB、CK、CK-MB、cTnI/cTnT。

（2）确诊标志物　cTnI/cTnT 是诊断心肌梗死的首选标志物。

（3）排除标志物　Mb 早期阴性可排除心肌梗死。

4. BNP/NTproBNP 临床应用

（1）生物化学特性　BNP/NTproBNP 被称为"心脏负荷应急救援激素"，具有利尿利钠、降低血压、增加冠状动脉血流、防止血栓形成等多种生物活性。

（2）临床意义　BNP/NTproBNP 是诊断和治疗心力衰竭较好的心脏生物标志物，可用于可疑心力衰竭患者的监测，但二者同时监测是不必要的。根据 BNP 水平可以对心力衰竭进行分级；BNP 可用于呼吸困难鉴别；BNP 是梗死后心功能监测和预后判断的指标。

归 纳 总 结

1. 心肌损伤酶学标志物有肌酸激酶及其同工酶、乳酸脱氢酶及其同工酶、天冬氨酸氨基转移酶。

2. CK 有 CK-MM、CK-MB、CK-BB 3 种同工酶。其中，CK-MB 是临床上诊断心肌损伤中应用最广泛的酶学指标。

3. CK 和其同工酶 CK-MB 在心肌梗死早期诊断和判断有无再灌注及再梗死上有很高的敏感性和特异性。

4. 一般以 $CK-MM_3/CK-MM_1 > 1.0$ 作为诊断心肌梗死的标准，但必须排除急性骨骼肌损伤。

5. LDH 有 LDH_1、LDH_2、LDH_3、LDH_4、LDH_5 5 种同工酶。血清中的含量为 $LDH_2 > LDH_1 > LDH_3 > LDH_4 > LDH_5$（记忆为"21345"）。心肌损伤时，$LDH_1$ 活性增高早于 LDH 总活性测定，且 LDH_1 释放多于 LDH_2。正常参考值为 $LDH_1/LDH_2 < 0.7$；心肌梗死的诊断值为 $LDH_1/LDH_2 > 1.0$。

6. 心肌损伤的蛋白标志物有 Mb、cTn、BNP/NTproBNP。

7. cTn 是早期诊断心肌梗死最好的标志物；cTnT 和 cTnI 作为心肌损伤的指标，诊断特异性高，尤其对微小的、小灶性心肌梗死的诊断更有价值。

8. cTnT 和 cTnI 兼有了 CK-MB 升高较早和 LDH_1 诊断时间窗长的优点。

9. Mb 是心肌梗死的早期诊断标志物，是排除心肌梗死很好的指标。

10. Mb 的半衰期短。Mb 测定有助于在心肌梗死病程中观察有无再梗死或者梗死再扩展。

11. Mb 是溶栓治疗中判断有无再灌注的较敏感而准确的指标。

12. BNP/NTproBNP 是诊断和治疗心力衰竭较好的心脏生物标志物。

相 关 习 题

1. 急性心肌梗死后，血清酶活力达高峰最快的是
   A. CK-MB
   B. CK
   C. LDH
   D. AST
   E. α-HBDH

2. 试剂中加入 AMP 后，可减少溶血对下列何种血清酶活性测定的影响

A. AST
B. α-HBDH
C. LDH
D. CK
E. ALP

3. 最早能反映心肌损伤发生的酶学检查是
   A. AST
   B. CK

C. CK - MB

D. CK - MM 亚型：CK - MM$_3$/CK - MM$_1$

E. α - HBDH

4. CK - MB 在典型的心肌梗死后多长时间恢复至正常

A. 18～24h

B. 48～72h

C. 24～60h

D. 5d

E. 7d

5. CK - MM 亚型对急性心肌梗死的早期诊断较敏感，一般以下列哪项作为诊断标准

A. CK - MM$_3$/CK - MM$_1$＞0.5

B. CK - MM$_3$/CK - MM$_1$＞1.0

C. CK - MM$_3$/CK - MM$_2$＞1.5

D. CK - MM$_1$/CK - MM$_3$＞1.5

E. CK - MM$_1$/CK - MM$_3$＞1.0

6. 某急性心肌梗死患者发病 14h 后，进行乳酸脱氢酶同工酶检查，急性心肌梗死时，LDH 最早出现变化的时间为

A. 2～4h

B. 4～8h

C. 8～12h

D. 12～24h

E. 24h 以上

7. 心肌梗死的患者哪种同工酶明显升高

A. LDH$_1$

B. LDH$_2$

C. LDH$_3$

D. LDH$_4$

E. LDH$_5$

8. CK 测定时反应中必须存在的物质是

A. NADPH

B. Fe^{3+}

C. NAD$^+$

D. Mg^{2+}

E. Ca^{2+}

9. 患者，男，58 岁。10d 前诊断为急性心肌梗死，现最有可能还是异常的血清酶是

A. AST

B. CK

C. CK - MB

D. ALT

E. LDH

10. 心肌中含量最多的肌酸激酶同工酶是

A. CK - MM

B. CK - MB

C. CK - BB

D. CK - MiMi

E. AK

11. 急性心肌梗死发生后，血中下列哪项指标最早出现异常

A. CK

B. CK - MB$_2$/CK - MB$_1$

C. LDH$_1$/LDH$_2$

D. cTn

E. AST

12. 心肌中 LDH 的主要同工酶是

A. LDH$_1$

B. LDH$_2$

C. LDH$_3$

D. LDH$_4$

E. LDH$_5$

13. 急性心肌梗死发生后 3～8h 即开始升高，10～36h 达峰值，3～4d 将恢复至正常的血清酶是

A. CK

B. LDH

C. AST

D. ALT

E. ALP

14. 急性心肌梗死发生后，下列血清酶中
持续升高时间最长的是
A. CK
B. LDH
C. AST
D. ALT
E. ALP

15. 急性心肌梗死时，最先恢复至正常的
酶是
A. ALT
B. LDH
C. CK
D. AST
E. ALP

16. 心肌梗死患者血清 LDH_1 开始升高的
时间是
A. 6h
B. 8h
C. 10h
D. 12h
E. 24h

17. 监测"再梗"的首选标志物是
A. ALT
B. cTn
C. CK - MB
D. ALT
E. LDH

18. 患者，男，50 岁。胸痛 3h 入院，考
虑为急性心肌梗死，应急诊检查的酶
学指标是
A. LDH_1
B. AST
C. CK - MB
D. ALT
E. γ - GT

19. 下列关于 CK 测定，叙述错误的是
A. 黄疸对结果会产生影响

B. 浑浊标本对结果无影响
C. 常用的抗凝剂为肝素
D. 其他抗凝剂对 CK 活性的测定或
多或少会产生影响
E. 血清、血浆、脑脊液等均可作标本

20. 急性心肌梗死发病后，进行溶栓治疗
后，如果 CK 成倍增加，达峰时间提
前，表明
A. 溶栓治疗后出现再灌注
B. 病情加重，预后不良
C. 出现心力衰竭
D. 再次出现心肌梗死
E. 伴有脑组织损伤

21. 心肌梗死时不升高的酶是
A. 谷草转氨酶
B. 碱性磷酸酶
C. 乳酸脱氢酶
D. 肌酸激酶
E. 肌酸激酶同工酶

22. 某患者胸痛发生后 5h 来医院就诊，
首选的检查项目是
A. Mb 和 cTnI
B. Mb 和 CK - MB
C. Mb 和 CK
D. CK - MB 和 AST
E. CK - MB 和 LDH

23. 目前认为下列哪一项是诊断心力衰竭
最敏感的标志物
A. 心钠肽（ANP）
B. D-二聚体
C. B 钠尿肽（BNP）
D. P-选色素
E. 心肌肌钙蛋白（cTn）

24. 肌红蛋白与下列何者同时进行检测，
可提高其诊断 AMI 的特异性
A. C 反应蛋白
B. 肌动蛋白

C. 糖原磷酸化酶 BB

D. 碳酸酐酶同工酶Ⅲ

E. 心肌肌钙蛋白

25. 急性心肌梗死发作后，血中下列哪项达峰值时增高幅度最大

A. LDH

B. AST

C. CK – MB

D. cTn

E. LDH_1/LDH_2

26. 急性心肌损伤后，哪种标志物最早会恢复至正常水平

A. CK – MB

B. Mb

C. LDH_1

D. cTn

E. AST

27. 心肌损伤标志物中，用于排除早期急性心肌梗死发生的较好指标是

A. CK

B. CK – MB

C. Mb

D. cTn

E. hs – CRP

28. 心肌特异性最高的指标是

A. 肌红蛋白

B. 肌酸激酶同工酶 MB

C. 乳酸脱氢酶1型同工酶

D. 心肌肌钙蛋白

E. 天冬氨酸氨基转移酶

29. 辅助心力衰竭的分级和排除诊断的指标是

A. cTnI

B. IMA(ischemia modified albumin)

C. NTproBNP 或 BNP

D. CK

E. CK – MB

30. 患者，男，65 岁。胸痛向左肩臂放射，伴出汗 4h，含硝酸甘油不能缓解，心电图检查无典型 Q 波。下列最有助于心肌梗死确诊的检查是

A. 肌酸激酶

B. 天冬氨酸氨基转移酶

C. 乳酸脱氢酶

D. 肌红蛋白和心肌肌钙蛋白

E. α-羟丁酸脱氢酶

31. 目前在急性冠状动脉综合征时最早升高的蛋白标志物是

A. TnT

B. sTnT

C. cTnT

D. Mb

E. CK

32. 可对心力衰竭引起的呼吸困难与其他原因引起的呼吸困难相鉴别的指标是

A. cTn

B. Mb

C. BNP

D. Pro – BNP

E. NTproBNP

33. 下列心肌标志物，分子量最小的是

A. Mb

B. CK – MB

C. LDH

D. cTnI

E. AST

34. 在急性心肌梗死发病后，Mb 开始升高的时间是

A. 1～3h

B. 5～10h

C. 6～12h

D. 12～24h

E. 24～48h

35. 急性心肌梗死的确诊标志物是
    A. 心肌肌钙蛋白
    B. 肌红蛋白
    C. 肌酸激酶同工酶 MB
    D. 肌酸激酶
    E. 乳酸脱氢酶 1 型同工酶

36. 溶栓治疗中判断有无再灌注的较敏感而准确的指标是
    A. Mb
    B. cTnT
    C. cTnI
    D. TnC
    E. BNP/NTproBNP

37. 急性心肌梗死时，最早升高的标志物是
    A. Mb
    B. cTnT
    C. cTnI
    D. TnC
    E. BNP/NTproBNP

38. 有助于在急性心肌梗死病程中观察有无再梗死或者梗死再扩展的指标是
    A. Mb
    B. cTnT
    C. cTnI
    D. TnC
    E. BNP/NTproBNP

39. 心力衰竭诊断的标志物是
    A. Mb
    B. cTnT
    C. cTnI
    D. TnC
    E. BNP/NTproBNP

40. 临床应用时不提倡同时检测的心脏标志物是
    A. cTnI 和 cTnT
    B. CK 和 cTnI
    C. CK 和 cTnT
    D. Mb 和 cTnT
    E. Mb 和 cTnI

41. 下列关于肌红蛋白，叙述不正确的是
    A. 存在于骨骼肌和心肌等组织
    B. 分子中含有亚铁血红素
    C. 分子量为 17500
    D. 分子中的亚铁血红素与氧结合是可逆的
    E. 急性心肌梗死的确诊标志物

42. 目前用于急性冠脉综合征诊断最特异的生化指标是
    A. Mb
    B. CK – MB
    C. LDH
    D. cTn
    E. AST

43. 冠脉再灌的早期指标是
    A. Mb
    B. cTnT
    C. cTnI
    D. cTnC
    E. BNP/NTproBNP

44. 主要用于心力衰竭的诊断、鉴别诊断和预后分析的指标是
    A. BNP/NTproBNP
    B. LDH
    C. cTn
    D. AST
    E. CK

45. 评价心力衰竭预后的最好神经激素类标志物是
    A. Mb
    B. cTnT
    C. cTnI
    D. cTnC
    E. BNP/NTproBNP

46. 评价无症状或轻微症状左心室功能障碍(LVD)以及晚期心力衰竭的最佳预后指标是
    A. cTn
    B. Mb
    C. BNP
    D. Pro-BNP
    E. NTproBNP

47. 进行 BNP 检测，应在标本采集后
    A. 立即冰浴送检
    B. 常温待检
    C. 37℃保温待检
    D. −20℃可保存半年
    E. −70℃可长久保存

48. 患者，男，60 岁。急性胸痛发作 2h 就诊。面色苍白，出汗，血压 110/90mmHg，脉搏 78 次/分，心音正常。心电图示 ST 段抬高。怀疑心肌梗死，首次进行生化检查时，应优先选择的检查指标是
    A. CK
    B. AST
    C. Mb
    D. cTnI
    E. LDH_1

49. 反映心-肾综合功能的指标
    A. cTn
    B. Mb
    C. BNP
    D. Pro-BNP
    E. NTproBNP

50. 心肌肌钙蛋白的英文缩写是
    A. AST
    B. MLC
    C. cTn
    D. CRP
    E. Mb

51. 胸痛发作后 6～12h 不升高，有助于排除急性心肌梗死诊断指标的是
    A. Mb
    B. cTnT
    C. cTcI
    D. cTnC
    E. BNP/NTproBNP

52. 不稳定型心绞痛患者，其血浆水平高于稳定型心绞痛患者的是
    A. 血浆纤维蛋白原(Fib)
    B. 超敏 C 反应蛋白
    C. 磷脂酶 A_2
    D. 甘油三酯、总胆固醇
    E. 同型半胱氨酸

53. 预测远期罹患冠心病的独立危险因素是
    A. 血浆纤维蛋白原
    B. 超敏 C 反应蛋白
    C. 磷脂酶 A_2
    D. 甘油三酯、总胆固醇
    E. 同型半胱氨酸

(54～55 题共用题干)

患者，男，47 岁。早晨走路时出现心前区闷痛，伴气短、出汗、经休息及含服速效救心丸 10 粒后症状缓解。2d 后，患者休息时突发心前区闷痛，伴大汗、呼吸困难，入院行心电图检查提示：Ⅱ、Ⅲ、aVF 导联 ST 段明显抬高，初步诊断为"冠心病，急性下壁心肌梗死"。急诊入院时血生化：肌钙蛋白 T 6.77ng/ml，肌酸激酶 3124.1U/L，肌酸激酶同工酶定量测定 155.3ng/ml。

54. 对诊断心肌梗死特异性最高的标志物是
    A. LDH
    B. cTn

C. CK

D. Mb

E. AST

55. 急性心肌梗死时，乳酸脱氢酶同工酶
含量变化正确的是
A. $LDH_5 > LDH_4$
B. $LDH_1/LDH_2 < 1.0$
C. $LDH_1/LDH_2 > 1.0$
D. $LDH_3 > LDH_1$
E. $LDH_4 > LDH_3$

56. 对胸痛而 ECG 和 CK－MB 均正常的
患者，下列指标可以帮助判断是否有
微小心肌损伤的是

A. 肌红蛋白

B. 肌酸激酶

C. 心肌特异性肌钙蛋白($cTnT$、$cTnI$)

D. 乳酸脱氢酶同工酶

E. 天冬氨酸氨基转移酶

57. 对因胸痛而立刻就诊的患者，心电图
正常应首选下列措施中的
A. 让患者回家
B. 只测定 CK－MB
C. 只测定心肌特异性肌钙蛋白（cT-
nT、cTnI）
D. 乳酸脱氢酶同工酶
E. 测定肌红蛋白和心肌特异性肌钙
蛋白（$cTnT$、$cTnI$）

考 题 示 例

1. 下列选项中，CK－MB 含量最高的是
【专业知识】
A. 骨骼肌
B. 脑组织
C. 心肌
D. 红细胞
E. 肝脏

2. 诊断急性心肌梗死最佳的血清酶指标
是【专业知识】
A. AST
B. CK
C. CK－MB
D. Mb
E. cTnT

3. 急性心肌梗死患者发病期血清乳酸脱
氢酶同工酶电泳结果为【专业知识】
A. $LDH_2 > LDH_1 > LDH_3 > LDH_4 > LDH_5$
B. $LDH_5 > LDH_1 > LDH_2 > LDH_3$

$> LDH_4$
C. $LDH_3 > LDH_1 > LDH_2 > LDH_4 > LDH_5$
D. $LDH_1 > LDH_2 > LDH_3 > LDH_4 > LDH_5$
E. $LDH_4 > LDH_1 > LDH_2 > LDH_3 > LDH_5$

4. 对诊断心肌梗死最有价值的生化指标
是【专业知识】
A. AST
B. ALT
C. CK－MB 活性
D. CK－MB Mass
E. γ－GT

5. 下列指标中，被推荐用于急性心肌梗
死诊断的是【专业知识】
A. AST
B. ASTm
C. LDH_1

D. CK - MB

E. ALT

6. 急性心肌梗死后，肌酸激酶达到高峰的时间是【专业知识】

A. 2～4h

B. 4～8h

C. 8～12h

D. 12～48h

E. 72h

7. CK 的中文名称是【专业知识】

A. 肌酸激酶

B. 淀粉酶

C. 脂肪酶

D. 丙氨酸氨基转移酶

E. 胆碱酯酶

8. 急性心肌梗死出现【专业知识】

A. Fib 升高

B. Fib 减低

C. FVIII 减低

D. FXII 减低

E. FXIII 减低

9. 诊断心肌损伤的特异标志物是【专业知识】

A. C 反应蛋白

B. 肌红蛋白

C. 心肌肌钙蛋白

D. 乳酸脱氢酶

E. 肌酸激酶

10. 某患者胸痛 6h 后入院，临床检验基础心电图未见典型急性心肌梗死改变。为进一步明确诊断，应选择【专业知识】

A. Mb

B. CK、LDH

C. LDH、α - HBDH

D. CK - MB、cTnT

E. CK、CK - MB - AST、α - HB-

DH、LDH

11. cTn 的中文名称是【专业知识】

A. 肌红蛋白

B. 心肌肌钙蛋白

C. 血红蛋白

D. 血清蛋白

E. 免疫球蛋白

12. Mb 在急性心肌梗死发作后达到峰值的时间是【专业知识】

A. 6～10h

B. 9～30h

C. 10～24h

D. 10～36h

E. 24～36h

13. cTnI 在急性心肌梗死发作后达到峰值的时间是【专业知识】

A. 5～12h

B. 9～30h

C. 8～14h

D. 10～36h

E. 24～36h

14. 心肌特异性肌钙蛋白通常是指【专业知识】

A. cTnI 和 cTnT

B. CK

C. Mb

D. AST

E. cTnC

15. 患者，男，50 岁。胸痛发作 3h，心电图检查正常，肌酸激酶 167U/L，乳酸脱氢酶 381U/L。为排除心肌梗死，首选的检查是【专业知识】

A. 运动试验

B. 血清 AST

C. 超声心动图

D. 血清乳酸脱氢酶

E. 血清心肌肌钙蛋白

16. 可用于微小心肌损伤的临床诊断指标
　　是【相关专业知识】

　　A. CK

　　B. AST

　　C. LDH

　　D. α－HBDH

　　E. cTn

17. 某患者胸痛 8h 后入院，临床检查
　　ECG 未见异常，为明确诊断应选择
　　再做下列何项检查【相关专业知识】

　　A. LDH

　　B. CK

　　C. AST

　　D. cTnI

　　E. CK－MB 和 AST

18. 冠心病的确定危险因素是【相关专业
　　知识】

　　A. 纤维蛋白原增高

　　B. C 反应蛋白增高

　　C. HDL－C 增高

　　D. 凝血因子异常

　　E. LDL－C 增高

（19～20 题共用题干）

　　患者，男，43 岁。2h 前因心前区剧
烈疼痛就诊，疑急性心肌梗死。

19. 临床生化心肌相关检查结果中最先出
　　现阳性的检查是【专业实践能力】

　　A. Mb

　　B. CK

　　C. LDH

　　D. cTnI

　　E. AST

20. 确诊心肌梗死最好的生化检查项目是
　　【专业实践能力】

　　A. Mb

　　B. CK

　　C. LDH

　　D. cTnI

　　E. AST

21. 急性心肌缺血时最早升高的是【相关
　　专业知识】

　　A. CK

　　B. LDH

　　C. AST

　　D. Mb

　　E. cTn

22. 急性心肌梗死发生时，cTn 在血中开
　　始升高的时间是【相关专业知识】

　　A. 2～4h

　　B. 4～8h

　　C. 6～18h

　　D. 8～12h

　　E. 12～16h

23. 急性心肌梗死发生后，血中出现最早
　　的心肌损伤标志物是【基础知识】

　　A. Mb

　　B. CK－MB

　　C. cTn

　　D. CK

　　E. AST

24. 下面哪种酶是判断急性心肌梗死预后
　　的最好指标【基础知识】

　　A. CK－MB

　　B. LDH_5

　　C. ASTm

　　D. LDH_1

　　E. m－ALT

25. 下列对诊断心肌梗死特异性最高的物
　　质是【专业知识】

　　A. CK

　　B. AST

　　C. CK－MB

D. LDH

E. Mb

（26～28 题共用题干）

患者，男，成年。严重胸痛发作 4h 到急诊科就诊。有胸痛史 2 年，心电图检查示 ST 段抬高。

26. 最可能的诊断是【专业知识】

A. 急性心肌梗死

B. 高血压

C. 心肌炎

D. 急性肝炎

E. 心力衰竭

27. 最有早期诊断价值的指标是【专业知识】

A. Mb

B. cTnT

C. CK

D. CK - MB

E. AST

28. 如果仍未确诊，12h 后应选的标志物是【专业知识】

A. Mb

B. cTnT

C. CK

D. CK - MB

E. AST

第十章 肝胆疾病的实验室检查

本 章 考 纲

单元	细目	要点	要求	科目
肝胆疾病的实验室检查	1. 肝胆生化	(1)肝脏的代谢	了解	2，3
		(2)肝脏的生物转化功能	熟练掌握	1，2
		(3)胆汁酸代谢紊乱与疾病	熟练掌握	3，4
		(4)胆红素代谢与黄疸	熟练掌握	3，4
	2. 肝胆疾病的检查	(1)酶学检查（ALT、AST、ALP、GGT、ChE)方法学评价、参考值及临床意义	熟练掌握	3，4
		(2)胆红素代谢产物(血浆总胆红素、结合与未结合胆红素，尿胆红素及尿胆原)和胆汁酸测定的方法学评价及临床意义	熟练掌握	3，4
		(3)肝纤维化标志物（Ⅲ、Ⅳ型胶原等)的测定及其临床意义	熟悉	3，4
		(4)肝昏迷时的生化变化及血氨测定	掌握	3，4
	3. 肝细胞损伤时的其他有关检查及临床意义	(1)蛋白质代谢异常的检查	了解	3，4
		(2)糖代谢异常的检查	了解	1，2
		(3)脂代谢异常的检查	了解	3，4
		(4)各种急、慢性肝病时综合考虑应选择的试验及其临床意义	掌握	3，4

注：1—基本知识；2—相关专业知识；3—专业知识；4—专业实践能力。

内 容 概 要

一、肝胆生化

（一）肝脏的代谢

1. 肝脏在蛋白质代谢中的作用

（1）正常代谢 ①合成蛋白质和分解蛋白质：肝脏是蛋白质生物合成的主要器官，肝脏可以合成除 γ 球蛋白（免疫球蛋白）以外的几乎所有的血浆蛋白质，如白蛋白、纤维蛋白原、凝血因子、纤溶因子等。其中，肝脏合成最多的血浆蛋白质为白蛋白。正常人血清中血浆总蛋白（T）含量为 $60\sim80g/L$、白蛋白（A）为 $40\sim55g/L$、球蛋白（G）为 $20\sim30g/L$，A/G 为 $(1.5\sim2.5):1$。②参与氨基酸代谢：肝脏能转化和分解氨基酸，除支链氨基酸外，其余氨基酸主要在肝脏内代谢。氨基酸的转氨基、脱氨基、转甲基、脱硫基、脱羧基等反应在肝脏中进行得十分活跃。③通过鸟氨酸循环合成尿素：以解除氨毒是肝脏的特异功能。

（2）代谢变化 ①血浆蛋白质含量降低：A/G 比值降低甚至倒置；②血氨升高：导致肝性脑病；③血浆氨基酸比例失调：支链氨基酸/芳香族氨基酸（支/芳）比值下降。

2. 肝脏在糖代谢中的作用

（1）正常代谢 肝脏维持血糖浓度的相对恒定，通过肝糖原合成、肝糖原分解及糖异生而实现。

（2）代谢变化 ①丙酮酸含量升高；②血糖紊乱，出现高血糖或低血糖；③血清半乳糖浓度增高。

3. 肝脏在脂类代谢中的作用

（1）正常代谢 肝脏在脂类的消化、吸收、分解、合成、运输及转化过程中均具有重要作用。肝脏是合成脂肪酸、脂肪和胆固醇的主要场所。肝脏合成的胆固醇是血浆胆固醇的主要来源。肝脏也是脂类降解的重要器官。脂肪酸在肝脏中经 β-氧化后生成酮体。胆固醇在肝细胞内转化为胆汁酸，是机体清除胆固醇的主要方式。

（2）代谢变化 ①分解减少，合成增多，形成脂肪肝；②酮体代谢紊乱，出现酮症；③血清胆固醇增高，胆固醇酯/胆固醇的比值下降，低密度脂蛋白增多；④磷脂增高。

4. 肝脏在激素代谢中的作用

（1）正常代谢 肝脏是激素灭活的主要场所。

（2）代谢变化 激素的灭活过程减弱，血激素水平升高，出现相应的临床体征。如雌激素水平增高，可出现男性乳房女性化、蜘蛛痣、肝掌；醛固酮水平增高可出现水、钠潴留而导致水肿等。

5. 肝脏在维生素代谢中的作用

(1)正常代谢 肝脏是维生素的吸收、储存、代谢的主要器官。①吸收：促进脂溶性维生素 A、维生素 D、维生素 E、维生素 K 的吸收。②储存：肝脏是维生素 A、维生素 D、维生素 E、维生素 K、维生素 B_1、维生素 B_2、维生素 B_6、泛酸、叶酸、维生素 B_{12} 的主要储存场所。③代谢：多种维生素在肝脏中转化为辅酶或活性形式，参与各种物质代谢。例如：维生素 A 原转化为维生素 A；维生素 D 转化为 25-羟维生素 D_3，然后在肾脏中转化为 1, 25-$(OH)_2$-D_3；维生素 PP 可转化为 NAD^+ 和 $NADP^+$；维生素 B_1 可转化为 TPP；泛酸可转化为辅酶 A；维生素 B_2 可转化为 FMN 和 FAD。

(2)代谢变化 ①吸收减少；②活化减少。维生素缺乏可引起缺乏症如夜盲症、佝偻病、贫血、癞皮症等。

(二)肝脏的生物转化作用

1. 正常生物转化作用

(1)生物转化的概念 机体对非营养物质进行代谢转变，使其极性增加、水溶性增强易于排出的过程称为生物转化。肝脏是生物转化的主要器官。

(2)生物转化作用的对象 生物转化作用的对象是非营养物质。非营养物质指机体内既不能氧化供能，也不参与细胞构成的物质，包括外源性非营养物质(药物、食品添加剂、毒物)、内源性非营养物质(激素、神经递质、胆红素、氨、胺类等)。

(3)生物转化的反应类型 生物转化的反应类型包括氧化反应、还原反应、水解反应和结合反应等。其中氧化反应、还原反应、水解反应是直接进行反应的方式，称为第一相反应，而在第一相反应基础上进行的结合反应称为第二相反应。结合反应是体内最重要的生物转化方式。常见的结合反应有葡萄糖醛酸结合反应(最普遍)、硫酸结合反应、谷胱甘肽结合反应、甘氨酸结合反应。

(4)生物转化的特点 ①连续性；②多样性；③解毒与致毒的双重性。

2. 生物转化作用的变化

生物转化作用的变化有：血氨升高，出现肝性脑病；胺类代谢减慢，出现假性神经递质；激素灭活功能降低，出现雌激素水平升高，醛固酮升高导致水肿等；对外源性物质的清除能力下降，机体易中毒；改变药物的代谢方式及规律，影响药效及用药方法。

(三)胆汁酸代谢紊乱与疾病

1. 胆汁的正常代谢

(1)胆汁的分泌与排泄 胆汁是肝细胞分泌的液体。正常人每天分泌 800～1000ml 胆汁。从肝脏初分泌出来的胆汁称为肝胆汁，比重较低；进入胆囊后因水分等的重吸收而逐渐浓缩的胆汁，比重增高，称为胆囊胆汁。肝胆汁的 pH 值为 7.1～8.5，胆囊胆汁的 pH 值 5.5～7.7。胆汁中的固体成分主要是胆汁酸盐(简称为胆盐)，约占胆汁固体成分的 50%，其次是无机盐、黏蛋白、磷脂、胆固醇、胆色素等。胆汁中还含有磷酸酶、淀粉酶、脂肪酶等多种酶类。另外，进入体内的药物、染料、毒物及重金属盐等异源物经肝脏的生物转化作用后也随胆汁排出体外。

（2）胆汁酸的代谢与分类　①初级胆汁酸的生物合成：肝细胞以胆固醇为原料，首先在胆固醇 7α-羟化酶的催化下转变为 7α-羟胆固醇，然后再经过氧化、还原、羟化、侧链氧化及断裂等多步酶促反应，生成游离型胆汁酸，主要有胆酸（CA）和鹅脱氧胆酸（CDCA），再分别与甘氨酸或牛磺酸结合生成初级结合胆汁酸，以胆汁酸盐的形式随胆汁排入肠道。②次级胆汁酸的生成：随胆汁进入肠道的初级胆汁酸在协助脂类物质消化、吸收的同时，在回肠和结肠上段受肠道细菌的作用，代谢生成次级胆汁酸即脱氧胆酸和石胆酸。脱氧胆酸和石胆酸经肠黏膜重新吸收入血，输送到肝脏后与甘氨酸或牛磺酸结合，形成结合型次级胆汁酸。其中，石胆酸溶解度小，一般不与甘氨酸或牛磺酸结合，而脱氧胆酸与二者结合形成结合型次级胆汁酸，即甘氨脱氧胆酸和牛磺脱氧胆酸。③胆汁酸的肝肠循环：排入肠道内的胆汁酸有 95％ 以上被肠壁重新吸收，经门静脉入肝脏，在肝细胞内重吸收的游离型胆汁酸，被转变成结合型胆汁酸，与新合成的胆汁酸一同再次随胆汁排入肠道的过程，称为胆汁酸的肠肝循环。④胆汁酸的功能：其主要功能是促进脂类的消化和吸收；抑制胆固醇结晶析出，防止结石的形成。胆汁酸的分类见 10-1。

表 10-1　胆汁酸的分类

按来源分类	按结构分类	
	游离型胆汁酸	结合型胆汁酸
初级胆汁酸（肝细胞）	胆酸	甘氨胆酸、牛磺胆酸
	鹅脱氧胆酸	甘氨鹅脱氧胆酸、牛磺鹅脱氧胆酸
次级胆汁酸（肠道）	脱氧胆酸	甘氨脱氧胆酸、牛磺脱氧胆酸
	石胆酸	

2. 胆汁酸代谢障碍

（1）胆汁酸合成障碍　对于肝实质细胞的患者，如肝炎、肝硬化的患者，肝细胞对胆汁酸的合成和结合能力下降，会出现异常胆汁酸。血清胆汁酸主要测定 CA 与 CDCA 浓度，计算其比值。严重肝病患者会出现 CA/CDCA 比值变小，甚至倒置，出现 CA/CDCA＜1.0。

（2）胆汁酸向肠道排出障碍　胆道梗阻导致血清胆汁酸明显升高。

（3）胆汁酸肠肝循环紊乱　如回肠切除术后、结肠炎患者，可导致脂肪消化吸收不良，引起水性腹泻、脂肪泻。

（4）胆汁淤积　肝脏分泌功能紊乱、肝内疾病都可导致胆汁淤积，使血清胆汁酸明显升高。

（四）胆红素代谢与黄疸

胆色素（bile pigment）是体内铁卟啉类化合物的主要分解代谢产物，包括胆红素、胆绿素、胆素原和胆素等化合物。

1. 胆红素的来源

胆红素的来源如下。①衰老红细胞破坏降解：约占人体胆红素总量的80％；②无效红细胞生成：造血过程中，骨髓内作为造血原料的血红蛋白或血红素，在未成为成熟红细胞之前有少量分解而生成胆红素；③小部分胆红素来自组织中非血红蛋白：如由肌红蛋白、细胞色素、过氧化氢等血红素辅基的分解产生。

2. 胆红素的生成

胆红素是血红素降解的产物，主要来自血红蛋白的分解。成熟红细胞的正常寿命为100～120d。衰老红细胞在单核巨噬细胞系统中被吞噬细胞破坏后释放出血红蛋白，脱去珠蛋白而分离出血红素，而血红素释放一氧化碳和铁，形成胆绿素。胆绿素进一步还原为胆红素，此时胆红素呈游离态，又称为未结合胆红素。未结合胆红素分子量很小(585)，具亲脂性，故很易透过细胞膜，对细胞产生毒性作用。未结合胆红素不能与偶氮试剂直接起反应，必须加入加速剂破坏分子内部的氢键后才能反应，故又称为间接胆红素。

3. 胆红素的运输

未结合胆红素经血液运至肝脏，进入血液中的未结合胆红素立即与白蛋白结合，以"胆红素-白蛋白复合体"形式运输。

意义：白蛋白呈水溶性，有利于胆红素的运输；白蛋白分子量大，限制了未结合胆红素透过细胞膜。正常人血中以未结合胆红素为主，占总胆红素的4/5。

4. 肝脏对胆红素的摄取、转化及排泄

(1)摄取　肝细胞摄取白蛋白运输的未结合胆红素，在细胞液中与Y蛋白和Z蛋白结合，并以这种形式在肝细胞内储存或运到滑面内质网进行转化。

(2)转化　在葡萄糖醛酸转移酶催化下，一分子胆红素与两分子葡萄糖醛酸合成胆红素双葡萄糖醛酸酯，或与一分子葡萄糖醛酸生成胆红素单葡萄糖醛酸酯，统称为结合胆红素。其分子量较大，呈水溶性，不易透过生物膜，对细胞的毒性小。结合胆红素能与偶氮试剂直接反应，又称为直接胆红素。

(3)排泄　经肝细胞转化生成的结合胆红素排入小肠继续代谢。

未结合胆红素和结合胆红素的比较见表10-2。

表10-2　未结合胆红素和结合胆红素的比较

项目	未结合胆红素	结合胆红素
常见其他名称	间接胆红素、血胆红素、游离胆红素	直接胆红素、肝胆红素
与葡糖醛酸结合	未结合	结合
与重氮试剂反应	慢或者间接反应	迅速、直接反应
水中溶解度	小	大
对细胞膜的通透性及毒性	大	小
经肾随尿排出	不能	能

5. 胆红素在肠道的代谢及胆色素的肠肝循环

经肝细胞转化生成的结合胆红素,排入小肠继续代谢,少量经胆总管的门静脉重吸收入肝,极少部分直接进入体循环,血、尿中结合胆红素由此而来。正常人血中结合胆红素占总胆红素的1/5。

肝细胞合成的结合胆红素随胆汁排入小肠,在小肠下端的肠道细菌作用下,先脱去葡萄糖醛酸,还原为尿胆原和粪胆原,总称为胆素原。在肠道下端或随粪便排出时与空气接触氧化成粪胆素,此为大便颜色的主要来源。在小肠下段生成的胆素原,10%~20%经门静脉重吸收入肝脏,其中大部分再次由肝细胞分泌随胆汁排入肠道,形成胆素原的肠肝循环。小部分通过肝静脉进入体循环,经肾脏随尿排出,尿中胆素原可进一步氧化成尿胆素,成为尿颜色的主要来源。

正常人血中胆红素很少,大部分是未结合胆红素;尿中尿胆原及尿胆素含量很少,无胆红素;粪便中有粪胆原和粪胆素。

(五)胆色素代谢异常与黄疸

1. 黄疸的概念

正常人血清胆红素含量甚微,不超过 $17.1\mu mol/L(1.0mg/dl)$。血清胆红素浓度超过 $34.2\mu mol/L$ 时,导致皮肤、巩膜和黏膜等组织黄染,称为显性黄疸,又称为临床黄疸;当血清胆红素浓度在 $17.1\sim34.2\mu mol/L$ 时,肉眼看不到巩膜或皮肤黄染,称为隐性黄疸。

2. 黄疸的类型及特点

根据发病原因不同将黄疸分为溶血性黄疸、肝细胞性黄疸和梗阻性黄疸3种类型。

(1)溶血性黄疸 溶血性黄疸又称为肝前性黄疸,是各种原因如恶性疟疾、输血不当、过敏、药物等使红细胞大量破坏,血红蛋白释放过多,血中未结合胆红素升高所致。未结合胆红素明显增加超过了肝脏的转化能力,但结合胆红素正常或接近正常。尿胆原增多,尿胆红素阴性。溶血性黄疸的主要特征如下。①血清中未结合胆红素明显升高;②重氮试剂反应(凡登白试验),直接反应(一)、间接反应(十);③尿三胆试验,尿胆红素(一)、尿胆原(十)、尿胆素(十);④尿液颜色,加深,多为浓茶色;⑤粪便颜色,加深,粪便呈现咖啡色。

(2)肝细胞性黄疸 肝细胞性黄疸又称为肝性黄疸,是由于肝实质病变,肝细胞受损,肝功能减退,以致肝脏对胆红素的摄取、结合和排泄作用都发生障碍所致。一方面,肝脏不能将未结合胆红素转变为结合胆红素,使血中未结合胆红素增加;另一方面,病变区压迫毛细胆管使生成的结合胆红素反流入血,故血中结合胆红素也可增加。肝细胞性黄疸的主要特征如下。①血清中未结合胆红素及结合胆红素均升高;②重氮试剂反应(凡登白试验),直接反应(十)、间接反应(十);③尿三胆试验,尿胆红素(十)、尿胆原(±)、尿胆素(±);④尿液颜色,深浅不定,多数加深;⑤粪便颜色,深浅不定,多数变浅。

(3)梗阻性黄疸 梗阻性黄疸又称为肝后性黄疸,是由于胆道梗阻,胆汁不能排出而淤积在胆道内,使毛细胆管压力升高,通透性增加,甚至管壁破裂,胆汁反流入体循环所致。血中结合胆红素增加，结合胆红素能通过肾小球滤过膜，使尿中出现胆红素。梗阻性黄疸的主要特征如下。①血清中结合胆红素明显升高；②重氮试剂反应（凡登白试验），直接反应（＋）、间接反应（一）；③尿三胆试验，尿胆红素（＋）、尿胆原（一）、尿胆素（一）；④尿液颜色，加深，多为黄色；⑤粪便颜色，变浅，粪便呈现灰白色。

3. 新生儿生理性黄疸

新生儿体内红细胞溶解致胆红素产生过多；肝细胞内葡萄糖醛酸转移酶活性不高；新生儿肝细胞内缺乏 Y 蛋白，胆红素的摄取能力较成年人差；母乳中含有孕二醇，对葡萄糖醛酸转移酶有抑制作用；无效红细胞生成；肝细胞胆汁分泌不完善。新生儿生理性黄疸以血清中未结合胆红素增多为主。

二、肝胆疾病的检查

(一)酶学检查方法学评价、参考值及临床意义

1. 丙氨酸氨基转移酶(ALT)的测定

(1)原理　ALT 大量存在于肝脏组织中，其次为肾脏、心脏、骨骼肌等。临床常用测定方法为连续监测法。

$$L\text{-丙氨酸} + \alpha\text{-酮戊二酸} \xrightarrow{ALT} \alpha\text{-丙酮酸} + L\text{-谷氨酸}$$

$$\alpha\text{-丙酮酸} + NADH + H^+ \xrightarrow{LDH} 乳酸 + NAD^+$$

在 340nm 波长处检测 NADH 的消耗量，可计算出 ALT 活性浓度。

(2)方法学评价　①该方法特异性高、准确性高、精密度高，是 ALT 测定的首选方法。②存在着两个副反应，会使测定结果偏高。一是血清中存在的 α-酮酸（如丙酮酸）能消耗 NADH。二是血清中谷氨酸脱氢酶（GLDH）增高时，在有氨存在的条件下，亦能消耗 NADH。采取双试剂法可以有效去除干扰，是 ALT 测定的首选方法。③注意事项包括血清不宜反复冰冻保存，以免影响酶活性；不宜使用草酸盐、肝素、枸橼酸盐抗凝；避免使用溶血标本。

(3)参考值　ALT 的参考值为 5～40U/L。

(4)临床意义　①ALT 是反映肝损伤的敏感指标。急性肝损伤时，如各种急性病毒性肝炎，药物或酒精中毒性肝炎，血清 ALT 水平急剧升高，且 ALT＞AST。一般而言，急性肝炎时，血清 ALT 高低与临床病情轻重相平行，且往往是肝炎恢复期最后降至正常的酶，是判断急性肝炎是否恢复的一个很好的指标。②计算 DeRitis 比值，即 AST/ALT 之比，对于急、慢性肝炎的诊断和鉴别诊断以及判断急性肝炎的转归也特别有价值。正常约为 1.15，急性肝炎时 DeRitis 比值＜1.0，肝硬化时 DeRitis 比值≥2.0，肝癌时 DeRitis 比值≥3.0。特别注意的是，重症肝炎由于大量肝细胞坏死，血中 ALT 逐渐下降，而胆红素却进行性升高，出现所谓"酶胆分离"现象，常是肝坏死的前兆。③肝硬化、肝癌时，ALT 轻、中度增高。④ALT 广泛存在于各组织中，机体器官有实质性损害时，ALT 均可升高，而当各种原因引起胆道梗阻时，可致 ALT 中度升高。但一般而言，这些疾病 ALT 升高很少超过正常上限的 10 倍。常以 400U/L 为界，超过此值绝大多数可诊断为肝炎。

2. 天冬氨酸氨基转移酶(AST)的测定

(1)原理　AST 以心肌最多，其次肝脏。肝细胞中 ASTm 占 70%，ASTc 占 30%。临床常用测定方法是连续监测法。

$$L-天冬氨酸 + \alpha-酮戊二酸 \xrightarrow{AST} 草酰乙酸 + L-谷氨酸$$

$$草酰乙酸 + NADH + H^+ \xrightarrow{MDH} L-苹果酸 + NAD^+ + H_2O$$

在 340nm 波长处检测 NADH 吸光度的下降速率($-\Delta A/min$)，则可计算出 AST 的活性单位(国际单位)。

(2)方法学评价　该方法特异性高、准确性高、精密度高，是 AST 测定的首选方法。内源性误差主要来自血清中高浓度丙酮酸和谷氨酸脱氢酶(GLDH)，外源性干扰来自试剂中污染的 GLDH 和 AST。

(3)参考值　AST 的参考值为 5～40U/L。

(4)临床意义　①血清 AST 升高，多来自心肌或肝脏损伤。肾脏或胰腺细胞损伤，也可出现很高的 AST 活性。②慢性肝炎特别是肝硬化时，AST 升高程度超过 ALT。③在肝细胞坏死病变时，涉及细胞器的损伤，血清中 ASTm 常明显升高。胆道疾病 AST 也可升高。

3. 碱性磷酸酶(ALP)的测定

碱性磷酸酶的常用测定方法是连续监测法。

(1)原理　正常人血清 ALP 主要来自肝脏和骨骼。ALP 催化底物磷酸对硝基酚(4-NPP)水解产生游离的对硝基酚，对硝基酚在碱性溶液中转变呈黄色，然后可根据其在 405nm 波长处吸光度增高速率来计算 ALP 活性单位。

(2)方法学评价　血清样本应新鲜，冷冻复溶标本 ALP 活性升高可达 30%；抗凝剂可以选择用肝素，不可用乙二胺四乙酸盐、柠檬酸盐、草酸盐；血清稀释度对 ALP 活性测定有影响。

(3)参考值　不同年龄人群参考值不同。①男性：1～12 岁＜500U/L，12～15 岁＜750U/L，25 岁以上 40～150U/L。②女性：1～12 岁＜500U/L，15 岁以上 40～150U/L。

(4)临床意义　①ALP 可作为肝胆疾病的临床辅助诊断指标：如梗阻性黄疸、急性或慢性黄疸性肝炎、肝癌等血清酶活力可增高。②ALP 可作为骨骼疾病的临床辅助诊断指标：如纤维性骨炎、成骨不全症、佝偻病、骨软化病等血液中 ALP 活力增高。

4. γ-谷氨酰基转移酶(γ-GT/GGT)的测定

目前，γ-谷氨酰基转移酶的测定临床上多用连续监测法。

(1)原理　以 L-γ-谷氨酰-3-羧基-对硝基苯胺为底物，双甘肽为 γ-谷氨酰基的受体，在 γ-GT 的催化下生成 γ-谷氨酰双甘肽，同时释放出黄色的 2-硝基-5-氨基苯甲酸，在 405～410nm 波长处其吸光度升高的速率($\Delta A/min$)与 γ-GT 活性成正比。

(2)方法学评价　该法准确度高、精密度高、简便；线性范围宽可达 460U/L；溶血标本对测定无影响。

(3)参考值 男性的 γ-GT 参考值为 11～50U/L；女性的 γ-GT 参考值为 7～32U/L。

(4)临床意义 ①γ-GT 主要用于胆汁淤积及肝占位性病变的诊断。肝内、外梗阻性黄疸患者血清 γ-GT 均显著增高；病毒性肝炎和肝硬化 γ-GT 也可呈中度增高，但不及梗阻性黄疸明显。②嗜酒者 γ-GT 增高，显著性升高是酒精性肝病的重要特征，因此对酒精性中毒的判断有一定的价值。③肝癌患者 γ-GT 活性显著升高。

5. 胆碱酯酶(ChE)的测定

胆碱酯酶分为特异性乙酰胆碱酯酶(AChE)和拟胆碱酯酶(PChE)。血清胆碱酯酶指 PChE。有机磷是胆碱酯酶的强抑制剂，故有机磷中毒患者血清胆碱酯酶明显减低。PChE 由肝脏合成，故肝实质细胞损害时胆碱酯酶活性降低。

(二)胆红素代谢产物和胆汁酸测定的方法学评价及临床意义

1. 血清胆红素的测定

(1)改良 J-G 法 ①原理：在 pH 值为 6.5 的酸性条件下，血清中结合胆红素可直接与重氮试剂反应，产生偶氮胆红素；非结合胆红素在加速剂咖啡因-苯甲酸钠-醋酸钠的作用下，破坏其分子内氢键后才能与重氮试剂反应，产生偶氮胆红素。该法中所生成的偶氮胆红素呈红色，最大吸收波长为 530nm，但颜色不稳定，最后需加入碱性酒石酸钠，使红色偶氮胆红素转变成更加稳定的呈蓝绿色的偶氮胆红素，最大吸收波长为 600nm，颜色深浅与胆红素浓度成正比。②方法学评价：该法为推荐的常规方法，线性范围宽，有较好的精密度和准确度。③试剂成分及作用：试剂由醋酸钠(或无水乙酸钠)、咖啡因、苯甲酸钠组成。醋酸钠缓冲液保持偶氮反应的 pH 值；苯甲酸钠-咖啡因促进未结合胆红素分子内的氢键破坏，加速与重氮试剂的偶联反应。重氮试剂由等百分比浓度的亚硝酸钠(显色剂)及对氨基苯磺酸按1：40组成。叠氮钠(或抗坏血酸)可终止结合胆红素的偶氮反应。稳定剂为碱性酒石酸钠。

(2)葡萄糖氧化酶法 ①原理：在不同 pH 值条件下，胆红素氧化酶催化不同组分的胆红素氧化生成胆绿素，胆绿素与氧进行非酶促反应转变为淡紫色化合物，胆红素的最大吸收峰在 450nm 波长附近。随着胆红素被氧化，450nm 波长处的吸光度下降，下降程度与胆红素浓度成正比。在 pH 值为 8.0 时，结合胆红素和未结合胆红素均被氧化，可用于测定总胆红素；在 pH 值为 4.5 时，胆红素氧化酶仅能氧化结合胆红素和大部分 δ-胆红素，而未结合胆红素不被氧化，测定的仅是结合胆红素的含量。②方法学评价：该法重复性好、特异性高，但脂血及溶血标本会使结果偏高。③参考值：血清总胆红素浓度在 3.4～17.1μmol/L，血清结合胆红素浓度在 0～3.4μmol/L。④临床意义：血清总胆红素升高可以用于黄疸及黄疸程度的鉴别——溶血性黄疸、肝细胞性黄疸及梗阻性黄疸时可引起血清胆红素升高；血清胆红素可用于肝细胞损害程度和预后的判断——血清胆红素明显升高，反映有严重的肝细胞损害；血清胆红素有助于了解新生儿溶血症严重程度；血清总胆红素减少常见于再生障碍性贫血及数种继发性贫血(主要由癌症或由慢性肾炎引起)；血清结合胆红素测定的意义——结合胆红素与总胆红素的比值可用于鉴别黄疸类型，比值＜0.2 见于溶血性黄疸，比值在 0.4～0.6 主要见于肝细胞性黄疸，比值＞0.6主要见于梗阻性黄疸。3种类型黄疸的实验室鉴别诊断见表10-3。

表 10-3 3种类型黄疸的实验室鉴别诊断

类型	正常(μmol/L)	溶血性黄疸	肝细胞性黄疸	梗阻性黄疸
血清总胆红素	3.4~17.1	明显增加	中度增加	明显增加
未结合胆红素	＜13.7	明显增加	增加	不变或微增加
结合胆红素	0~3.4	正常或微增加	增加	明显增加
尿胆红素	阴性	阴性	阳性	强阳性
尿胆素原	阳性	显著增加	不定	减少或消失
尿胆素	阳性	显著增加	不定	减少或消失
粪便颜色	棕黄色	加深	变浅	变浅或陶土色

2. 血清总胆汁酸的测定

（1）方法学评价　酶循环法特异度好、灵敏度高，是目前临床上推荐的血清总胆汁酸的检测方法。

（2）参考值　血清总胆汁酸的参考值为 0~12μmol/L。

（3）临床意义　测定血清总胆汁酸是反映肝实质损伤的一个敏感指标，对肝病的诊断有十分重要的价值。①急性肝炎时血清总胆汁酸显著升高，可达正常人水平的 10~100 倍，甚至更高。急性肝炎初愈患者血清总胆汁酸由最初的高值几乎与 ALT、AST 在同一时间降至正常水平，若持续不降或反弹上升，则有发展成慢性肝炎的可能。②空腹总胆汁酸和餐后 2h 总胆汁酸测定，对慢性肝炎的分型、监测、疗效判断及预后有着重要意义。③血清总胆汁酸测定，对胆汁淤积症诊断有较高的灵敏度和特异度。④酒精性肝病时，血清中总胆汁酸可增高，当酒精性肝病包括肝硬化发生严重肝损伤时，血清总胆汁酸明显升高。

（三）肝纤维化标志物的测定及其临床意义

反映肝脏纤维化的检查项目主要有血清单胺氧化酶（MAO）、Ⅲ型前胶原肽（PⅢP）、Ⅳ型胶原（CⅣ）等的测定。测定血清 MAO 活性常用于观察肝纤维化的程度；肝硬化时，MAO 活性明显升高。血清 MAO-Ⅰ活性升高常见于器官纤维化，特别是肝硬化和肢端肥大症；血清 MAO-Ⅱ活性升高常见于肝坏死。血清 PⅢP 检测是诊断肝纤维化和早期肝硬化的良好指标。血清 CⅣ 在慢性活动性肝炎和肝纤维化时增高。

（四）肝昏迷时的生化变化及血氨测定

1. 肝昏迷的生化机制

（1）氨对脑组织的毒性作用，主要是干扰了脑的能量代谢，使大脑细胞的能量供应不足，以致不能维持正常功能。

（2）假神经递质被释放后引起神经系统某些部位功能发生障碍，使大脑发生深度抑制而昏迷。

（3）当肝功能不全时，芳香族氨基酸在肝内代谢发生障碍，血中的浓度增高。芳香族氨基酸进入脑组织，可引起假神经递质的产生增多。色氨酸可使5－羟色胺的生成增多，后者为抑制性神经递质，使中枢进入抑制状态。

（4）严重肝病引起血脑屏障通透性增高时，γ－氨基丁酸（GABA）进入脑内，并在突触间隙产生抑制作用，导致中枢神经系统功能抑制，产生肝性脑病。

2. 血氨的测定

血氨测定可分为直接法和间接法。直接法不需要从全血中分离氨，包括酶法和氨电极法；间接法指先从全血中分离出氨，再进行测定，包括微量扩散法、离子交换法，还有较新的干化学法。干化学法测定血氨采用全血测定，操作简单，精确度高，常被用于临床实验室血氨的测定。

血氨测定在诊断和治疗肝性脑病（肝昏迷）中有重要作用。高血氨有神经毒性，容易引起肝昏迷。肝性脑病是严重肝病引起的、以代谢紊乱为基础的中枢神经系统的综合征，以意识障碍和昏迷为主要表现。慢性肝性脑病患者多伴有血氨增高，而急性肝性脑病患者血氨可以不增高。

三、肝细胞损伤时的其他有关检查及临床意义

肝是机体蛋白质代谢的主要器官，肝合成的蛋白质占人体每日合成蛋白质总量的40％以上，如白蛋白、糖蛋白、核蛋白、脂蛋白、凝血因子、抗凝因子、前蛋白、纤溶因子、酶蛋白及各种转运蛋白等。

（一）蛋白质代谢异常的检查

1. 血清总蛋白和白蛋白、球蛋白比值测定

血总蛋白（TP）是血清白蛋白和球蛋白（G）的总和。双缩脲比色法是目前推荐检测TP的定量方法，显色强度受蛋白质种类影响较小。

（1）原理　白蛋白由肝实质细胞合成，在血浆中的半衰期约为20d，是血浆中含量最多的蛋白质，占血浆TP的40％～60％。白蛋白是血浆中重要的运输蛋白。许多非水溶性的物质，如胆红素、长链脂肪酸、胆汁酸盐、前列腺素、类固醇激素及某些药物等，易与白蛋白结合后被运输。白蛋白具有维持血浆胶体渗透压和缓冲血液酸碱的能力，血清白蛋白的浓度也能反映肝损伤的程度、疗效的观察及预后的判断。

（2）方法学评价　血清白蛋白的定量测定常采用溴甲酚绿法（BCG法），也有采用抗原抗体复合物沉淀的散射比浊法或透射比浊法，后一种方法特异性较强，但试验成本高于前一种方法。从TP中减去白蛋白的量，即为球蛋白含量。

（3）参考值　血清总蛋白：64～83g/L（直立行走）；60～78g/L（卧床）。白蛋白：35～52g/L，球蛋白：20～30g/L，A/G：（1.5～2.5）：1。

（4）临床意义　①急性肝脏损伤早期或局灶性肝脏损伤等轻度肝损害时，白蛋白（A）可正常或轻度下降，球蛋白（G）可轻度升高，TP和A/G均可正常。亚急性重症肝炎早期多数TP明显下降，而γ球蛋白增加；晚期发生肝坏死，TP明显下降。②慢性肝病如慢性肝炎，肝硬化，肝癌等，肝实质细胞受损，常见白蛋白减少和球蛋白（主要

是 γ 球蛋白)增加，A/G 比值下降。随病情加重而出现 A/G 比值倒置，此时提示肝功能严重损害。白蛋白持续下降者多预后不良；治疗后白蛋白上升，说明治疗有效；白蛋白减少到 30g/L 以下，易产生腹腔积液。②肝外疾病：总蛋白或白蛋白减少可见于蛋白质丢失过多，如肾病综合征、大面积烧伤等；蛋白质分解过盛，如恶性肿瘤、甲状腺功能亢进等；蛋白质摄入不足，如慢性营养障碍等。球蛋白增加可见于自身免疫病，如系统性红斑狼疮等；球蛋白单克隆增生，如多发性骨髓瘤；慢性感染，如黑热病、血吸虫病等。

2. 血清蛋白电泳

醋酸纤维素薄膜和琼脂糖凝胶是目前最常采用的两大介质。

(1)原理　蛋白质在碱性条件下带不同量的负电荷，在电场中由阴极向阳极泳动。由于各种蛋白质等电点的差异，电泳后从正极到负极可分为白蛋白、α_1-球蛋白、α_2-球蛋白、β 球蛋白和 γ 球蛋白 5 个区带，通过血清蛋白电泳初步了解血清蛋白中的主要组分，可以反映肝细胞损伤程度和病变范围，也可用于其他疾病时有关蛋白代谢的观察。

(2)参考值　琼脂糖电泳法：白蛋白 57%～68%，α_1-球蛋白 1.0%～5.7%，α_2-球蛋白 4.9%～11.2%，β 球蛋白 7%1～3%，γ 球蛋白 9.8%～18.2%。

(3)临床意义　血清白蛋白减少与球蛋白增加是肝病患者血清蛋白电泳的共同特征，其减少与增加的程度与肝实质损伤程度相关。①肝炎：急性肝炎早期或病变较轻时，电泳结果可无异常或前白蛋白减少。但随病情加重和时间延长，电泳图形可改变，白蛋白、α 球蛋白及 β 球蛋白减少，γ 球蛋白增高。②肝硬化：血清蛋白电泳可有明显的变化，白蛋白明显减少，α_1-球蛋白、α_2-球蛋白和 β 球蛋白百分比也有降低倾向，γ 球蛋白明显增加，并可出现 β-γ 桥，如同时有 α_1-球蛋白、α_2-球蛋白减少，首先考虑肝硬化。③肝癌：此类患者血清蛋白电泳均有明显改变，α_1-球蛋白、α_2-球蛋白明显增高，有时可见白蛋白和 α_1-球蛋白的区带之间出现甲胎蛋白区带，具有诊断意义。④肝外疾病：肾病综合征时，由于尿中排出大量白蛋白而使血清中白蛋白明显下降，β 球蛋白及 γ 球蛋白升高；多发性骨髓瘤、华氏巨球蛋白血症、良性单克隆免疫球蛋白增生症时血清 β、γ 区带处出现一特殊单克隆区带，称为 M 蛋白质。系统性红斑狼疮、风湿性关节炎等自身免疫性疾病患者可有不同程度的白蛋白下降及 γ 球蛋白升高。

3. 血清前白蛋白测定(PA)

(1)原理　血清前白蛋白由肝脏合成，分子量为 60000，在电泳分离时，唯一出现在白蛋白前的区带，半衰期仅为 1.9d。血清前白蛋白浓度可反映肝合成蛋白质的功能。因半衰期短，故比白蛋白和转铁蛋白更为敏感。测定方法有琼脂糖电泳法、免疫扩散法、透射比浊法或散射比浊法等。

(2)参考值　血清前白蛋白在 200～400mg/L。

(3)临床意义　前白蛋白是肝功能损害的敏感指标，故早期肝炎患者的血清前白蛋白可降低，其他蛋白质则在肝病的慢性期才出现改变，这与前白蛋白的半衰期很短有关。慢性活动性肝炎、肝硬化、肝癌、梗阻性黄疸患者、血清营养不良、慢性感染、晚期恶性肿瘤，血清前白蛋白均降低。

（二）糖代谢异常的检查

肝细胞除可利用来自血液的小部分葡萄糖供给能量及合成一些物质之外，还将其余大部分葡萄糖合成的糖原贮存起来。空腹期间及血液葡萄糖水平偏低时，肝细胞又可将贮存的糖原分解为葡萄糖入血，补充葡萄糖的浓度。肝脏也是将非糖物质转变为葡萄糖及糖原（糖异生）的主要器官。因此，肝脏在调节糖代谢过程中起到关键作用。肝功能严重损伤时，血中葡萄糖浓度可出现一时性升高。

（三）脂代谢异常的检查

血浆脂类来自肠道吸收的外源性脂类、肝脏合成的内源性脂类及脂肪组织贮存的脂肪。因此肝功能障碍，脂代谢出现异常。

（四）各种急、慢性肝病时综合考虑应选择的试验及其临床意义

1. 急、慢性肝病时综合应选择的试验

（1）反映肝细胞实质病变的试验 试验指标有丙氨酸氨基转移酶、天冬氨酸氨基转移酶、总胆红素、结合胆红素和未结合胆红素。

（2）反映肝细胞合成功能的试验 试验指标有前白蛋白、白蛋白、A/G 比值、胆碱酯酶、凝血酶原、纤维蛋白原。肝功能异常时，血清中上述指标下降，提示肝功能有较严重的损伤。

（3）反映肝内、外胆道梗阻的试验 试验指标有总胆红素、结合胆红素、未结合胆红素、碱性磷酸酶、γ-谷氨酰基转移酶、胆汁酸等。肝内、外胆道梗阻病变时，血浆中此类物质含量升高。

（4）反映肝纤维化病变的试验 试验指标有主要有 MAO、PⅢP、CⅣ。

（5）反映肝细胞复合功能的试验 试验指标有血氨、尿三胆。另有吲哚氰绿排泄试验。

（6）原发性肝癌辅助诊断试验 试验指标有 AFP、ALP、γ-GT 及铜、铁的测定。

2. 急性肝损伤的生化指标的临床应用

急性肝损伤的主要实验室指标变化特征是转氨酶显著增高，同时伴有血清胆红素升高。通常 ALT>300U/L、AST>200U/L、AST/ALT<1.0 是诊断急性病毒性肝炎的重要检测指标。急性肝炎时，如果 AST 持续在高水平，提示有转为慢性肝炎的可能。重症肝炎时，则是 ASTm 大量出现于血清中。

ALP 可升高，但一般不会超过其参考值上限的 3 倍。若 ALP 显著升高，则提示肝外梗阻性黄疸，有助于与肝细胞性黄疸的鉴别。

急性肝损伤时，血清胆红素与梗阻性黄疸一致，以结合胆红素升高为主；黄疸型肝炎，血清直接胆红素和间接胆红素均升高，但前者高于后者，尿胆红素和尿胆原也增高。

急性肝炎时，血白蛋白可在正常范围内。

血浆凝血酶原时间（PT）是急性肝损伤预后最重要的预测指标。肝病时，PT 长短

与肝损害程度呈正相关。

3. 慢性肝损伤生化指标的临床应用

大多数慢性病毒性肝炎的转氨酶轻度上升（100～200U/L），血清 ALT 升高往往大于血清 AST 升高（AST/ALT<1.0）。但是，若 AST 升高较 ALT 显著（AST/ALT>1.0）时，则提示慢性肝炎可能进入活动期。

慢性肝损伤时，血清直接胆红素和间接胆红素均不同程度升高；重症肝炎患者可出现 ALT 快速下降，黄疸进行性加重，胆红素不断升高的"酶胆分离"现象。

肝细胞合成能力减低，白蛋白明显降低，A/G 比值倒置，可出现 PT 显著延长、血氨升高，提示肝细胞大量坏死。

4. 肝硬化生化指标的临床应用

肝硬化患者常有 ALT 和 AST 升高，而在代偿期或不伴有活动性肝炎的肝硬化可不升高，胆碱酯酶下降，单胺氧化酶升高。

白蛋白明显降低、A/G 比值倒置是肝硬化的特征，血清蛋白电泳可出现 β－γ 桥，此现象往往是由于 IgA 增高所致。

血清 PⅢP 被认为是目前诊断肝纤维化最好的判断指标之一，其水平与肝纤维化程度呈正相关。血清 CⅣ 及其产物的增加是肝纤维化早期的表现。

PT 在早期肝硬化患者中多正常，晚期活动性肝硬化和肝细胞严重损害时则明显延长。慢性肝性脑病、门体静脉分流性脑病患者多半有血氨升高，但急性肝性脑病患者血氨可以正常。

归 纳 总 结

1. 肝脏在蛋白质代谢中的作用：①除 γ 球蛋白（免疫球蛋白）以外的几乎所有的血浆蛋白质均由肝脏合成。正常人血清中 A/G 比值为（1.5～2.5）：1。出现 A/G 比值降低甚至倒置，常见于慢性肝病和肝硬化。②氨在肝脏中通过鸟氨酸循环合成尿素是机体解除氨毒的主要方式。肝功能受损时，血氨升高，血尿素降低，导致高血氨、氨中毒。这是肝性脑病的重要诱因。

2. 生物转化的特点：①代谢反应过程具有连续性；②生物转化途径、产物的多样性；③解毒与制毒的双重性。

3. 生物转化的意义：①使非营养物质极性增强，利于排泄；②改变某些物质的毒性、生理活性及药理作用。

4. 胆汁酸代谢：胆汁酸合成部位为肝细胞，合成原料为胆固醇，合成的限速酶为 7α-羟化酶；胆汁酸分为初级胆汁酸和次级胆汁酸；每天进行 6～12 次肠肝循环，使有限的胆汁酸反复利用，促进肠道中脂类的消化吸收。

5. 胆红素代谢：①胆红素的来源有衰老红细胞破坏降解（占 80%）、无效红细胞生成、组织中非血红蛋白分解产生。②胆红素在血液中的运输以"胆红素-白蛋白复合体"

形式运输。未结合胆红素或游离胆红素呈脂溶性，极易透过细胞膜和血脑屏障，引起细胞毒性。未结合胆红素不能与偶氮试剂直接起反应，必须在加入加速剂破坏分子内部的氢键后才能反应，故又称为间接胆红素。③胆红素在肝脏中的代谢包括摄取、转化及排泄；摄取的细胞定位于肝细胞胞液；配体蛋白为 Y 蛋白和 Z 蛋白，形成胆红素-Y 蛋白复合体、胆红素-Z 蛋白复合体。转化的细胞定位于内质网；关键酶为葡萄糖醛酸转移酶；生成产物为结合胆红素。结合胆红素的生理特点是，水溶性增强，不易透过细胞膜和血脑屏障，毒性降低。结合胆红素与偶氮试剂直接反应，故又称为直接胆红素。

6. 肝细胞损伤引起胞内酶的释放，使血清非特异酶活性升高，包括 ALT、AST、ALP、γ-GT 升高。临床对这几种酶常用的测定方法都是连续监测法。其中，ALT、AST、胆红素测定反映肝细胞损伤情况；γ-GT、ALP 可辅助诊断肿瘤及胆道通畅情况。

7. 胆红素测定反映肝脏排泄功能。胆红素测定方法中的胆红素氧化酶法是临床最常用的方法；改良 J-G 法是测定胆红素的经典方法。

8. 胆汁酸测定反映肝脏分泌功能，推荐方法是酶循环法。

9. 反映肝脏纤维化的检查项目主要有 MAO、PⅢP、CⅣ等。

10. 血氨测定主要用于肝性脑病的诊断和治疗。血氨测定使用谷氨酸脱氢酶直接测定法。

11. 反映肝细胞合成功能的试验：①双缩脲法是目前推荐检测血清总蛋白的定量方法，而血清白蛋白的定量常采用溴甲酚绿法。②肝功能异常时蛋白质合成减少，A/G 比值下降。③血清前白蛋白是肝功能损害的敏感指标。④肝功能严重损伤时，糖耐量曲线异常。⑤肝功能组合与筛选肝脏试验项目中，转氨酶（ALT、AST）反映肝细胞损伤状况；ChE 或白蛋白代表肝脏合成功能；γ-GT 和 ALP 有助于判断有无肿瘤、再生和胆道通畅情况。

相 关 习 题

1. 肝脏的主要功能应除外
   A. 核酸代谢
   B. 胆红素、胆酸、药物等的排泄功能
   C. 糖类吸收功能
   D. 药物、毒物等的解毒
   E. 凝血和纤溶因子的生成
2. 胆红素在血液中运转时主要与何种物质结合
   A. 白蛋白

B. α_2-微球蛋白
C. Y 蛋白
D. Z 蛋白
E. 葡萄糖醛酸
3. 关于胆汁的叙述，何项是错误的
   A. 由肝细胞分泌
   B. 分泌的胆汁中没有消化酶
   C. 呈弱酸性
   D. 成年人每日分泌 800～1000ml

E. 与消化有关的主要成分是胆盐

4. 直接胆红素是指胆红素与何种物质
   结合
   A. 白蛋白
   B. α_1-球蛋白
   C. Y 蛋白
   D. Z 蛋白
   E. 葡萄糖醛酸

5. 氨基转移酶催化反应的底物是
   A. α-氨基酸、丙酮酸
   B. α-氨基酸、乳酸
   C. α-氨基酸、L-谷氨酸
   D. α-氨基酸、草酰乙酸
   E. α-氨基酸、α-酮戊二酸

6. 胆红素是从何物质中分解产生的
   A. 白蛋白
   B. 球蛋白
   C. 氨基酸
   D. 血红蛋白
   E. 脂肪酸

7. 下列哪种物质不是由肝细胞合成的
   A. 白蛋白
   B. 免疫球蛋白
   C. 前白蛋白
   D. 凝血酶原
   E. 纤维蛋白原

8. 胆红素在血液中主要与哪一种血浆蛋
   白质结合而运输
   A. γ 球蛋白
   B. α_1-球蛋白
   C. β 球蛋白
   D. α_2-球蛋白
   E. 白蛋白

9. 肝脏内糖代谢的主要形式与作用为
   A. 进行糖酵解
   B. 对抗糖异生
   C. 提供合成的原料

D. 分解戊糖磷酸

E. 有氧氧化以供应能量

10. 体内氨的清除主要通过
    A. 脑中谷氨酰胺的合成
    B. 尿中游离氨的排泄
    C. 体内脱氨基作用
    D. 肝中合成尿素
    E. 经汗液排出铵盐

11. 毒物、药物、激素等进行生物转化的
    主要器官在
    A. 肝脏
    B. 肾脏
    C. 胃通道
    D. 脾脏
    E. 胆

12. Y 蛋白和 Z 蛋白是哪些细胞内的色素
    受体蛋白
    A. 肝细胞
    B. 平滑肌细胞
    C. 肾小管上皮细胞
    D. 脑细胞
    E. 骨髓细胞

13. 肝脏生物转化功能的第二相反应是指
    A. 氧化反应
    B. 还原反应
    C. 结合反应
    D. 水解反应
    E. 酯化反应

14. 肝功能障碍时，下列哪些蛋白质合成
    未见减少
    A. 白蛋白
    B. α 球蛋白
    C. γ 球蛋白
    D. 凝血酶原
    E. 纤维蛋白原

15. 肝细胞坏死时，血中
    A. 亮氨酸升高

B. 缬氨酸升高

C. 苯丙氨酸下降

D. 酪氨酸下降

E. 氨基酸的支链氨基酸/芳香族氨基酸比值下降

16. 反映内源性肝脏清除率的物质为

A. 凝血因子

B. 胆固醇

C. 天冬氨酸氨基转移酶

D. 球蛋白

E. 胆汁酸

17. 生物转化反应分为两相反应，下列哪项不属于第一相反应

A. 单加氧反应

B. 还原反应

C. 结合反应

D. 水解反应

E. 脱氧反应

18. 生物转化的对象是

A. 蛋白质

B. 脂肪

C. 非营养物质

D. 糖

E. 胆固醇

19. 在下列何种酶的催化作用下，胆红素被转化为结合胆红素

A. 血红素加氧酶

B. 葡萄糖醛酸转移酶

C. 乙酰基转移酶

D. 甲基转移酶

E. 谷胱甘肽-S-转移酶

20. 次级胆汁酸的形成部位在

A. 肝细胞线粒体

B. 肝细胞滑面内质网

C. 肠道

D. 肝细胞膜

E. 胆道

21. 转氨酶的辅基是

A. 烟酸

B. 泛酸

C. 硫胺素

D. 磷酸吡哆醛

E. 四氢叶酸

22. 属于初级胆汁酸的是

A. 石胆酸

B. 脱氧胆酸

C. 胆酸

D. 鹅脱氧胆酸

E. 甘氨脱氧胆酸

23. 肝细胞内主要的胆红素转运蛋白是

A. 白蛋白

B. α_1-球蛋白

C. β_2-球蛋白

D. Y 蛋白

E. Z 蛋白

24. 能与胆红素结合生成结合胆红素的物质是

A. 葡萄糖酸

B. Y 蛋白

C. 6-磷酸葡萄糖

D. 葡萄糖醛酸

E. 葡萄糖脱氢酶

25. 肝细胞对胆红素进行转化的部位是

A. 滑面内质网

B. 粗面内质网

C. 线粒体

D. 高尔基体

E. 细胞核

26. 体内生物转化过程的第二相反应为

A. 氧化反应

B. 还原反应

C. 水解反应

D. 结合反应

E. 转氨基作用

27. 体内的生物转化过程不包括
    A. 氧化反应
    B. 还原反应
    C. 水解反应
    D. 结合反应
    E. 转氨基作用

28. 胆汁酸的前体是
    A. 甘油三酯
    B. 激素
    C. 胆固醇
    D. 维生素
    E. 胆汁

29. 初级胆汁酸的合成部位是
    A. 肝细胞
    B. 脾脏
    C. 肺脏
    D. 心脏
    E. 肠道

30. 初级胆汁酸的成分是
    A. 牛磺酸
    B. 胆酸
    C. 脱氧胆酸
    D. 石胆酸
    E. 甘氨酸

31. 反映胆汁淤积、胆道梗阻的敏感指标为
    A. 丙氨酸氨基转移酶
    B. 尿素
    C. γ-谷氨酰基转移酶
    D. 肌酐
    E. 球蛋白

32. 催化 α-氨基酸和 α-酮酸之间氨基转移的酶称为
    A. 羧基转移酶
    B. 氨基转移酶
    C. 脱氢酶
    D. 氧化酶

    E. 激酶

33. 经肝细胞加工后的胆红素称为
    A. 非结合胆红素
    B. 胆汁酸
    C. 结合胆红素
    D. 胆汁
    E. 总胆红素

34. 在血液循环中，胆红素主要的存在方式是
    A. 初级胆汁酸
    B. 尿胆原
    C. 胆红素-白蛋白复合物
    D. 胆红素-球蛋白复合物
    E. 结合胆红素

35. 溶血性黄疸时，尿红素定性试验结果为
    A. 正常
    B. 阴性
    C. 阳性
    D. 强阳性
    E. 1∶20 阴性

36. 下列功能中，属于肝脏特异功能的是
    A. 鸟氨酸循环合成尿素
    B. 合成胆固醇
    C. 糖异生
    D. 储存维生素
    E. 合成甘油三酯

37. 血清总蛋白及白蛋白浓度的监测对肝硬化愈后的判断有重要意义是由于
    A. 伴有腹腔积液
    B. 伴有食管下端静脉破裂反复出血
    C. 血清总蛋白、白蛋白浓度下降
    D. 血清总蛋白、白蛋白浓度增加
    E. 肝硬化患者肝合成蛋白质功能低下

38. 肝硬化实质损害的最主要依据是
    A. 血氨升高

B. 胆固醇降低

C. 血清胆红素增加

D. 白蛋白减少及凝血酶原时间延长

E. 甲胎蛋白增高

39. 正常人 A/G 比值为

    A. (1～1.2)：1

    B. (1～1.5)：1

    C. (1.5～2)：1

    D. (1.5～2.5)：1

    E. (1.8～2.5)：1

40. 人体内合成尿素的主要脏器是

    A. 心脏

    B. 肝脏

    C. 肾脏

    D. 脑

    E. 肌肉

41. 血清胆红素测定推荐的临床常规方法是

    A. 重氮改良 J - G 法

    B. 胆红素氧化酶法

    C. 层析法

    D. 直接测定法

    E. 离子交换树脂

42. 下列疾病的征兆为"酶胆分离"的是

    A. 急性心肌梗死

    B. 肝癌

    C. 脂肪肝

    D. 肝坏死

    E. 胆石症

43. 天冬氨酸氨基转移酶测定的底物是

    A. 丙氨酸、α-酮戊二酸

    B. 天冬氨酸、α-酮戊二酸

    C. 丙酮酸、谷氨酸

    D. 草酰乙酸、α-酮戊二酸

    E. 谷胱甘肽、氨基酸

44. 主要被用于梗阻性黄疸、原发性肝癌、继发性肝癌等辅助诊断的酶是

A. 胰蛋白酶原

B. 淀粉酶

C. 激肽酶

D. 酸性磷酸酶

E. 碱性磷酸酶

45. 在有关尿胆红素的描述中，正确的是

    A. 正常人尿中结合型胆红素呈阳性反应

    B. 肝细胞性黄疸时，尿中结合胆红素呈阴性或弱阳性反应

    C. 尿胆红素阳性，说明血中非结合胆红素增加

    D. 胆道梗阻时，尿中结合胆红素定性试验呈阳性反应

    E. 尿胆红素阳性，说明血中结合和非结合胆红素均增高

(46～47 题共用题干)

    患者，男，44 岁。因全身乏力，食欲不振、厌油、恶心呕吐、腹胀，弥散性上腹痛 2 周入院。尿液为暗褐色，巩膜及皮肤黄染，粪便为灰白色并有恶臭。查体：肝区痛，肝大，质软。ALT 315U/L，AST 287U/L，胆红素 108μmol/L。

46. 根据以上资料，对该患者可能的诊断是

    A. 慢性肝炎

    B. 胆囊炎

    C. 肝癌

    D. 肝硬化

    E. 急性黄疸性肝炎

47. 若血清 HAV - IgM 抗体(＋＋)，则应考虑为什么病

    A. 甲型肝炎

    B. 乙型肝炎

    C. 丙型肝炎

    D. 丁型肝炎

E. 戊型肝炎

48. 体内胆红素最主要的来源是
    A. 骨髓中未成熟红细胞内的血红蛋白
    B. 衰老红细胞所释放的血红蛋白
    C. 肝中的游离胆红素
    D. 肌红蛋白
    E. 其他血红素的血红蛋白及过氧化氢酶等

49. 下列细胞内的色素受体蛋白为 Y 蛋白和 Z 蛋白的是
    A. 肝细胞
    B. 肾小管上皮细胞
    C. 平滑肌细胞
    D. 脑细胞
    E. 骨髓细胞

50. 溶血性黄疸时，下列选项不正确的是
    A. 血中游离胆红素增加
    B. 粪胆素原增加
    C. 粪便颜色加深
    D. 尿胆素原增加
    E. 尿中出现胆红素

51. 黄疸发生的机制不包括
    A. 红细胞破坏过多
    B. 肝细胞摄取障碍
    C. 肝细胞处理胆红素能力下降
    D. 胆道梗阻
    E. 尿胆红素排泄不足

52. 患者，男，43 岁。右肋痛 3 个月，乏力、纳差、消瘦、巩膜轻度黄染，肝肋下 1cm，质中等，未触及结节，肝扫描见肝有大小不等的斑块放射性缺损区，边缘不整齐。实验室检查：AFP 540μg/L，HBsAg（＋）。符合上述诊断的下列检测物中浓度变化可与 AFP 相分离的是

A. 碱性磷酸酶（ALP）
B. 转氨酶（AST、ALT）
C. γ-谷氨酰基转移酶（γ-GT）
D. α-抗胰蛋白酶（α-AT）
E. 癌胚抗原（CEA）

53. 正常人血氨的清除主要是通过下列途径中的
    A. 在脑组织中合成谷氨酰胺
    B. 通过呼吸系统排出
    C. 形成尿素由肾排出
    D. 通过肾小管分泌从尿排出
    E. 从汗腺以铵盐排出

54. 肝脏中与胆红素结合的主要物质是
    A. 硫酸根
    B. 乙硒基
    C. 葡萄糖醛酸
    D. 甲基
    E. 甘氨硒基

55. 患者已被诊断为肝硬化，近 2 个月常出现齿龈出血。下列实验室检查项目中对判断肝细胞功能最有帮助的是
    A. ALT
    B. ALP
    C. PT
    D. AST
    E. AFP

56. 核黄疸时，胆红素的沉积部位是
    A. 皮肤
    B. 巩膜
    C. 脑组织
    D. 肾小球基底膜
    E. 胸膜

57. 肝细胞性黄疸时，下列结果正确的是
    A. 血中结合胆红素增加，未结合胆红素正常，尿胆红素原增多，尿胆红素阴性

B. 血中结合胆红素正常，未结合胆红素增多，尿胆红素原正常或升高，尿胆红素阳性

C. 血中结合胆红素高度增加，未结合胆红素增加，尿胆素原减少，尿胆红素强阳性

D. 血中结合胆红素正常，未结合胆红素增加，尿胆红素原高度增加，尿胆红素阴性

E. 血中结合胆红素和未结合胆红素均增高，尿胆素原正常或升高，尿胆红素阳性

（58～59题共用题干）

患者，男，52岁。长期饮酒，1年前被诊断为酒精性肝炎。1个月以来，自觉乏力、腹胀、肝区疼痛就诊。查体：肝脾轻度肿大、轻度黄疸，肝掌、蜘蛛痣。血清白蛋白降低，球蛋白升高，A/G比值倒置；凝血酶原时间延长；转氨酶、胆红素升高，HBsAg（＋）。

58. 最可能的诊断是
    A. 原发性肝癌
    B. 淤胆型肝炎
    C. 早期肝硬化
    D. 乙型肝炎
    E. 阿米巴肝脓肿

59. 下列免疫球蛋白中，其增加可导致肝硬化患者蛋白电泳出现β-γ桥的是
    A. IgA
    B. IgM
    C. IgG
    D. IgE
    E. IgD

60. 关于梗阻性黄疸，下列说法正确的是
    A. 结合胆红素明显降低

B. 尿胆红素强阳性

C. 结合胆红素/总胆红素比值≤60％

D. 未结合胆红素可轻度增高

E. 尿胆原强阳性

61. ALT含量最丰富的组织器官是
    A. 肝脏
    B. 肾脏
    C. 心脏
    D. 骨骼肌
    E. 红细胞

62. 临床上用于诊断肝脏疾病的酶，哪一组组合最佳
    A. ALT、AST、γ-GT、ALP
    B. AMY、LDH、ACP
    C. CK、LDH、AST
    D. AMY、CK、AST
    E. LDH、AST、ALP

63. 肝细胞性黄疸时，患者可能出现
    A. 尿胆红素阴性，尿胆原阳性
    B. 尿胆红素阳性，尿胆原阴性
    C. 尿胆红素阳性，尿胆素阳性
    D. 血清胆红素升高，尿胆红素阴性
    E. 血清胆红素升高，尿胆原阴性

64. 对肝硬化的诊断，下列哪项检查最有意义
    A. ALP
    B. ALT
    C. γ-GT
    D. A/G
    E. AFP

65. 下列哪项指标的变化可反映肝功能严重受损
    A. 白蛋白↑，球蛋白↑
    B. 白蛋白↑，球蛋白↓
    C. 白蛋白↓，球蛋白↓
    D. 白蛋白↓，球蛋白↑
    E. 白蛋白正常，球蛋白↑

66. 一般 ALT 超过多少时，考虑诊断为
    肝炎
    A. 40U/L
    B. 200U/L
    C. 400U/L
    D. 600U/L
    E. 1000U/L

67. 反映急性病毒性肝炎最灵敏的指标是
    A. ALT
    B. AST
    C. AST/ALT
    D. ASTc
    E. ASTm

68. 在急性病毒性肝炎过程中，活性高低
    与临床病情轻重平行的是
    A. ALT
    B. AST
    C. AST/ALT
    D. ASTc
    E. ASTm

69. 关于肝性脑病的生化机制，叙述不正
    确的是
    A. 血氨升高
    B. 假神经递质在神经突出部位堆积
    C. 支链氨基酸降低，而芳香族氨基
       酸增高
    D. GABA 增高
    E. 尿素合成增加

70. 肝硬化时
    A. ALT 明显升高，AST 升高，AST/
       ALT<1.0
    B. ALT 升高在正常上限的 20 倍内，
       AST 降低
    C. 出现"酶胆分离"现象
    D. ALT 轻度升高，AST 轻度升高，
       AST/ALT<1.0
    E. ALT 轻度升高，AST 升高，AST/

ALT>1.0

71. 急性肝炎不升高，而慢性活动性肝炎
    升高的血清指标是
    A. ALT
    B. Ⅳ型胶原
    C. cTn
    D. 白蛋白
    E. γ-GT

72. 关于肝性脑病，以下说法不正确的是
    A. 临床上以意识障碍和昏迷为主要
       表现
    B. 所有患者血氨均升高
    C. 中枢神经系统正常的神经递质被
       假性神经递质取代而引起昏迷
    D. 血氨升高，干扰脑的能量代谢而
       引起昏迷
    E. 大量短链脂肪酸干扰了脑的正常
       功能

73. 肝细胞坏死的指征是
    A. ALT
    B. AST
    C. AST/ALT
    D. ASTc
    E. ASTm

74. 患者，男。查体发现：皮肤黄染，肝
    质硬，肿大。实验室检查：血浆蛋白
    质的变化为白蛋白明显下降，α_1-球
    蛋白和 α_2-球蛋白正常，β 球蛋白和 γ
    球蛋白均升高。此患者最可能是
    A. 急性肝炎
    B. 慢性乙型肝炎
    C. 肝硬化
    D. 肾病综合征
    E. 急性时相反应

75. 诊断急性病毒性肝炎最常见的血清酶
    活性改变为
    A. ALT↑，AST↑

B. ALT↓，AST↓

C. ALT↑，AST↓

D. ALT↓，AST↑

E. ALP↑，γ-GT↓

76. 羊水中反映胎儿肝脏酶系统发育成熟的成分是

　　A. 非结合胆红素

　　B. 脂肪酶

　　C. 肌酐

　　D. 葡萄糖

　　E. 结合胆红素

77. 无黄疸肝脏疾病患者血中发现有ALP升高，应警惕有

　　A. 肝癌可能

　　B. 前列腺癌可能

　　C. 骨肿瘤可能

D. 白血病可能

E. 急性胰腺炎可能

78. 急性肝炎时，下列乳酸脱氢酶同工酶谱中增高最明显的是

　　A. LDH_1

　　B. LDH_2

　　C. LDH_3

　　D. LDH_4

　　E. LDH_5

79. 梗阻性黄疸时，尿胆红素定性试验结果为

　　A. 正常

　　B. 阴性

　　C. 阳性

　　D. 强阳性

　　E. 1：20 阴性

考 题 示 例

1. 人体内生物转化作用最强的器官是【基础知识】

　　A. 心脏

　　B. 脾脏

　　C. 肾脏

　　D. 肝脏

　　E. 胰腺

2. 物质分解代谢产生胆红素的是【专业知识】

　　A. 白蛋白

　　B. 球蛋白

　　C. 血红蛋白

　　D. 糖蛋白

　　E. 脂蛋白

3. 肝细胞轻度损伤时，血清中升高最明显的酶是【专业知识】

　　A. CK

　　B. ALT

C. GCT

D. LDH

E. ALP

4. γ-谷氨酰基转移酶含量最多的器官是【专业知识】

　　A. 肝脏

　　B. 肾脏

　　C. 前列腺

　　D. 胰腺

　　E. 脾脏

5. 主要来源于肝脏的碱性磷酸酶同工酶为【相关专业知识】

　　A. ALP_1

　　B. ALP_2

　　C. ALP_3

　　D. ALP_4

　　E. ALP_5

6. 拟胆碱酯酶的合成器官是【相关专业知识】

    A. 肝脏

    B. 肾脏

    C. 心脏

    D. 胰腺

    E. 小肠

7. 尿胆红素、尿胆原均呈阳性，主要疾病是【相关专业知识】

    A. 心功能衰竭

    B. 肾衰竭

    C. 急性黄疸性肝炎

    D. 溶血性疾病

    E. 胆石症

8. 不在人肝脏中合成的蛋白质是【相关专业知识】

    A. 免疫球蛋白

    B. 白蛋白

    C. 纤维蛋白原

    D. 凝血酶原

    E. 脂蛋白

9. 溶血性黄疸时，可出现的结果是【相关专业知识】

    A. 血中结合胆红素和未结合胆红素均增高，尿胆原正常，尿胆红素阳性

    B. 血中结合胆红素高度增加，未结合胆红素增加，尿胆原减少，尿胆红素阴性

    C. 血中结合胆红素高度增加，未结合胆红素稍增加，尿胆原减少，尿胆红素阳性

    D. 血中结合胆红素正常，未结合胆红素高度增加，尿胆原增多，尿胆红素阴性

    E. 血中结合胆红素增加，未结合胆红素正常，尿胆原增多，尿胆红素阴性

10. 正常人体生物转化过程最重要的作用是【相关专业知识】

    A. 使药物失效

    B. 使生物活性物质灭活

    C. 使毒物毒性降低

    D. 使非极性化合物变为极性化合物，利于排出体外

    E. 使某些药物药性更强或毒性增加

11. 新生儿出现生理性黄疸，其发生机制不包括【相关专业知识】

    A. 胆红素产生过多

    B. 肠道菌群尚未建立

    C. 葡萄糖醛酸转移酶活性不高

    D. Y 蛋白缺乏

    E. 母乳中含有过多的孕二醇

12. 溶血性黄疸时，尿胆原呈【相关专业知识】

    A. 阴性

    B. 尿 1:5 阴性

    C. 尿 1:10 阴性

    D. 弱阳性

    E. 强阳性

13. 肝功能不良对血清中哪种蛋白质合成量的影响最小【相关专业知识】

    A. 免疫球蛋白

    B. 白蛋白

    C. 纤维蛋白原

    D. 凝血酶原

    E. 凝血因子Ⅶ、Ⅸ、Ⅹ

14. 所谓"直接胆红素"是指在测定中【相关专业知识】

    A. 与白蛋白结合的胆红素

    B. 与球蛋白结合的胆红素

    C. 与葡萄糖结合的胆红素

    D. 与重氮试剂直接反应的胆红素

    E. 加入加速剂后反映的胆红素

15. 肝脏的主要功能不包括【相关专业知识】
    A. 代谢功能
    B. 排泄功能
    C. 解毒功能
    D. 凝血因子的生成与清除
    E. 纤溶酶的形成

16. 乙醇主要在体内哪个部位代谢【基础知识】
    A. 胃
    B. 肾脏
    C. 肠道
    D. 肝脏
    E. 呼吸道排出

17. 下列关于肝硬化的叙述，何者是正确的是【专业知识】
    A. 肝硬化时，肝糖原合成增多
    B. 肝硬化时，乳酸、丙酮酸及 α-酮戊二酸生成减少
    C. 肝硬化时，肝脏的生物转化功能增强
    D. 肝硬化时，IV型胶原合成增多
    E. 肝硬化时，肝脏对激素的灭活功能增强

18. 下述哪一项（或几项）叙述是正确的【相关专业知识】
    A. 白蛋白具有与色素结合的性质
    B. 血浆转铁蛋白水平可用于贫血诊断和治疗的监测
    C. 结合珠蛋白主要功能是结合细胞释放出的以自由形式存在的血红蛋白
    D. 血浆前白蛋白是检测肝功能损害的较敏感指标
    E. α_2-巨球蛋白是血浆中分子量最大的蛋白质

19. 关于血清甲胎蛋白的叙述，下列何者是不正确的【相关专业知识】

    A. 在正常情况下主要在胎儿肝内合成
    B. 可用于胎儿产前监测
    C. 参与物质的运输
    D. 多数原发性肝癌患者血清含量可见升高
    E. 正常成年人血液中浓度很低

20. 急性肝炎时，人体内转氨酶变化为【专业实践能力】
    A. ALT升高，AST升高，AST/ALT＞1.5
    B. ALT升高，AST升高，AST/ALT＜1.0
    C. ALT正常，AST正常，AST/ALT＝1.15
    D. ALT降低，AST正常，AST/ALT＞11.15
    E. ALT升高，AST降低，AST/ALT＜1.15

21. 下列哪种酶活性不受急性肝炎的影响【专业实践能力】
    A. CK
    B. ALT
    C. AST
    D. LDH
    E. ALP

22. 肝细胞早期轻度损伤时，血清中变化最敏感的酶是【专业知识】
    A. AST
    B. ALT
    C. γ-GT
    D. LDH
    E. ALP

23. 乏力，全身不适，尿液颜色逐渐变深。查体：右上腹有触痛，肝区叩击痛。主要的实验室检查是【专业知识】
    A. ALT

B. CK

C. CK – MB

D. ACP

E. AMY

24. 急性黄疸性肝炎时，血清中酶活性下降的是【专业知识】

    A. GPT

    B. PChE

    C. AKP

    D. CK

    E. γ - GT

25. 患者，男，43 岁。怀疑早期肝炎，选择较敏感的检验指标是【相关专业知识】

    A. 白蛋白

    B. γ 球蛋白

    C. β 球蛋白

    D. 前白蛋白

    E. 转铁蛋白

26. ALT 测定的基质是【相关专业知识】

    A. 丙氨酸和 α-酮戊二酸

    B. 丙酮酸和谷氨酸

    C. 天冬氨酸和 α-酮戊二酸

    D. 草酰乙酸和丙酮酸

    E. 谷胱甘肽和丙氨酸

27. 酗酒者哪种血清酶明显增高【专业知识】

    A. ALT

    B. ALP

    C. AST

    D. LDH

    E. γ - GT

28. 患者溶血性黄疸时【专业知识】

    A. 肝胆管内压力增高，导致毛细血管破裂，结合胆红素不能排入肠道而逆流入血

    B. 肝细胞对胆红素的摄取、结合、排泄功能受损

C. 大量红细胞遭破坏，形成大量非结合胆红素，超过肝细胞的摄取、结合、排泄能力

D. 肝细胞摄取胆红素的功能障碍及微粒体内葡萄糖醛酸转移酶不足

E. 肝细胞摄取非结合胆红素的能力减低，使非结合胆红素在血中浓度增高，但仍能将非结合胆红素转变为结合胆红素

29. 多用于肝脏疾病诊断的酶是【专业知识】

    A. ALT

    B. CK

    C. ALP

    D. ACP

    E. AMY

30. 急性病毒性肝炎时，血中转氨酶常见的变化是【专业知识】

    A. ALT↑，AST↑，且 ALT＞AST

    B. ALT↑，AST↑，且 ALT＝AST

    C. ALT↑，AST 正常

    D. ALT 正常，AST↑

    E. ALT↑，AST↑，且 ALT＜AST

31. 对肝性脑病诊断最有意义的项目是【专业知识】

    A. 血氨

    B. 血清蛋白电泳

    C. ALT

    D. 血糖

    E. ALP

32. 患者，男，55 岁。有乙型病毒性肝炎病史 25 年，其定期体检中能反映肝纤维化程度的指标是【专业知识】

    A. ALT

    B. AST

    C. ALP

    D. γ - GT

    E. MAO

33. 与饮酒量关系最明显的血清学指标是【专业知识】

　　A. ALT

　　B. γ-GT

　　C. AST

　　D. ALP

　　E. LDH

34. "酶胆分离"现象主要见于【相关专业知识】

　　A. 急性肝炎

　　B. 慢性肝炎

　　C. 肝硬化

　　D. 脂肪肝

　　E. 重症肝炎临终期

35. 患者，女，43岁。因黄疸、弥漫性上腹痛和全身瘙痒2周入院，尿液为暗褐色，粪便为灰白色，并有恶臭。查体：黄疸，右侧肋部有触痛，肝大。下列哪项与患者的临床诊断关系不大【相关专业知识】

　　A. 血清胆红素测定

　　B. 尿胆红素定性实验

　　C. 血碱性磷酸酶测定

　　D. 血γ-GT检测

　　E. 血BUN测定

36. 正常人血清中总胆红素的参考值是（重氮法）【相关专业知识】

　　A. <10μmol/L

　　B. <17.1μmol/L

　　C. <30μmol/L

　　D. <60μmol/L

　　E. <80μmol/L

（37~38题共用题干）

　　患者，女，30岁。厌油无食欲，突发高热3d，肝区疼痛，巩膜黄染，疑诊为急性病毒性肝炎。

37. 如果是由于胆道结石引起的黄疸，明显异常的酶是【专业实践能力】

　　A. ALT

　　B. AST

　　C. LDH

　　D. γ-GT

　　E. CK

38. 急性病毒性肝炎时，明显升高的酶应该是【专业实践能力】

　　A. ALT

　　B. CK

　　C. LDH

　　D. γ-GT

　　E. ALP

39. 梗阻性肝病时，下列何项指标升高最明显【专业知识】

　　A. PChE

　　B. CK

　　C. γ-GT

　　D. LDH

　　E. ACP

40. 血中哪一种胆红素增加会在尿中出现胆红素【专业知识】

　　A. 血胆红素

　　B. 游离胆红素

　　C. 间接胆红素

　　D. 结合胆红素

　　E. 未结合胆红素

41. 肝癌实验室检查最常用的指标是【相关专业知识】

　　A. AFP

　　B. γ-GT

　　C. PT

　　D. ALP

　　E. CEA

42. 肝脏功能受损时，血中【专业实践能力】
    A. 白蛋白含量升高
    B. 球蛋白含量下降
    C. 白蛋白含量升高，球蛋白含量下降
    D. 白蛋白含量下降，球蛋白含量升高或相对升高
    E. 白蛋白和球蛋白含量都正常

43. 关于甲胎蛋白的叙述，错误的是【专业实践能力】
    A. 主要在胎儿肝中合成
    B. 原发性肝癌患者血中明显升高
    C. 恶性畸胎患者羊水中升高
    D. 健康成年人肝细胞可大量合成
    E. 慢性活动性肝炎等患者血中呈中等程度升高

44. 患者，男，53 岁。因皮肤黄染和尿液颜色加深就诊。入院查体：肝脏右肋下 1.5cm 处，无压痛。实验室检查：血清总胆红素 250μmol/L，AST 77U/L，ALT 90U/L，ALP 960U/L。大便颜色呈灰白色。应考虑的诊断是【专业实践能力】
    A. 梗阻性黄疸
    B. 急性病毒性肝炎
    C. 急性黄疸性肝炎
    D. 肝硬化
    E. 肝癌

45. 患者，女，40 岁。近日出现食欲减退乏力，全身不适，尿液颜色逐渐变深。查体：右上腹有触痛，肝区磕击痛。实验室主要应该检查的项目是【专业实践能力】
    A. ALT
    B. CK
    C. CK - MB

D. ACP
E. AMY

46. ALT 的中文全称为【相关专业知识】
    A. 天冬氨酸氨基转移酶
    B. 丙氨酸氨基转移酶
    C. 乳酸脱氢酶
    D. 肌酸激酶
    E. 拟胆碱酯酶

47. 患者，男，25 岁。乏力，腹部不适，恶心和有黄疸，如果怀疑急性肝细胞损伤时，不应进行的检查是【相关专业知识】
    A. 血清 ALT 和 AST 水平的检测
    B. 胆汁酸测定
    C. 血清总胆红素测定
    D. 血清前白蛋白测定
    E. 透明质酸检测

48. 结合胆红素与白蛋白的共价结合物是【专业实践能力】
    A. 非结合胆红素
    B. 结合胆红素
    C. δ 胆红素
    D. 尿胆原
    E. 尿胆素

49. 反映梗阻性黄疸和肝癌最好的标志物【相关专业知识】
    A. CEA
    B. AFP
    C. PSA
    D. γ - GT
    E. CA125

50. 胆道梗阻患者粪便颜色【专业实践能力】
    A. 灰白色
    B. 黄色便
    C. 浅绿色便
    D. 白陶土样便

E. 奶酪样色便

51. 患者，男，42 岁。因食欲不振，巩膜黄染入院，临床初步诊断为急性肝炎。此时患者尿液中胆色素的检查结果最可能是【专业实践能力】

A. 尿胆红素阴性，尿胆原弱阳性

B. 尿胆红素阴性，尿胆原阴性

C. 尿胆红素阳性，尿胆原强阳性

D. 尿胆红素阳性，尿胆原阴性

E. 尿胆红素阳性，尿胆原不确定

52. 脂肪肝时，下列指标的变化正确的是【专业实践能力】

A. AST 升高较 ALT 明显

B. AST、ALT 显著升高

C. 总胆红素升高

D. ALT 活性较高，可与黄疸平行

E. 可有高脂血症伴 ALT 和 γ - GT 升高

第十一章　肾功能及早期肾损伤的检查

本 章 考 纲

单元	细目	要点	要求	科目
肾功能及早期肾损伤的检查	1. 肾脏的功能	(1)肾小球的滤过功能	熟练掌握	1, 2
		(2)肾小管的重吸收功能	熟练掌握	1, 2
		(3)肾小管与集合管的排泄功能	熟练掌握	1, 2
		(4)肾功能的调节	熟练掌握	1, 2
	2. 肾小球功能检查及其临床意义	(1)内生肌酐清除率、血清肌酐、尿素和尿酸测定、参考值及临床意义	熟练掌握	3, 4
		(2)各试验的灵敏性、特异性、测定方法及评价	掌握	3, 4
	3. 肾小管功能检查及其临床意义	(1)有关近端小管功能检查的试验	了解	3, 4
		(2)肾浓缩-稀释试验	掌握	3, 4
		(3)尿渗量与血浆渗量	熟练掌握	3, 4
		(4)自由水清除率	掌握	3, 4
		(5)各试验的参考值及临床意义	熟练掌握	3, 4
	4. 早期肾损伤检查及其临床意义	(1)尿微量白蛋白及转铁蛋白	熟练掌握	3, 4
		(2)尿酶有关检查	熟练掌握	3, 4

注：1—基本知识；2—相关专业知识；3—专业知识；4—专业实践能力。

内 容 概 要

一、肾脏的功能

肾脏的基本结构和功能单位是肾单位。每个肾单位由肾小体和肾小管两部分组成。肾小体由肾小球和肾小囊组成；肾小管又分为近端小管、髓袢和远端小管三段。髓袢又分为髓袢升支和髓袢降支。

肾脏的主要生理功能是生成尿液，排泄人体代谢终产物，如尿素、肌酐、尿酸等，同时回收保留有用的物质，调节水盐代谢，维持酸碱平衡。肾脏还分泌一些生物活性物质，起调节血压、促进红细胞生成等功能。

尿液的生成主要通过肾小球滤过、肾小管选择性重吸收、肾小管与集合管特异性分泌3个步骤完成。

（一）肾小球的滤过功能

当血液流经肾小球时，血液中的水、无机盐、葡萄糖、氨基酸、尿酸等小分子物质和分子量较小的血浆蛋白质，均可通过肾小球滤过膜进入肾小囊形成原尿。原尿中除不含大分子的蛋白质和血细胞外，其渗透压、pH值和溶质成分与血浆大致相同。影响尿液生成的因素主要有3个，即肾小球滤过膜的总面积和通透性、有效滤过压、肾血流量。

1. 肾小球滤过膜

肾小球滤过膜由3层结构组成，即肾小球毛细血管内皮细胞层、基底膜层和肾小囊上皮细胞层。3层结构的细胞之间存在着大小不同的间隙，这是肾小球滤过的结构基础，也构成了血浆与原尿之间的屏障，包括分子屏障和电荷屏障作用。在正常情况下，肾小球滤过膜允许水和小分子物质自由通过，大分子物质（蛋白质）不能通过。经肾小球滤过的滤液称为原尿。肾小球滤过膜带有负电荷，可阻止负电荷蛋白质通过。

2. 肾小球有效滤过压

肾小球有效滤过压是肾小球滤过的动力。

肾小球有效滤过压＝肾小球毛细血管血压－（血浆胶体渗透压＋肾小囊内压）。在入球小动脉端，有效滤过压为2.0Pa，使血浆中某些成分透过肾小球滤过膜，进入肾小囊，形成原尿。在血液到达出球小动脉时，有效滤过压为0Pa，滤过停止，此过程称为滤过平衡。

3. 肾血流量

单位时间内流经双侧肾的血液量，是肾小球滤过的物质基础。肾血液量可用肾小球滤过率（GFR），即单位时间内两肾生成的原尿量（滤液量）来反映，单位是ml/min。GFR是衡量肾脏功能的重要指标。

一些生理因素（如剧烈运动）和病理因素（如大量失血、缺氧）可通过交感神经使肾血流量显著减少，肾小球滤过也显著减少。注射去甲肾上腺素可使肾血管收缩，肾血流量减少，肾小球毛细血管静水压下降，肾小球滤过率也会下降，产生无尿或少尿。

（二）肾小管的重吸收功能

双侧肾脏一昼夜生成的原尿量约有180L，而最终排出的终尿量仅1～2L/24h，而且终尿与原尿中的溶质成分明显不同，说明肾小管将原尿中的水分和某些溶质全部或部分重吸收回血液。

肾小管部位不同，其重吸收功能也不同。

1. 近端小管

肾小管的重吸收作用主要在近端小管进行。原尿中的葡萄糖、氨基酸、微量蛋白质几乎全部在此处被重吸收，K^+、Na^+、Cl^-、HCO_3^- 等电解质绝大部分也在此段被重吸收，水的重吸收率在此段为 65%。

2. 髓袢

髓袢主要通过"逆流倍增"效应使水分的重吸收率达到 25%，尿量进一步减少。髓袢在尿液的浓缩和稀释中起重要作用。

3. 远端小管

远端小管对水的重吸收率在 8%～9%，其重吸收受抗利尿激素（ADH）和醛固酮的调节控制。此段参与机体对体液和酸碱平衡的调节，在维持机体内环境的稳定中起重要作用。

（三）肾小管与集合管的排泄功能

通过 H^+-Na^+ 交换，达到分泌 H^+ 而重吸收 Na^+ 的目的，远端小管与集合管分泌 NH_3 的主要形式是与原尿中 H^+ 结合生成 NH_4^+，既促进了排 H^+，也促进了 Na^+ 重吸收。

一般情况下，Na^+ 是主动重吸收的，才会有 K^+ 分泌，称之为 K^+-Na^+ 交换，K^+ 的分泌量大于其吸收量，该过程主要受醛固酮的调控。

（四）肾功能的调节

肾对水、电解质的调节主要受神经体液因素（抗利尿激素和醛固酮）的影响。K^+-Na^+ 交换过程受醛固酮调控。利尿钠激素可通过抑制肾脏对 Na^+ 的重吸收，增加尿中 Na^+ 的排出。

肾小管和集合管均参与尿液酸化过程，对酸碱平衡的调节作用主要是排酸保碱，其方式为：①排 H^+ 保 Na^+（起主要作用）；②泌 NH_4^+，再生新 HCO_3^-；③重吸收肾小球滤出的 HCO_3^-。

二、肾小球功能检查及其临床意义

（一）内生肌酐清除率、血清肌酐、尿素、尿酸测定、参考值及临床意义

1. 内生肌酐清除率的测定

（1）定义　内生肌酐清除率（Ccr）是指肾脏在单位时间内把若干毫升血浆中的内生肌酐全部清除出去的能力。

血液中许多物质的排泄都通过肾小球滤过的形式清除。GFR 可作为衡量肾小球滤过功能的重要标志。肌酐是人体肌肉的代谢产物，每日代谢量基本恒定，通过肾小球滤过，不被肾小管重吸收，为 GFR 测定最理想的物质。通过测定血清和尿液中肌酐的含量来计算 24h 或每分钟血中肌酐被肾脏清除的量，并与正常人内生肌酐清除值比较，可求得 Ccr。

（2）测定方法　①受试者禁食肉类 3d，试验日禁用茶、咖啡，停用利尿剂，试验前避免剧烈运动，饮用足量的水，使尿量不少于 1ml/min。②于第 4 天早晨 8 时抽空腹静脉血 3ml 并分离出血清，低温保存，同时将尿液排空、弃去，然后收集至第 5 天早晨

8 时(24h)的全部尿液，加入 4～5ml 甲苯以防腐。③测定尿液及血清的肌酐含量，测量 24h 尿量。④测量受试者的身高与体重(kg)。⑤按照下列公式计算内生肌酐清除率。

$$Ccr(ml/min) = \frac{U \times V}{P} \times \frac{1.73}{A}$$

（3）参考值　男性：(105±20)ml/min；女性：(95±20)ml/min。

（4）临床意义　①Ccr 能早期反映肾小球的滤过功能：Ccr<80ml/min 时，提示肾功能有轻度损伤；Ccr 在 51～80ml/min，为肾功能不全代偿期，Ccr 在 25～50ml/min，为肾功能不全失代偿期(氮质血症期)；Ccr<25ml/min，为肾衰竭期(尿毒症期)；Ccr<10ml/min，为尿毒症终末期(晚期肾衰竭)。Ccr 比测定血液中尿素或肌酐的含量更为灵敏。尿肌酐测定，尿液要进行 1∶20～1∶50 倍稀释。②判断肾移植是否成功：如移植肾存活，Ccr 会逐步升高，否则提示失败。

血清肌酐、尿素、尿酸是临床上最常用的肾功能检测指标。

2. 血清肌酐的测定

肌酐(CRE 或 Cr)是人体内肌酸代谢的最终产物，主要在肌肉组织中生成，由肾小球滤过后全部排出，不被肾小管重吸收，为 GFR 测定最理想的指标。苦味酸速率法为 IFCC 推荐测定肌酐的方法。

（1）原理　CRE 在碱性条件下与苦味酸反应生成黄色的苦味酸肌酐，在 510nm 波长处连续检测吸光度变化的值，即可完成测定。

（2）方法学评价　该法特异性不高，维生素 C、丙酮酸、葡萄糖、乙酰乙酸、丙酮、蛋白质等均能与苦味酸反应生成红色化合物，这类物质称为假肌酐。为了排除假肌酐的影响，建议最佳测定时间为 25～60s。测定时最好用血清或血浆，不宜用全血。

（3）参考值　男性 CRE 的参考值为 62～115μmol/L；女性 CRE 的参考值为 53～97μmol/L。

（4）临床意义　①CRE 增高：见于各种肾病、急性或慢性肾衰竭、重度充血性心力衰竭、心肌炎、肌肉损伤等。在肾脏疾病的初期，CRE 通常不升高，当肾小球滤过率下降到正常人的 1/3 时，CRE 才明显上升，是反映肾小球滤过率减退的后期指标。②CRE 减低：见于进行性肌肉萎缩、白血病、贫血、肝功能障碍及妊娠等。

3. 血清尿素的测定

尿素(Urea)是体内蛋白质代谢的最终产物。血清尿素反映肾小球的滤过能力。目前，IFCC 推荐的测定血清尿素的方法是尿素酶-谷氨酸脱氢酶偶联法。

（1）原理　尿素在脲酶催化下，水解生成 NH_3 和 CO_2，NH_3 在 α-酮戊二酸和 NADH 存在下，经谷氨酸脱氢酶催化，生成谷氨酸。同时 NADH 被氧化生成 NAD^+，可在 340nm 波长处检测吸光度下降的速率，计算样本中尿素的含量。

（2）方法学评价　该法特异性高、灵敏度高、无毒性、精密度好，常用于自动生化分析仪，应用广泛。

样本中含有的内源性的氨及丙酮酸会消耗 NADH，使测定结果偏高，但可采用双试剂法消除；复溶试剂、所用蒸馏水和器材均应避免污染，应用无氨离子水及器材，否则测定结果会偏高。

（3）参考值　健康成年人血清尿素浓度为 $2.9\sim8.2mmol/L$。

（4）临床意义　①生理性因素：高蛋白饮食可引起血清和尿液中尿素浓度升高。②病理性因素：其原因可分为肾前性、肾性及肾后性3个方面。肾前性，最重要的原因是失水，常见于剧烈呕吐、幽门梗阻和长期腹泻、脱水、严重感染、糖尿病酸中毒、肾上腺皮质功能减退症、肝肾综合征等；肾性，急性肾小球肾炎、肾病晚期、肾衰竭、慢性肾小球肾炎、中毒性肾炎、肾结核等疾病引起肾功能障碍时，尿素排出受阻，血中尿素浓度升高，临床上尿素测定常作为肾功能状况的辅助诊断之一；肾后性，前列腺肿大、尿路结石、尿路狭窄、膀胱肿瘤、致使尿道受压都可能导致尿路堵塞，引起血液中尿素含量增加。

4. 血清尿酸的测定

尿酸（UA）为体内核酸中嘌呤代谢的最终产物。目前，最常用的检测方法是尿酸氧化酶-过氧化物酶偶联法。

（1）原理　UA经尿酸氧化酶催化生成 H_2O_2，在过氧化物酶（POD）催化下，H_2O_2 与酚和4-氨基安替比林反应生成红色醌亚胺化合物，在一定范围内，红色深浅与血（尿）中UA含量成正比，在520nm波长处比色即可。

（2）方法学评价　该法灵敏度较高且不需要去蛋白质。该法的主要干扰物有维生素C和胆红素，但在反应体系中加入抗坏血酸氧化酶和胆红素氧化酶可去除干扰。

（3）参考值　男性UA的参考值为 $208\sim428\mu mol/L$；女性UA的参考值为 $155\sim357\mu mol/L$。

（4）临床意义　血清UA测定对痛风诊断最有帮助。核酸代谢增高时，如白细胞、多发性骨髓瘤、真性红细胞增多症等血清UA亦常见增高。肾功能减退时常伴有血清UA增高。

（二）各试验的灵敏性、特异性、测定方法及评价

此处不再赘述。

三、肾小管功能检查及其临床意义

1. 有关近端小管功能检查的试验、参考值及临床意义

（1）测定方法　酚红排泄试验（PSP）是近端小管功能检查的主要试验。酚红被注射入人体后，94%由近端小管上皮细胞主动排泌，并从尿中排出，因此在注射一定量PSP后，2h内测定尿中排泄量即可判断肾小管的排泄功能。

（2）参考值　成年人静脉注射后15min排泄率＞25%，120min排泄率＞50%。

（3）临床意义　酚红排泄试验是诊断近端小管排泄功能较为敏感的指标。酚红排除率降低，表明肾小管排泌功能损害。40%～50%为轻度损害；25%～39%为中度损害；10%～24%为重度损害，＜10%为严重损害。

2. 肾浓缩-稀释试验

髓袢、远端小管、集合管和直小管受损时会导致尿液浓缩、稀释功能的紊乱。测

定这一功能的试验就是浓缩-稀释试验。目前主要使用 Mosenthal 试验来测定肾浓缩-稀释试验。

（1）测定方法　Mosenthal 试验的具体做法是：试验前日晚 8 时后禁食，试验当日正常进食。每餐含水分约 500ml，不再饮任何液体。晨 8 时排尿弃去，于 10 时、12 时 14 时、16 时、18 时、20 时（日间尿）及次晨 8 时（夜间尿）各留尿 1 次，尿须排尽。准确测定各次尿量及比密。

（2）参考值　24h 尿量为 1000～2000ml，日间与夜间尿量之比≥2：1，夜间尿 SG ＞1.020。日间尿 SG 因饮水量而有变异，可在 1.002～1.020 波动，最高与最低 SG 差应＞0.009。

（3）临床意义　肾浓缩减退时，尿量多，24h 尿量常超过 2500ml；昼夜尿量相差不大，夜间尿量增加，常超过 750ml（早期表现）；各次尿间 SG 接近，最高 SG＜1.018，SG 差＜0.009，严重者甚至只有 0.001～0.002，常固定在 1.010 左右，提示远段肾单位的浓缩功能丧失，见于慢性肾小球肾炎及慢性肾盂肾炎晚期，高血压肾病失代偿期。

3. 渗量与血浆渗量

（1）测定方法　目前普遍采用冰点下降法。

（2）参考值　尿渗量（Uosm）：600～1000mOsm/（kg·H_2O），平均 800mOsm/（kg·H_2O）；24h 变动范围：50～1200mOsm/（kg·H_2O）（决定于受试者液体入量）。血浆渗量（Posm）：275～305mOsm/（kg·H_2O），平均 300mOsm/（kg·H_2O）。Uosm/Posm：（3～4）：1，禁水 8h 后晨尿 Uosm＞700～800mOsm/（kg·H_2O）。

（3）临床意义　①远端肾单位的浓缩功能减退时，尿渗量明显降低，见于慢性肾小球肾炎、慢性肾盂肾炎、多囊肾、尿酸性肾病等慢性间质性肾病。②Uosm 经反复测定约在 300mOsm/（kg·H_2O）时，说明接近正常 Posm，为等渗尿；Uosm＜200mOsm/（kg·H_2O），为低张尿，提示远端肾单位浓缩功能严重受损。③Uosm/Posm 直接反映重吸收后形成尿液时其中溶质的浓缩倍数，此值越高，说明尿浓缩倍数越大，提示远端肾单位对水的回吸收能力越强；此值减低，说明肾浓缩功能减退。急性肾小管坏死（ATN）时此值≤1.2，尿 Na^+＞20mmol/L；肾衰竭时此值≤1；而小球损伤（如急性肾小球肾炎）时此值＞1.2，尿 Na^+＜20mmol/L。

4. 自由水清除率试验

（1）测定方法　自由水即不含溶质的纯水。自由水清除率（C_{H_2O}）是指单位时间内从血浆清除到尿液中不含溶质的水量，反映肾清除机体不需要的水分的能力，比 Uosm 更能精确地定量反映浓缩和稀释功能。

先求出 Cosm，再用以下公式计算 C_{H_2O}。

$$C_{H_2O} = V - Cosm = V - \frac{Uosm \times V}{Posm}$$

式中，V 为每分钟尿量（ml/min）。

（2）参考值　正常人禁水 8h 后晨尿 C_{H_2O} 在 -25～-100ml/h。

（3）临床意义　一般认为，C_{H_2O} 能更精确反映肾髓质损害程度。因 C_{H_2O} 既包括 Mosm

和 Posm 两个参数，又有尿量 V 的变量，V 可补偿尿浓缩与稀释带来的变动。①连续测定 C_{H_2O} 可作为肾功能不全早期诊断的指征，此时 C_{H_2O} 接近 0，如回到负值提示进入恢复期，此变化常比临床表现和一般肾功能试验更早出现。②C_{H_2O} 测定有助于鉴别非少尿性肾功能不全和肾外因素的氮质血症，前者 C_{H_2O} 接近于 0，而后者正常。③急性肾小管坏死（ATN）C_{H_2O} 常接近于 0，见于急性失血、休克、缺氧、药物中毒、大面积烧伤等。④有助于肾移植后急性排异反应的早期发现。

远端肾单位功能试验主要包括肾浓缩-稀释试验、尿渗量与血浆渗量测定、自由水清除率测定。

各试验的的参考值及临床意义不再赘述。

四、早期肾损伤检查及其临床意义

（一）尿微量蛋白及转铁蛋白

尿微量蛋白测定包括尿微量白蛋白、α_1-微球蛋白、β_2-微球蛋白的测定。

1. 尿微量白蛋白测定

（1）测定方法　微量白蛋白（mAlb）指尿中白蛋白排出量在 $30\sim300\text{mg}/24\text{h}$ 范围内的蛋白质。尿蛋白常规检查是阴性，用比较灵敏的方法可以检查出尿液中有 mAlb 的升高。正常人尿中会有微量蛋白质，以白蛋白为主。临床常用检测 mAlb 的方法为免疫透射比浊法。

（2）参考值　成年人 mAlb 的参考值为 24h 尿＜30mg。

（3）临床意义　①mAlb 是早期肾损伤的肾小球标志物，是肾脏疾病早期诊断的标志物，肾小球早期损伤的敏感指标；②mAlb 可监测糖尿病和高血压患者的肾功能状态；③mAlb 是肾小球和肾小管损伤的鉴别标志，尿 mAlb 升高多见于肾小球损伤，尿 β_2-微球蛋白升高多见于肾小管损伤。

2. α_1-微球蛋白测定

（1）原理　α_1-微球蛋白（α_1-m）是由肝细胞和淋巴细胞合成的糖蛋白，分子量为 $26000\sim33000$。原尿中的 α_1-m 约 99％被肾小管重吸收并降解，故正常尿液中 α_1-m 含量很低。

（2）参考值　尿 α_1-m 的参考值＜12.5mg/L（免疫散射比浊法）。

（3）临床意义　①尿 α_1-m 增高，是反映和评价各种原因所致早期肾近端小管功能损伤的特异、灵敏指标；②有助于鉴别诊断上尿路疾病、下尿路疾病，上尿路疾病时 α_1-m 增高，而下尿路疾病时 α_1-m 无改变；③可评估肾小球滤过功能，如果血 α_1-m 和尿 α_1-m 均升高，表明肾小球滤过功能和肾小管重吸收功能均受损。

3. β_2-微球蛋白测定

（1）原理　尿液中 β_2-微球蛋白（β_2-m）分子量小，为 11800，主要产生于淋巴细胞。β_2-m 水平灵敏地反映了肾小管的损伤，可用于肾小管性蛋白尿的诊断和鉴别诊断。

（2）参考值　血 β_2-m 的参考值为 $1.28\sim1.95\text{mg/L}$；尿 β_2-m 的参考值为 $0.03\sim0.14\text{mg/L}$。

(3)临床意义　①血 β_2-m 浓度，能较好地了解肾小球滤过功能，比肌酐增高更早、更显著；②尿中的 β_2-m 浓度可灵敏地反映肾小管的损伤，被用于肾小管肾性蛋白尿的诊断和鉴别诊断。

4. 尿转铁蛋白测定

(1)原理　转铁蛋白(Tf)是 679 个氨基酸构成的糖蛋白，分子量为 76500，主要在肝内合成，为转运 Fe^{3+} 的主要蛋白。Tf 的分子量与 Alb 接近，直径大小也相似(Tf 3.91nm，Alb 3.60nm)，在生理状态下 Tf 和 Alb 都很难通过肾小球滤过膜，但由于 Tf 的负电荷相对比 Alb 少，当肾小球的电荷屏障发生早期损害时，Tf 比 Alb 更容易漏出。Tf 是一项反映肾小球滤过膜损伤的灵敏指征。

(2)测定方法　Tf 测定可用 RIA、EIA 和免疫浊度法。近年多采用散射浊度法的专用设备，可同时测定包括 mAlb 和 Tf 在内的多项标记蛋白。

(3)参考值　<0.173mg/mmol Cr(<1.53mg/g Cr)(透射比浊法)；<2.0mg/L(散射浊度法)。

(4)临床意义　肾小球损伤发生时尿中 Tf 排出增加，尿中 Tf 排出量的增加早于 mAlb，对早期发现糖尿病肾病的变化更为敏感。尿中 Tf 浓度与 Alb 浓度相比很低，检测值离散度较大，在 pH≤4 的酸性尿中易降解。在糖尿病肾病的早期诊断和监测中目前首选项目仍是 mAlb。

(二)脲酶有关检查

(1)原理　脲酶种类很多，应用较多的为 N-乙酰-β-D-氨基葡萄糖苷酶(NAG)。NAG 是溶酶体酶之一，分子量为 140000，在肾皮质中含量最高，髓质次之，而在肾单位近曲小管细胞内含量最丰富。溶酶体是各种攻击因子(如生物毒素、化学毒素、自由基、免疫活化因子)容易侵犯的靶位，受到攻击时会迅速诱导溶酶体酶释放，故尿中 NAG 活性对肾小管活动性损伤有灵敏反应。

(2)测定方法　日常检验中采用合成色原底物法，其中又分为以对硝基酚(PNP)为色原的底物和以 2-氯-4-硝基酚(CNP)为色原的底物。前者用于终点法比色分析，后者用于速率法自动分析(连续监测法)。

(3)参考值　< 1.81U/mmol Cr (16μg/g Cr)(以 PNP 为色原，终点法)；<2.37U/mmol Cr(21μg/g Cr)(以 CNP 为色原，速率法)。

(4)临床意义　各种原因导致的活动性肾小管损伤时，尿 NAG 往往是最早发生变化(活性上升)的标志物。①药物毒性损伤导致 TIN 时，尿 NAG 的变化远早于一般肾功能试验和尿常规检查。特别是氨基糖苷类抗生素和顺铂等抗癌药物。

归 纳 总 结

1. 双侧肾一昼夜生成的原尿量约有 180L，而最终排出的终尿量仅 1~2L/24h。原尿与血浆成分的区别是，原尿除不含大分子的蛋白质、血细胞及血小板，其渗透压、

pH 值及其他成分与血浆大致相同。肾小管重吸收最重要的部位是近端小管，葡萄糖、氨基酸、微量蛋白质几乎全部在此处被重吸收，K^+、Na^+、Cl^-、HCO_3^- 绝大部分也在此段被重吸收；髓袢在尿液的浓缩、稀释功能中起重要作用；远端小管和集合管参与机体的体液及酸碱调节。

2. 肾小管与集合管分别通过 $H^+ - Na^+$ 交换、$K^+ - Na^+$ 交换、NH_3 与 H^+ 结合成 NH_4^+ 排出，实现泌 H^+、泌 K^+、泌 NH_3 的排泄功能，并达到重吸收 $NaHCO_3$ 的作用。

3. Ccr 是衡量肾小球功能的较好指标，其参考值为 80～120ml/min。Ccr 的临床意义是：51～80ml/min 为肾功能不全代偿期；25～50ml/min 为肾功能不全失代偿期；<25ml/min 为肾衰竭期（尿毒症期）；<10ml/min 为尿毒症终末期（晚期肾衰竭）。Ccr 估计肾小球滤过率不如菊粉清除率准确。

4. 血清肌酐、尿素、尿酸是临床上最常用的肾功能检测指标。①苦味酸速率法为 IFCC 推荐测定 CRE 的方法，应避免假肌酐物质对测定的影响。CRE 增高常见于各种肾病，急性或慢性肾衰竭。CRE 是反映肾小球滤过率减退的后期指标。②IFCC 推荐的测定血清尿素的方法是尿素酶-谷氨酸脱氢酶偶联法。尿素肾性增高常见于各种肾脏疾病，反映肾小球的滤过能力。③目前最常用的检测 UA 的方法是尿酸氧化酶-过氧化物酶反应体系。UA 增高对痛风诊断最有帮助。

5. 肾小管功能常用检查及其临床意义如下。①酚红排泄试验：酚红排泄试验是诊断近端小管排泄功能较为敏感的指标。成年人注射静脉注射后 15min 排泄率>25%，120min 排泄率>50%。②肾浓缩-稀释试验：远端小管和集合管的主要功能是在抗利尿激素和醛固酮的作用下参与尿液浓缩、稀释，以及对水、电解质及酸碱平衡等的调节，维持机体内环境的稳定。③尿比重与 Uosm：正常成年人尿比重为 1.015～1.025，晨尿常为 1.020 左右；正常成年人 Uosm 为 600～1000mOsm/（kg・H_2O）；Uosm 与 Posm 之比值为（3～4）：1。④C_{H_2O}：C_{H_2O} 的参考值为 -25～-100ml/h。

6. 早期肾损伤检查及其临床意义如下。①尿 mAlb 测定：尿 mAlb 测定是肾脏疾病早期诊断的标志物，肾小球早期损伤的敏感指标。成年人 mAlb 的参考值为 24h 尿 <30mg。②$\alpha_1 - m$ 测定：尿 $\alpha_1 - m$ 增高，是反映和评价各种原因所致早期近端小管功能损伤的特异、灵敏指标；有助于鉴别诊断上尿路疾病、下尿路疾病；可评估肾小球滤过功能。尿 $\alpha_1 - m$ 的参考值<12.5mg/L。③$\beta_2 - m$ 测定：血 $\beta_2 - m$ 浓度，能较好地了解肾小球滤过功能，比肌酐增高更早、更显著；尿中的 $\beta_2 - m$ 浓度可灵敏地反映肾小管的损伤，被用于肾小管肾性蛋白尿的诊断和鉴别诊断。血 $\beta_2 - m$ 的参考值为 1.28～1.95mg/L，尿 $\beta_2 - m$ 的参考值为 0.03～0.14mg/L。④尿转铁蛋白：转铁蛋白是一项反映肾小球滤过膜损伤的灵敏指征。⑤脲酶测定：脲酶测定为早期肾小管特别是近端小管损伤和肾移植术后排斥反应的敏感指标。

相 关 习 题

1. 正常人每日排出的总尿量为
   A. 5～6L
   B. 4～5L
   C. 3～4L
   D. 1～2L
   E. 0.5L 以下

2. 肾单位不包括
   A. 肾小球
   B. 髓袢升支
   C. 髓袢降支
   D. 集合管
   E. 近端小管

3. 下列哪种物质不属于儿茶酚胺类
   A. 酪胺
   B. 去甲肾上腺素
   C. 肾上腺素
   D. 多巴胺
   E. 多巴

4. 慢性肾功能不全患者的钙、磷代谢的特点是
   A. 血磷降低，血钙升高
   B. 血磷正常，血钙升高
   C. 血磷正常，血钙降低
   D. 血磷升高，血钙降低
   E. 血磷降低，血钙降低

5. 反映肾小管早期功能的检查项目为
   A. 血肌酐
   B. 血尿素
   C. 血 β_2-微球蛋白
   D. 尿 α_1-微球蛋白
   E. 血尿酸

6. 血液尿素、肌酐的检测主要反映人体
   A. 肝功能
   B. 肾功能
   C. 心功能
   D. 肺功能
   E. 脾功能

7. 血糖达到下列哪个数值时，即可测得尿糖
   A. 6.11mmol/L
   B. 7.0mmol/L
   C. 7.8mmol/L
   D. 8.9～10mmol/L
   E. 11.1mmol/L

8. 原发性肾上腺皮质功能亢进和单纯性肥胖症可以用下面哪一个试验鉴别
   A. 促肾上腺皮质激素兴奋试验
   B. 地塞米松抑制试验
   C. 血浆促肾上腺皮质激素测定
   D. 血皮质醇测定
   E. 以上均不是

9. 肾脏对钠的调节是
   A. 多吃多排
   B. 少吃多排
   C. 多吃少排
   D. 不吃也排
   E. 排出量与尿量无关

10. 不去蛋白质时，血清中肌酐多采用下列何种方法进行测定
    A. 碱性苦味酸动力学法
    B. 碱性苦味酸终点法
    C. 酸性苦味酸动力学法
    D. 酸性苦味酸终点法
    E. 中性苦味酸动力学法

11. 采用苦味酸法测定尿肌酐，尿液应稀释多少倍合适
    A. 2 倍

B. 5 倍

C. 50 倍

D. 500 倍

E. 1000 倍

12. 正常成年人每日通过肾小球滤过的原尿约为

    A. 1.5L

    B. 50L

    C. 180L

    D. 3L

    E. 100L

13. 肾脏对葡萄糖的重吸收主要发生在

    A. 肾小球

    B. 近端小管

    C. 近端小管和集合管

    D. 髓袢

    E. 肾盂

14. 导致肾排钠增多的因素是

    A. 肾素生成增多

    B. 血管舒缓素-激肽生成减少

    C. 利钠激素生成增多

    D. 利钠激素生成减少

    E. 肾神经兴奋增加

15. 检查肾近端小管受损的灵敏指标是

    A. 白蛋白

    B. 球蛋白

    C. β_2-微球蛋白

    D. 溶菌酶

    E. 乳酸脱氢酶

16. 肾小球滤过率测定的参考方法是

    A. 肌酐清除率

    B. 对氨基马尿酸清除率

    C. 尿素清除率

    D. 尿酸清除率

    E. 菊粉清除率

17. 17 - OHCS 不包括以下哪个代谢物

    A. 皮质醇

B. 皮质酮

C. 17 -羟孕酮

D. 雄烯二酮

E. 11 -脱氧皮质醇

18. 肾小球滤过率是指

    A. 肾小球滤过的血液量

    B. 单位时间内肌酐的滤过量

    C. 单位时间内两肾生成滤液的量

    D. 单位时间内单侧肾滤过的血液量

    E. 尿肌酐与血肌酐的比值

19. 肾上腺素的分泌主要受下列哪一因素的控制

    A. 促肾上腺皮质激素

    B. 交感神经兴奋性

    C. 副交感神经兴奋性

    D. 血糖

    E. 血容量

20. 正常尿渗量为

    A. $280\sim320mOsm/(kg \cdot H_2O)$

    B. $320\sim400mOsm/(kg \cdot H_2O)$

    C. $400\sim600mOsm/(kg \cdot H_2O)$

    D. $600\sim1000mOsm/(kg \cdot H_2O)$

    E. $1000\sim2000mOsm/(kg \cdot H_2O)$

21. 正常人尿液中所含的微量蛋白质以

    A. 白蛋白为主

    B. IgG 为主

    C. β_2-微球蛋白为主

    D. T - H 蛋白为主

    E. 核蛋白为主

22. 原尿成分与血浆成分不同的是

    A. 葡萄糖的含量

    B. 钾的含量

    C. 蛋白质的含量

    D. 钠的含量

    E. 尿素的含量

23. "少尿"是指 24h 尿量少于

    A. 100ml

B. 200ml

C. 800ml

D. 500ml

E. 1000ml

24. 肾在维持酸碱平衡中最重要的作用是

　　A. 尿液酸化

　　B. 对付气化酸

　　C. 直接排出酮体

　　D. 排 H^+ 保 Na^+，重吸收 $NaHCO_3$

　　E. 排出铵盐

25. 肾病综合征的主要表现不包括

　　A. 大量蛋白尿

　　B. 低凝状态

　　C. 低蛋白血症

　　D. 高脂血症

　　E. 水肿

26. 自由水清除率负值代表

　　A. 肾脏浓缩能力

　　B. 肾脏稀释能力

　　C. 肾脏不能浓缩尿液

　　D. 肾脏不能稀释尿液

　　E. 以上都不能代表

27. 促进肾小管 Na^+、K^+ 交换的主要激素是

　　A. ADH

　　B. 肾虚

　　C. 血管紧张素

　　D. 醛固酮

　　E. 抗利尿激素

28. 当肾小球滤过滤为 25ml/min 时，属于肾功能减退的是

　　A. 肾储备功能恢复期

　　B. 肾储备功能丧失期

　　C. 氮质血症期

　　D. 肾衰竭期

　　E. 以上都不是

29. 急性肾小球肾炎可有如下几项表现，但除外

A. 血尿

B. 蛋白尿

C. 不同程度高血压

D. 糖尿

E. 水肿

30. 血液和尿中的儿茶酚胺主要由哪种细胞分泌

　　A. 甲状腺滤泡上皮细胞

　　B. 嗜铬细胞

　　C. 肝细胞

　　D. 肥大细胞

　　E. 嗜碱性粒细胞

31. 对肾远端小管、集合管与水重吸关系密切的激素是

　　A. 抗利尿激素

　　B. 促肾上腺皮质激素

　　C. 类固醇激素

　　D. 肾素

　　E. 前列腺素

32. 蛋白尿指尿定量蛋白质超过

　　A. 10mg/24h

　　B. 50mg/24h

　　C. 20mg/24h

　　D. 100mg/24h

　　E. 150mg/24h

33. 醛固酮的化学本质是

　　A. 类固醇

　　B. 多肽及蛋白质

　　C. 氨基酸衍生物

　　D. 脂肪酸衍生物

　　E. 核苷酸

34. 肾小球滤过膜对血浆蛋白质能否通过具有一定选择性，称为

　　A. 尿渗量

　　B. 选择性蛋白尿

　　C. 自由水清除率

D. 肾小球滤过率

E. 内生肌酐清除率

35. 血清尿酸水平减低见于

A. 肝豆状核变性

B. 痛风

C. 白血病

D. 多性骨髓瘤

E. 真性红细胞增多症

36. 肌酐是某物质的代谢终产物，这种物质是

A. 肌酸

B. 蛋白质

C. 核糖核酸

D. 葡萄糖

E. 脂肪

37. 脲酶法测定血清中尿素时，加入脲酶后尿素水解首先产生

A. 氨和谷氨酸

B. 谷氨酸和二氧化碳

C. 二氧化碳和氨

D. 谷氨酸

E. 谷氨酰胺

38. 原尿中的葡萄糖被重吸收的部位主要是

A. 近端小管

B. 远端小管

C. 肾小球

D. 髓袢

E. 集合管

39. 关于肾小球滤过膜的描述，错误的是

A. 由内皮细胞和基底膜组成

B. 由内皮细胞、基底膜和上皮细胞组成

C. 具有分子大小的筛网选择性屏障和电荷选择性屏障

D. 筛网选择性屏障由滤过膜的3层细胞间缝隙构成

E. 正常生理条件下，中分子以上的蛋白质绝大部分不能通过滤过膜

40. 肾小球功能的检测指标是

A. 血糖

B. 微量白蛋白

C. 尿中低分子量蛋白质

D. 血清肌酸激酶

E. 尿淀粉酶

41. 肾小管功能的检测指标是

A. 血糖

B. 微量白蛋白

C. 尿中低分子量蛋白质

D. 血清肌酸激酶

E. 尿淀粉酶

42. 几乎不被肾小管重吸收的物质是

A. 尿素

B. 氨基酸

C. 肌酐

D. 谷胱甘肽

E. 肌酸

43. 人体排泄体内多余的水分和代谢产物的重要器官是

A. 心脏

B. 肝脏

C. 肾脏

D. 小肠

E. 肌肉组织

44. "无尿"是指每天的尿量不超过

A. 17ml

B. 100ml

C. 400ml

D. 2000ml

E. 2500ml

45. 尿素是下列哪类物质的代谢产物

A. 氨基酸

B. 核酸

C. 维生素

D. 胆固醇

E. 葡萄糖

46. 急性肾小球肾炎可有如下几项表现，但除外

A. 血尿

B. 蛋白尿

C. 糖尿

D. 水肿

E. 不同程度高血压

47. 蛋白尿是指 24h 尿液中尿蛋白定量超过

A. 0.15g

B. 0.5g

C. 1.0g

D. 2.0g

E. 10g

48. 自由水是指

A. 不含杂质的纯水

B. 不含溶质的纯水

C. 不含蛋白质的水

D. 不含电解质的水

E. 肾小球滤过的溶液

49. 关于肾小管和集合管的功能，叙述错误的是

A. 分泌 H^+

B. 重吸收 HCO_3^-

C. 分泌 NH_4^+

D. 分泌 K^+

E. $H^+ - Na^+$ 交换与 $K^+ - Na^+$ 交换相互促进

50. 尿低分子量蛋白质不包括

A. 视黄醇结合蛋白

B. α_1-微球蛋白

C. β_2-微球蛋白

D. β_2-糖蛋白-1

E. 转铁蛋白

51. 痛风的病因是由于

A. 糖代谢紊乱

B. 脂代谢紊乱

C. 蛋白质代谢紊乱

D. 氨基酸代谢紊乱

E. 核酸代谢紊乱

52. 检查远端小管功能的试验是

A. 尿微量白蛋白的测定

B. 血肌酐测定

C. 酚红排泄试验

D. 浓缩-稀释试验

E. 尿 β_2-微球蛋白测定

53. 当近端小管上皮细胞受损，重吸收能力降低或丧失时，产生的蛋白尿称为

A. 溢出性蛋白尿

B. 体位性蛋白尿

C. 肾小管性蛋白尿

D. 肾小球性蛋白尿

E. 血浆性蛋白尿

54. 促肾上腺皮质激素的化学本质是

A. 类固醇

B. 多肽及蛋白质

C. 氨基酸衍生物

D. 脂肪酸衍生物

E. 核苷酸

55. 能较早反映肾小球滤过功能受损的指标是

A. 血清尿素氮测定

B. 血清肌酐测定

C. 内生肌酐清除率测定

D. 血清尿酸测定

E. 血清磷酸肌酸测定

56. 以下分期中，属于慢性肾衰竭的序幕的是

A. 肾储备功能丧失期

B. 氮质血症期

C. 肾衰竭期

D. 尿毒症期

E. 以上均不是

57. 正常情况下，能被肾小管完全重吸收的物质是

A. 尿素

B. 尿酸

C. 肌酐

D. 葡萄糖

E. K^+

58. 关于 N－乙酰－β－D－氨基葡萄糖苷酶（NAG），叙述错误的是

A. NAG 不通过肾小球滤过，因而尿中排出量不受血中其来源的影响

B. 其为溶酶体酶的一种

C. 分子量为 140000，在肾皮质中含量最高

D. 在肾单位远端小管细胞内含量最丰富

E. 其活性对肾小管活动性损伤有灵敏反应

59. 以白蛋白为主的蛋白尿，符合下列哪种蛋白尿

A. 肾小球性蛋白尿

B. 肾小管性蛋白尿

C. 混合性蛋白尿

D. 溢出性蛋白尿

E. 偶然性蛋白尿

60. 反映肾血流量的试验为

A. 酚红排泄试验

B. 内生肌酐清除率

C. 肾浓缩-稀释试验

D. 对氨基马尿酸清除率

E. 吲哚氰绿清除试验

61. 尿胆原强阳性，最有可能的是

A. 慢性肾衰竭

B. 正常人生理增加

C. 溶血性黄疸

D. 肝细胞性黄疸

E. 梗阻性黄疸

62. 甲状旁腺激素对尿中钙、磷排泄的影响是

A. 增加肾小管对钙的重吸收，减少对磷的重吸收

B. 增加肾小管对磷的重吸收，减少对钙的重吸收

C. 增加肾小管对钙、磷的重吸收

D. 减少肾小管对钙、磷的重吸收

E. 只调节钙的排泄

63. 某物质的肾阈，是指该物质的

A. 最大清除率

B. 最大重吸收率

C. 最大分泌率

D. 最小清除率

E. 在尿中出现时的最低血浆浓度

64. 反映肾小球基底膜通透性改变的内源性物质是

A. 尿微量白蛋白

B. 血清前白蛋白

C. 尿 β_2-微球蛋白

D. 尿 α_1-微球蛋白

E. 血清 C 反应蛋白

65. 肾小球性选择性蛋白尿的主要成分是

A. α_1-球蛋白

B. α_2-球蛋白

C. β_2-微球蛋白

D. 白蛋白

E. γ 球蛋白

66. 24h 尿总蛋白定量参考值为

A. ＜10mg

B. ＜50mg

C. ＜100mg

D. ＜150mg

E. ＜200mg

67. 内生肌酐清除率的单位是
    A. ml
    B. L
    C. %
    D. min
    E. ml/min

68. 肾脏的内分泌功能不包括
    A. 分泌肾素
    B. 合成前列腺素
    C. 分泌促红细胞生成素
    D. 维生素 D 的 1 位羟基化
    E. 排出机体内大部分代谢终产物

69. 慢性肾衰竭时，最早出现的肾功能减退阶段是
    A. 氮质血症期
    B. 肾衰竭期
    C. 肾储存功能丧失期
    D. 尿毒症期
    E. 无尿期

70. 目前临床上普遍应用的测定肾小球滤过率的方法是
    A. 内生肌酐清除率
    B. 菊粉清除率
    C. 酚红排泄试验
    D. 尿素清除率
    E. 尿酸清除率

71. 关于尿 NAG 的叙述，不正确的是
    A. 临床常用的脲酶
    B. 是活动性肾小管损伤时最早发生变化的标志物
    C. 药物毒性损伤导致 TIN 时，其活性升高晚于尿蛋白的出现
    D. NAG 是溶酶体酶
    E. NAG 在肾皮质中含量最高

72. 可通过肾小球滤过的血清酶是
    A. ALP
    B. ACP
    C. AMY
    D. LDH
    E. γ-GT

73. IgG 清除率与转铁蛋白清除率的比值称为
    A. 渗透溶液清除率
    B. 自由水清除率
    C. 选择性指数
    D. 尿渗量
    E. 浓缩-稀释试验

74. 早期肾损伤的肾小球标志物是
    A. 血肌酐
    B. 微量白蛋白
    C. 尿酸
    D. 尿素
    E. 尿中低分子量蛋白质

75. 微量白蛋白是指
    A. 尿中转铁蛋白排出量在 30～300mg/24h 范围内
    B. 尿中前白蛋白排出量在 30～300mg/24h 范围内
    C. 尿中白蛋白排出量在 30～300mg/24h 范围内
    D. 尿中脲酶排出量在 30～300mg/24h 范围内
    E. 尿微球蛋白排出量在 30～300mg/24h 范围内

76. 关于肾小管的功能，下列叙述不正确的是
    A. 分泌
    B. 滤过
    C. 重吸收
    D. 浓缩
    E. 稀释

77. 尿渗量明显降低表明
    A. 远端肾单位的浓缩功能减退
    B. 近端小管的重吸收功能减退

C. 肾小球滤过功能减退

D. 肾小管的分泌功能障碍

E. 肾脏内分泌功能减退

78. 高血压性肾损伤的早期标志物为

A. 尿淀粉酶

B. 尿低分子量蛋白质

C. 微量白蛋白

D. 脲酶

E. 血肌酐

79. 关于 β_2 - 微球蛋白的叙述，不正确的是

A. 分子量为 11800

B. 不被肾小管重吸收

C. 可以自由通过肾小球滤过膜

D. 主要由淋巴细胞生成

E. 可以采用免疫学方法进行定量测定

80. 可以自由通过正常肾小球滤过膜的物质分子量小于

A. 15000

B. 20000

C. 25000

D. 30000

E. 35000

81. "尿蛋白"是指 24h 尿液中蛋白质含量超过

A. 100mg

B. 150mg

C. 200mg

D. 250mg

E. 300mg

82. 下列项目中，测定肾小球滤过率的金指标是

A. 内生肌酐清除率

B. 对氨基马尿酸清除率

C. 尿素清除率

D. 尿酸清除率

E. 菊粉清除率

83. 肾病综合征患者出现大量蛋白尿是由于

A. 肾小管不能对原尿中的蛋白质重吸收

B. 机体内蛋白质合成过多

C. 机体摄入的蛋白质过多

D. 机体组织中蛋白质分解过多，需从尿中排泄

E. 肾小球毛细血管壁通透性增加，肾小球滤过屏障发生异常

(84～85 题共用题干)

患者，女，38 岁。患急性肾小球肾炎 8 个月后，因双下肢进行性水肿而求医。查体：双踝压陷性水肿，面色苍白、水肿。

84. 拟进一步做生化检查，检查价值不大的是

A. 血清蛋白

B. 血糖

C. A/G 比值

D. 血尿素氮

E. 尿蛋白

85. 注射去甲肾上腺素，引起尿少的主要原因是

A. 肾小球毛细血管血压明显下降

B. 血浆胶体渗透压升高

C. 囊内压增高

D. 滤过膜通透性减小

E. 肾小球滤过面积减小

86. 下列关于肾性糖尿病的原因，正确的是

A. 肾小球滤过糖过多

B. 肾小管分泌糖增多

C. 空腹血糖升高

D. 糖耐量试验增多

E. 近端小管对葡萄糖的重吸收功能
　　下降

87. 某物质完全通过肾清除而不被重吸
　　收，该物质的清除率为
　　A. 0
　　B. 0.5
　　C. 0.75
　　D. 1
　　E. 不确定，需更多信息来评价

（88~89题共用题干）

　　患者，男，38岁。近1周水肿加重。尿蛋白定性（＋＋＋＋），尿比重1.010~1.012。生化检查：血浆总蛋白31.2g/L，白蛋白18.5g/L。24h尿蛋白定量3.5g。

88. 对该患者最可能的诊断是
　　A. 肝炎后肝硬化
　　B. 原发性高血压
　　C. 慢性肾盂肾炎
　　D. 慢性肾小球肾炎

E. 肾病综合征

89. 该患者最不可能出现的下述症状是
　　A. 大量蛋白尿
　　B. 低蛋白血症
　　C. 高胆固醇血症
　　D. 高氮质血症
　　E. 高度水肿

90. 苯丙酮尿症患者尿液气味为
　　A. 大蒜臭味
　　B. 鼠臭味
　　C. 烂苹果味
　　D. 腐臭味
　　E. 氨味

91. 慢性尿潴留患者尿液气味为
　　A. 大蒜臭味
　　B. 鼠臭味
　　C. 烂苹果味
　　D. 腐臭味
　　E. 氨味

考 题 示 例

1. 肾小球滤过率的表示单位是【相关专业
　　知识】
　　A. L/24h
　　B. mg/100ml
　　C. ml/min
　　D. mmol/L
　　E. %

2. 肾小球滤过功能主要取决于【基础知
　　识】
　　A. 有效滤过压
　　B. 有效渗透压
　　C. 被动扩散
　　D. 逆流倍增

E. 主动转运

3. 本周蛋白的实质是【基础知识】
　　A. 免疫球蛋白轻链
　　B. 免疫球蛋白重链
　　C. 糖蛋白
　　D. 黏蛋白
　　E. 补体

4. 下列哪项是痛风的主要诊断指标【基础
　　知识】
　　A. Urea
　　B. Cr
　　C. UA
　　D. CK

E. TBA

5. 关于肾小球通透性的叙述，错误的是【基础知识】

A. 对分子的大小有选择性

B. 正常情况下血细胞不可自由通过

C. 血浆蛋白质可以自由通过

D. 小分子物质，如葡萄糖、水等，可自由通过

E. 有电荷屏障，正电荷相对多的物质容易通过

6. 糖尿病肾病早期诊断和监测的首选项目是【基础知识】

A. 尿中微量白蛋白浓度

B. 尿中钾离子浓度

C. 尿中钠离子浓度

D. 尿中肌酐浓度

E. 尿中尿素浓度

7. 下列指标中能较好地反映肾小球滤过功能的是【专业知识】

A. 血尿素

B. 血肌酐

C. 血尿酸

D. 尿肌酐

E. 内生肌酐清除率

8. 可出现肾前性蛋白尿的疾病是【专业知识】

A. 急性肾炎

B. 肾病综合征

C. 尿路结石

D. 多发性骨髓瘤

E. 肾小管间质病变

9. 采用酸碱指示剂原理的尿试带检测项目是【相关专业知识】

A. 隐血

B. 酮体

C. 蛋白质

D. 葡萄糖

E. pH 值

10. 微量白蛋白尿是指尿液中白蛋白排出量为【相关专业知识】

A. ＜10mg/24h

B. ＜20mg/24h

C. ＜30mg/24h

D. 30～300mg/24h

E. 300～600mg/24h

11. 24h 尿量测定要求精确至【相关专业知识】

A. 0.1ml

B. 0.5ml

C. 1ml

D. 5ml

E. 10ml

12. 正常情况下，能被肾小管几乎完全重吸收的物质是【专业实践能力】

A. 尿素

B. 肌酐

C. 尿酸

D. 白蛋白

E. 葡萄糖

13. 下列哪项疾病不会引起血尿酸增高【专业实践能力】

A. 痛风

B. 肾功能损害

C. 白血病

D. 恶性肿瘤

E. 肝硬化

14. 具有"逆流倍增"的功能，在尿液浓缩、稀释功能中起重要作用的是【基础知识】

A. 肾小球

B. 近端小管

C. 髓袢

D. 远端小管

E. 集合管体

15. 具有选择性滤过功能的是【基础知识】

A. 肾小球

B. 近端小管

C. 髓袢

D. 远端小管

E. 集合管体

16. 肾重吸收最重要的部位是【基础知识】

A. 肾小球

B. 近端小管

C. 髓袢

D. 远端小管

E. 集合管体

17. 引起多尿常见的病因是【专业知识】

A. 呕吐

B. 烧伤

C. 尿崩症

D. 前列腺癌

E. 重度肝炎

18. 能较早判断肾小球损害的肾功能检查是【基础知识】

A. 内生肌酐清除率

B. 浓缩-稀释试验

C. 酚红排泄试验

D. 对氨基马尿酸清除试验

E. 微量白蛋白测定

19. 反映肾小球滤过功能的试验为【基础知识】

A. 内生肌酐清除率试验

B. 浓缩-稀释试验

C. 酚红排泄试验

D. 对氨基马尿酸清除试验

E. 微量白蛋白测定

20. 常用的肾小球滤过功能试验是【基础知识】

A. 葡萄糖清除试验

B. Na^+ 清除试验

C. BUN 清除试验

D. 内生肌酐清除率试验

E. 菊粉清除试验

21. 提示肾脏实质性病变的尿液有形成分是【基础知识】

A. 鳞状上皮细胞

B. 尾形上皮细胞

C. 大圆上皮细胞

D. 纺锤状上皮细胞

E. 肾小管上皮细胞

22. 对蛋白质选择滤过的部位是【相关专业知识】

A. 肾小球

B. 近端小管

C. 髓袢

D. 远端小管

E. 集合管

23. 对钠重吸收的主要部位是【相关专业知识】

A. 肾小球

B. 近端小管

C. 髓袢

D. 远端小管

E. 集合管

24. 正常人尿液中免疫球蛋白含量很少。尿液中检测到哪种免疫球蛋白升高，说明肾小球滤过膜损伤严重【专业实践能力】

A. IgG

B. IgA

C. IgM

D. IgD

E. IgE

25. 临床上常用下列哪项来评估肾小球滤过膜受损程度【专业实践能力】

A. 尿 IgG

B. 尿 IgM

C. 尿轻链

D. 尿微量白蛋白

E. 选择性蛋白尿指数

26. 促使肾脏排钾保钠的激素是【专业实践能力】

 A. 甲状旁腺激素

 B. 抗利尿激素

 C. 醛固酮

 D. 甲状腺素

 E. 儿茶酚胺

27. 人体内嘌呤核苷酸分解的终产物是【相关专业知识】

 A. 尿素

 B. 尿酸

 C. 肌酸

 D. 肌酐

 E. 甘氨酸

28. 反映肾小管重吸收功能的是【相关专业知识】

 A. 血清白蛋白

 B. 血清前白蛋白

 C. 尿 α_1-微球蛋白

 D. 尿转铁蛋白

 E. 血清 C 反应蛋白

29. 肾小管对糖重吸收的主要部位是【专业实践能力】

 A. 近端小管

 B. 髓袢

 C. 远端小管

 D. 集合管

 E. 肾盂

30. 检测尿中 β_2-微球蛋白是监测【专业实践能力】

 A. 肾小球蛋白

 B. 肾小管功能

 C. 恶性肿瘤

D. 良性肿瘤

E. 尿路感染

31. 适用于尿 17-羟、17-酮检查的防腐剂是【专业知识】

 A. 二甲苯

 B. 甲醛

 C. 浓盐酸

 D. 浓硫酸

 E. 麝香草酚

32. 肾小管重吸收功能受损时可检出的标志物不包括【专业知识】

 A. 溶菌酶

 B. 淀粉酶

 C. α_2-巨球蛋白

 D. α_1-微球蛋白

 E. β_2-微球蛋白

33. 考虑是否合并糖尿病肾病，应做的检测是【相关专业知识】

 A. 尿微量白蛋白测定

 B. 糖化血红蛋白测定

 C. 血浆 C 肽和胰岛素水平

 D. 糖耐量试验

 E. 乳酸测定

34. 符合 β_2-微球蛋白特点的是【专业知识】

 A. β_2-微球蛋白是血浆中分子量较小的蛋白质

 B. β_2-微球蛋白是巨球蛋白

 C. 尿中稳定

 D. 转运铁

 E. 不能通过肾小球

35. 患者，男，8 岁。血尿、少尿 1 周，伴随眼睑水肿、乏力、腰酸。血压 187/105mmHg。既往无肾脏疾病史，少尿的病因常见于【专业知识】

 A. 急性肾小球肾炎

 B. 慢性肾小球肾炎

C. 肾盂肾炎

D. 膀胱炎

E. 尿道炎

36. 尿本周蛋白阳性提示【相关专业知识】

A. 急性肾炎

B. 急性白血病

C. 多发性骨髓瘤

D. 恶性组织细胞病

E. 骨髓增生异常综合征

37. 氮质血症时，内生肌酐清除率较实际肾小球滤过率高 $10\% \sim 20\%$，这是因为【相关专业知识】

A. 肾小管重吸收肌酐减少

B. 肾小管排泌少量肌酐

C. 肾小管合成少量肌酐

D. 肾小球滤过肌酐增加

E. 尿量减少

38. 患者，女，38 岁。尿频、尿急、尿痛伴发热 2d。实验室检查：WBC $8.8 \times 10^9/L$，Hb 109g/L，尿蛋白（＋）。离心尿镜检：白细胞满视野，红细胞 $3 \sim 5$ 个/HPF，最可能的诊断是【相关专业知识】

A. 急性肾炎

B. 慢性肾炎

C. 急性肾盂肾炎

D. 慢性肾盂肾炎

E. 肾病综合征

39. 不会引起尿本周蛋白阳性的疾病是【专业知识】

A. 多发性骨髓瘤

B. 巨球蛋白血症

C. 原发性淀粉样变性

D. 急性肾小球肾炎

E. 浆细胞白血病

40. 患者，女，33 岁。有重金属接触史，常感腰痛，尿常规：PRO（＋）、WBC（＋＋）、RBC（＋）。蛋白电泳显示多为小分子量蛋白。最可能的疾病是【专业实践能力】

A. 肾结核

B. 慢性间质性肾炎

C. 急性膀胱炎

D. 急性肾小球肾炎

E. 肾结石

41. 痛风与哪种物质水平升高有关【基础知识】

A. Urea

B. Cr

C. UA

D. CK

E. TBA

（42～43 题共用题干）

患儿，男，10 岁。10d 前晨起双眼水肿，尿色发红，尿量逐渐减少。入院查体，生命体征正常，发育正常，重病容，精神差。化验尿常规显示镜下红细胞、白细胞可见，尿中有病理性管型，尿蛋白（＋＋＋）。

42. 最可能的诊断是【专业知识】

A. 急性肾小球性病变

B. 肾病综合征

C. 肾小管间质肾炎

D. 肾出血

E. 紫癜性肾病

43. 可出现血尿的疾病不包括【专业知识】

A. 肾肿瘤

B. 肾结石

C. 肾结核

D. 急性肾小球肾炎

E. 单纯性肾病综合征

44. 能反映人体肾功能状况的检测指标是
【专业实践能力】
   A. ALT、AST、ALP
   B. Urea、Cr、UA
   C. AMY、脂肪酶、γ-GT
   D. CK、LDH、AST
   E. TG、HDL-C、ApoA

45. 肾小球性蛋白尿中的主要蛋白质是
【专业实践能力】
   A. α_2-m
   B. 转铁蛋白
   C. 白蛋白
   D. 本周蛋白
   E. T-H蛋白

46. 肾远端小管及集合管对水的重吸收受
何种激素支配【基础知识】
   A. 抗利尿激素
   B. 促肾上腺皮质激素
   C. 类固醇激素
   D. 肾素
   E. 前列腺素

47. 用于检测早期糖尿病肾病的指标是
【相关专业知识】
   A. 本周蛋白
   B. β_2-微球蛋白
   C. 微量白蛋白
   D. 尿液蛋白电泳
   E. T-H蛋白

48. 尿肌酐排泄率测定应采用【相关专业
知识】
   A. 首次晨尿
   B. 随机尿
   C. 3h尿
   D. 12h尿
   E. 24h尿

49. 患者，女，38岁。因车祸骨盆骨折，
脾损伤。大出血休克入院手术，术后
为判断患者是患有急性肾衰竭，需每
日测定的是【基础知识】
   A. 尿常规
   B. 血肌酐和尿素氮
   C. 血尿酸
   D. 血钾
   E. 尿淀粉酶

50. 肾小球过滤功能中能较早反映肾功能
损伤的指标是【专业知识】
   A. 血肌酐测定
   B. 内生肌酐清除率
   C. 肾小球滤过率
   D. 尿酸测定
   E. 肾血流量测定

51. 患者，女，25岁。因尿频，尿急，
尿痛3d就诊。查体：体温40℃。右
肾区有叩痛。实验室检查：尿液外观
浑浊，血蛋白定性（＋＋），尿白细
胞布满视野，红细胞7～12个/HPF。
对该患者最可能诊断的是【专业知识】
   A. 急性尿道炎
   B. 急性膀胱炎
   C. 急性肾盂肾炎
   D. 肾结石
   E. 急性肾小球肾炎

52. 肾衰竭少尿期发生的最严重的电解质
紊乱是【专业知识】
   A. 低钠血症
   B. 高磷血症
   C. 低钙血症
   D. 高氯血症
   E. 高钾血症

第十二章　胰腺疾病的检查

单元	细目	要点	要求	科目
胰腺疾病的检查	1. 胰腺的功能	(1)外分泌功能	熟练掌握	1, 2
		(2)外分泌功能在胰腺疾病时的变化	熟练掌握	2, 3
	2. 胰腺疾病的检查、方法学评价及其临床意义	(1)淀粉酶及其同工酶测定的方法	熟练掌握	3, 4
		(2)胰脂肪酶、胰蛋白酶测定	掌握	3, 4
		(3)胰腺功能试验	了解	3, 4
		(4)急性胰腺炎的实验室诊断	熟练掌握	3, 4

注：1—基本知识；2—相关专业知识；3—专业知识；4—专业实践能力。

内 容 概 要

一、胰腺的功能

1. 外分泌功能

胰腺的外分泌物总称为胰液。胰液是无色、无臭的碱性液体，其 pH 值为 7.4～8.4，主要成分是水。胰液中含有丰富的消化酶和碳酸氢盐等。

碳酸氢盐的主要作用是中和胃酸和激活消化酶。消化酶有淀粉酶、脂肪酶和蛋白酶，主要作用是消化、分解糖类、脂肪和蛋白质类物质。

2. 外分泌功能在胰腺疾病时的变化

正常时，胰腺所分泌的酶几乎都通过胰液全部进入十二指肠，只有很少一部分进入血液，但血液中相应的这些酶不仅来源于胰腺，也来源于其他组织。胰腺疾病时，这些消化酶进入血液循环增多，导致血液中酶活性升高。检查血液中这些酶活性的高低对临床胰腺疾病的诊断具有重要意义。

二、胰腺疾病的检查、方法学评价及其临床意义

（一）淀粉酶及其同工酶测定的方法

1. 淀粉酶的作用

胰淀粉酶由胰腺以活性状态排入消化道，是水解糖类最重要的酶，作用于 $\alpha-1,4-$糖苷键，对分支上的 $\alpha-1,6-$糖苷键无作用，故又称为淀粉内切酶，其作用的最适 pH 为 6.9。淀粉酶分子量较小，可通过肾小球滤过，是唯一能在正常时出现在尿中的血浆酶。

血清淀粉酶和尿淀粉酶测定有助于胰腺疾病的诊断。

2. 血清淀粉酶的测定方法

基于测定原理和底物性质的不同，淀粉酶的测定方法已超过 200 种。这些方法可归纳为天然淀粉底物法和限定性底物法两类。以天然淀粉为底物的测定方法主要有淀粉分解法、糖化法和色素淀粉法等，其基本原理都是先利用含淀粉酶的患者标本（血清或尿液）和作为底物的淀粉进行酶促反应，然后通过测定反应的剩余底物或产物来计算淀粉酶的活性。此类方法虽应用已久，但由于天然淀粉分子结构的不确定性——不同植物来源和不同批号的淀粉，其分子结构、大小和化学性质都不尽相同，因此会影响淀粉酶的测定，难以达到方法学标准化，测定误差大，故天然淀粉不宜用作底物。目前，除保留碘-淀粉比色法（用于手工操作）外，这类方法已基本被淘汰。

目前，淀粉酶测定已改用限定性底物法，即选用分子大小一定、结构明确、性质稳定的小分子寡聚糖作为底物，产生稳定的限定性产物，然后测定反应产物（如发色团、NADH 或葡萄糖）量来计算淀粉酶活性。

（1）碘-淀粉比色法 血清中的 α 淀粉酶催化淀粉分子中的 $\alpha-1,4-$糖苷键发生水解而产生葡萄糖、麦芽糖及含有 $\alpha-1,6-$糖苷键分支的糊精。在淀粉过量的条件下，反应后加入碘与未被水解的淀粉结合成蓝色化合物，淀粉酶活性越高，蓝色越浅，与未发生酶促反应的空白管比较，从而推算淀粉酶活性。

$$淀粉 \xrightarrow{AMY} 葡萄糖、麦芽糖、糊精$$
$$剩余淀粉 + 碘液 \longrightarrow 蓝色化合物$$

（2）限定性底物法 使用分子组成确定的小分子寡聚糖（含 4~7 个葡萄糖单位）或对硝基苯酚-糖苷等作为淀粉酶底物，与辅助酶、指示酶共同组成淀粉酶测定系统。这些小分子寡聚糖有麦芽戊糖和麦芽庚糖等，都是极好的淀粉酶底物，试剂稳定，水解产物确定，化学计量关系明确，能更好地控制和保证酶水解条件的一致性。目前，市售试剂盒属此类淀粉酶测定系统的主要包括以下几种。

以对硝基苯酚-糖苷为底物的测定系统：此方法用作限定性底物的寡聚糖，如戊糖、庚糖等，并连接有发色团如 $\beta-2-$氯$-4-$硝基酚$-G_7$、亚乙基$-G_7$ PNP 等。经酶偶联反应后，无色色原水解生成黄色产物，测定特定波长（405nm）处单位时间吸光度的变化，即可计算淀粉酶活性。其反应式如下。

$$4NP-G_7 \xrightarrow{AMY} 4NP-G_{4,3,2} + G_{5,4,3}$$

$$4NP - G_{4,3,2} \xrightarrow{\alpha-葡萄糖苷酶} 4NP - G_4 + G + 4NP$$

该法是目前测定淀粉酶较为理想的方法。

以麦芽戊糖为底物的测定系统：其反应式如下。

$$麦芽戊糖 \xrightarrow{AMY} 麦芽丙糖 + 麦芽糖$$

$$麦芽丙糖 + 麦芽糖 \xrightarrow{\alpha-葡萄糖苷酶} 5\ 葡萄糖$$

$$葡萄糖 + ATP \xrightarrow{己糖激酶} 葡萄糖 - 6 - 磷酸 + ADP$$

$$葡萄糖 - 6 - 磷酸 + NAD^+ \xrightarrow{G-6-PD} 6 - 磷酸葡萄糖内酯 + NADH + H^+$$

以麦芽四糖为底物的测定系统：其反应式如下。

$$麦芽四糖 \xrightarrow{AMY} 2\ 麦芽糖$$

$$麦芽糖 + 磷酸盐(Pi) \xrightarrow{麦芽糖磷酸化酶} 葡萄糖 + 葡萄糖 - 1 - 磷酸$$

$$葡萄糖 - 1 - 磷酸 \xrightarrow{\beta-磷酸葡萄糖变位酶} 葡萄糖 - 6 - 磷酸$$

$$葡萄糖 - 6 - 磷酸 + NAD^+ \xrightarrow{G-6-PD} 6 - 磷酸葡萄糖内酯 + NADH + H^+$$

3. 尿淀粉酶的检测方法

血液中的淀粉酶能被肾小球滤过，所以任何原因引起的血清淀粉酶升高时，都会使尿中淀粉酶排出量增加，尤以急性胰腺炎时最为明显。急性胰腺炎时，肾清除淀粉酶的能力加强，其升高可早于血清淀粉酶，而下降晚于血清淀粉酶。

尿淀粉酶在发病后 $12 \sim 24h$ 开始升高，但下降较慢，维持时间较长，$1 \sim 2$ 周后才降至正常。此项测定适用于就诊较迟和血清淀粉酶仅轻度升高或已恢复至正常者，但其可靠性不如血清淀粉酶。由于尿淀粉酶水平波动较大，若与血清淀粉酶两者同时测定，则具有较好的诊断价值。

尿淀粉酶常采用碘-淀粉比色法或限定性底物法测定，但因尿淀粉酶活性高，尿液标本需先做 20 倍稀释后再测定。

4. 淀粉酶同工酶

测定时，血清淀粉酶的同工酶有两个主要的区带。两个区带的位置分别与胰腺和唾液腺提取物或分泌物电泳的位置相同，因此两种同工酶分别被命名为胰淀粉酶（P - Am）和唾液淀粉酶（S - Am）。测定同工酶比较常用的方法是琼脂糖电泳或醋酸纤维素薄膜电泳。测定淀粉酶同工酶有助于对胰腺疾病的鉴别诊断，如 P - Am 升高或降低时，说明可能有胰腺疾病。

5. 淀粉酶测定的影响因素

很多阴离子有激活淀粉酶的作用，其中以 Cl^-、Br^- 为主；血清甘油三酯浓度高时，可抑制淀粉酶活性，应将标本稀释，以降低其影响；因为 Ca^{2+} 是淀粉酶分子的组成部分，所以除肝素外，一般抗凝剂如草酸盐、枸橼酸盐等因能与 Ca^{2+} 结合抑制淀粉酶活性而不宜使用。急性胰腺炎需要尽快诊断和治疗，应注意淀粉酶测定操作要简单快速。

6. 参考值

限定性底物法：血清淀粉酶的参考值为 220U/L（37℃）；尿淀粉酶的参考值为

1200U/L(37℃)；P－Am，血清中的参考值为 115U/L，尿液中的参考值为 800U/L。

7. 临床意义

血清淀粉酶和尿淀粉酶测定是胰腺疾病最常用的实验室诊断方法。血清淀粉酶主要来自胰腺、唾液腺；尿液中淀粉酶来自血液。因为尿淀粉酶水平波动较大，所以用血清淀粉酶检测为好。

(1)淀粉酶作为急性胰腺炎诊断的首选指标　血清淀粉酶升高多见于急性胰腺炎，是急性胰腺炎的重要指标之一，在发病后 6～12h 活性开始升高，12～24h 达到峰值，2～5d 下降至正常水平。血清淀粉酶超过 500U/L 即有诊断意义，而达到 350U/L 应怀疑为急性胰腺炎。

尿淀粉酶在发病后 12～24h 开始升高，但下降较慢，维持时间较长。此项测定适用于就诊较迟和血清淀粉酶仅轻度升高或已恢复至正常者，但其可靠性不如血清淀粉酶。

慢性胰腺炎淀粉酶活性可轻度升高或降低，但没有很大的诊断意义。

胰腺癌早期淀粉酶活性可见升高。淀粉酶活性轻度或中度升高还可见于一些非胰腺疾病，如腮腺炎、急性腹部疾病(消化性溃疡穿孔、上腹部手术后、机械性肠梗阻、肠系膜血管病变、胆管梗阻及急性胆囊炎等)、服用镇痛剂、酒精中毒、肾功能不全及巨淀粉酶血症等情况。

(2)淀粉酶同工酶测定主要用于鉴别诊断　当血清淀粉酶活性升高而诊断不清时，应进一步测定同工酶以助鉴别诊断。P－Am 升高或降低时，可能有胰腺疾病；S－Am 的变化可能是源于唾液腺或其他组织。

8. 淀粉酶清除率与肌酐清除率比值

淀粉酶清除率与肌酐清除率有一个稳定的比值，可用 Cam/Ccr 表示，参考值为 2%～5%。

标本要求：不需限制留尿的时间和尿量；测定淀粉酶和肌酐用同一份标本，尿量和时间都一样；一般用随意尿或者留 2～4h 尿就可以；留尿期间取血，同时测定血肌酐。

临床意义：Cam/Ccr 比值测定比淀粉酶更为敏感和特异。对怀疑患者急性胰腺炎而血清淀粉酶正常的患者，检测 Cam/Ccr 比值较有意义。

(二)胰脂肪酶、胰蛋白酶测定

1. 血清脂肪酶活性的测定

血清脂肪酶主要来源于胰腺，它可水解长链脂肪酸甘油酯。血清脂肪酶的检测方法如下。

(1)比浊法　将甘油三酯与水制成乳胶液，由于其胶束对入射光的吸收及散射作用而产生浊度，胶束中的甘油三酯在脂肪酶的催化作用下逐步水解，使胶束分裂，其浊度或光的散射相应减低，减低的速率与脂肪酶活力有关。

(2)酶偶联法　其主要反应式如下。

$$1,2\text{-甘油二酯} + H_2O \xrightarrow{\text{LPS}} 2\text{-单酸甘油酯} + \text{脂肪酸}$$

$$2\text{-单酸甘油酯} + H_2O \xrightarrow{\text{单酸甘油酯脂肪酶}} \text{甘油} + \text{脂肪酸}$$

$$甘油 + ATP \xrightarrow{\text{甘油激酶}} 3-磷酸甘油 + ADP$$

$$3-磷酸甘油 + O_2 \xrightarrow{\text{磷酸甘油氧化酶}} 磷酸二羟丙酮 + H_2O_2$$

$$2H_2O_2 + 4-AAP + N-乙酰-N-磺酸丙基苯胺(TOOS) \xrightarrow{\text{POD}} 醌类化合物(红色) + 4H_2O$$

临床意义：血清脂肪酶活性测定可用于胰腺疾病诊断。特别是在急性胰腺炎时，血清脂肪酶逸入血中，发病后 $4 \sim 8h$ 内血清脂肪酶活性升高，$24h$ 达高峰，一般持续 $8 \sim 15d$。急性胰腺炎时，胰脂肪酶比胰淀粉酶更敏感、特异，且胰脂肪酶活性升高持续的时间较长，所以在疾病的后期测定中更有意义。

血清脂肪酶升高还可见于急腹症、慢性肾病等，但患腮腺炎和巨淀粉酶血症时血清脂肪酶活性不升高，此点与淀粉酶不同，可用于鉴别诊断。脂肪酶可通过肾小球滤过，并被肾小管全部回吸收，所以尿中测不到脂肪酶活性。

2. 血清、尿胰蛋白酶活性的测定

胰蛋白酶通常以无活性的酶原形式存在，即胰蛋白酶原-1 和胰蛋白酶原-2。它们储存于酶原颗粒中，在食管神经反射和(或)肠道激素(胆囊收缩肽-肠促胰酶素)的刺激下分泌入肠道，肠道中的肠肽酶可以激活胰蛋白酶，胰蛋白酶本身及组织液亦可使其激活，亦可被 Ca^{2+}、Mg^{2+} 等离子激活。

临床意义：①正常时，胰液中大量的胰蛋白酶很少进入血液循环；健康人血清中存在的主要是游离胰蛋白酶原-1，无游离的胰蛋白酶。②急性胰腺炎时，血清胰蛋白酶和淀粉酶平行升高，其峰值可达参考值上限的 $2 \sim 400$ 倍，两种胰蛋白酶的分布与急性胰腺炎的类型和严重程度有关。轻型者，$80\% \sim 90\%$ 为游离胰蛋白酶原-1 及极少的结合型胰蛋白酶-1；重型者，大部分以与 α_1-抗胰蛋白酶或 α_1-巨球蛋白结合的形式存在，游离胰蛋白酶-1 仅占胰蛋白酶总量的 30%。

因血清中还有其他蛋白酶也能水解试剂中的底物，同时还有蛋白酶的抑制物存在，这些都会影响胰蛋白酶的测定结果，故以前很少测定血清胰蛋白酶。但是，目前已经有了测定胰蛋白酶原-1、胰蛋白酶-1、α_1-巨球蛋白复合物的免疫方法，不过还没有被广泛应用于临床。

(三)胰腺功能试验

1. 促胰酶素-促胰液素试验

促胰酶素-促胰液素试验(P-S test)指给胰腺刺激以引起胰腺外分泌活动，采集给刺激物前、后的十二指肠液和血液，测定各项指标，从给刺激物前、后各项指标的变化来评价胰腺外分泌功能的试验。该试验从原理上看属于真正的胰腺外分泌功能试验，但其操作复杂，患者比较痛苦，很少被应用于临床。

刺激物的主要作用是促使胰腺组织分泌富含碳酸氢盐的电解质溶液，使胰液流出量增加，促使各种胰酶的分泌量和浓度增加。这样便于测定在给刺激物前、后胰液的流出量，碳酸氢盐及酶浓度、排出量等，从其变化来评价胰腺外分泌功能。

2. 对氨基苯甲酸试验

对氨基苯甲酸试验(PABA test/BTP test)是一个简单易行的胰腺外分泌功能试验，

利用胰糜蛋白酶分解所给药物的能力来判断胰腺外分泌功能。其做法是给患者口服 N-苯甲酰-L-酪氨酰-对氨基苯甲酸(BTP),此药到小肠后被胰糜蛋白酶特异地分解成 Bz-Ty 和 PABA(对氨基苯甲酸)两部分。PABA 被小肠吸收在肝代谢后经肾由尿排出,服药后留 6h 尿,测 6h 尿内所含 PABA 量,可计算其占所服药量的百分比。

胰糜蛋白酶降低主要见于胰腺功能缺损。对氨基苯甲酸试验结果降低可见于慢性胰腺炎、胰腺癌、胰腺部分切除术后等。该试验与 P-S test 有相关性,但病症轻微时不如 P-S test 敏感。抗生素、磺胺类和利尿药等多种药物以及有些含马尿酸盐前体的食物(如梅子、李子等)可能干扰测定结果。此外,肠道的吸收和肾排除速度也可以影响测定结果。留尿期间可以饮水,但要禁食。

(四)急性胰腺炎的实验室诊断

1. 血清淀粉酶、尿淀粉酶、淀粉酶同工酶测定

血清淀粉酶升高最多见于急性胰腺炎,其升高的程度越大,患急性胰腺炎的可能性也越大。因此,尽管特异性和灵敏度都还不够高,但目前仍用淀粉酶作为急性胰腺炎诊断的首选指标。急性胰腺炎时,肾清除淀粉酶的能力加强,尿淀粉酶升高可早于血清淀粉酶,而下降晚于血清淀粉酶。在淀粉酶总活性升高时,测定淀粉酶同工酶有助于对胰腺疾病的鉴别诊断。

2. 血清脂肪酶测定

胰脂肪酶活性升高多与胰淀粉酶并行。有研究表明,患急性胰腺炎时胰脂肪酶比胰淀粉酶更敏感、特异,因而认为胰脂肪酶活性升高更有诊断意义,最好是同时检测胰淀粉酶和胰脂肪酶。因胰脂肪酶活性升高持续的时间较长,故在疾病的后期测定更有意义。

3. 胰蛋白酶测定

急性胰腺炎时,血清胰蛋白酶和胰淀粉酶平行升高,其峰值可达参考值上限的 2~400 倍,但其临床意义和价值尚需观察和总结。

归 纳 总 结

1. 胰液含有丰富的消化酶和碳酸氢盐等。碳酸氢盐的主要作用是中和胃酸和激活消化酶。消化酶有淀粉酶、脂肪酶和蛋白酶,主要功能是消化、分解糖类、脂肪和蛋白质类物质。

2. 胰腺疾病时,淀粉酶、脂肪酶和蛋白酶进入血液循环增多,导致血液中酶活性升高。检查血液中这些酶活性的高低对于临床胰腺疾病的诊断具有重要意义。

3. 淀粉酶是唯一能在正常时出现于尿中的血浆酶,是急性胰腺炎诊断的首选指标,在发病后 6~12h 活性开始升高,12~24h 达峰值,2~5d 后恢复至正常。淀粉酶同工酶主要有 P-Am 和 S-Am。P-Am 与胰腺疾病有关;S-Am 与唾液腺或其他组织疾病有关。淀粉酶清除率与肌酐清除率有一个稳定的比值(Cam/Ccr),比淀粉酶更为灵敏、特异。

4. 血清脂肪酶活性测定可用于胰腺疾病诊断,尿中测不到脂肪酶活性;急性胰腺炎时,发病后4~8h血清脂肪酶活性升高,24h达峰值,一般持续8~15d。

5. 常见的胰腺功能试验包括促胰酶素-促胰液素试验和对氨基苯甲酸试验。

6. 急性胰腺炎时应连续检测淀粉酶,并结合临床情况及其他试验,如胰脂肪酶、胰蛋白酶等测定结果做出诊断。

相 关 习 题

1. 在我国慢性胰腺炎的主要原因是
   A. 慢性酒精中毒
   B. 胆石症
   C. 遗传因素
   D. 甲状旁腺功能亢进症
   E. 高脂血症

2. 下面对胰液的描述,不正确的是
   A. 胰液渗透压远远大于血浆渗透压
   B. 胰液是无色、无臭的黏性液体
   C. 胰液偏碱性
   D. 胰液中含有很多重要的消化酶
   E. 正常每日的分泌量为1~2L

3. 诊断急性心肌梗死的血清酶学指标是下列哪项组合
   A. CK、LDH、CK-MB、AST、α-HBDH
   B. CK、LDH、CK-MB、AMS、ALT
   C. AMS、ALT、AST、LDH、CK
   D. AST、ALT、γ-GT、ALP、CK
   E. LDH、CK、ALT、α-HBDH、CK-MB

4. 不必经过肠激酶或胰蛋白酶激活的胰腺酶是
   A. 磷脂酶A
   B. 糜蛋白酶
   C. 淀粉酶
   D. 弹力蛋白酶
   E. 胶原酶

5. 胰液中消化酶的特点是
   A. 消化酶由胰岛细胞分泌
   B. 胰淀粉酶为β淀粉酶
   C. 胰蛋白消化酶主要是胰蛋白酶
   D. 脂类消化酶主要有脂肪酶等
   E. 以上均错

6. 尿淀粉酶常在急性胰腺炎发作几小时开始升高
   A. 2~6h
   B. 2~12h
   C. 12~24h
   D. 24~36h
   E. 36~72h

7. 可激活胰蛋白酶活性的物质是
   A. 钙离子
   B. 硫化物
   C. 枸橼酸盐
   D. 氯离子
   E. 氟化物

8. 人体内的淀粉酶是
   A. α淀粉酶
   B. β淀粉酶
   C. γ淀粉酶
   D. A和B
   E. B和C

9. 测定淀粉酶活性的试剂中,需添加的离子是
   A. K^+

B. Na$^+$

C. Cl$^-$

D. Mg^{2+}

E. HCO$_3^-$

10. 患者，男，41 岁。饮酒饱餐后上腹
    部剧痛 5h，伴大汗，呕吐。查体：
    血压 75/50mmHg，心率 130 次/分，
    左上腹有肌紧张、压痛和反跳痛，腹部
    移动性浊音阳性，血清淀粉酶 820U/L。
    对该患者首先考虑的诊断为

    A. 急性胆囊炎

    B. 肝细胞性黄疸

    C. 急性胰腺炎

    D. 胆石症

    E. 溶血性黄疸

11. 胰液的 pH 值在

    A. 7.4～8.4

    B. 6.7～7.0

    C. 4.0～5.0

    D. 9.2～10.0

    E. 3.4～5.2

12. 多半可以除外急性胰腺炎的指标是

    A. 尿胰蛋白酶原-2 阴性

    B. 对氨基苯甲酸试验

    C. 胰糜蛋白酶降低

    D. 血清淀粉酶升高而血清脂肪酶不
       升高

    E. 血清脂肪酶升高

13. 血清淀粉酶升高最多见于

    A. 急性心肌梗死

    B. 急性胰腺炎

    C. 急性病毒性肝炎

    D. 急性肾小球肾炎

    E. 急性肾衰竭

14. 血清淀粉酶主要来自

    A. 卵巢

    B. 肺脏

C. 乳腺

D. 胰腺

E. 精液

15. 临床应用最多的胰腺功能试验是

    A. 十二指肠内容物检查

    B. 血清淀粉酶、尿淀粉酶测定

    C. 促胰酶素-促胰液素试验

    D. 木糖吸收试验

    E. 粪便脂肪定量

16. 下列关于胰淀粉酶的叙述，错误的是

    A. 以活性状态排入消化道

    B. 胰淀粉酶是重要的水解碳水化合
       物的酶

    C. 属于 α 淀粉酶

    D. 作用的最适 pH 为 6.9

    E. 不可通过肾小球滤过

17. 在急性胰腺炎后期测定更有意义的指
    标是

    A. 尿胰蛋白酶原-2 阴性

    B. 对氨基苯甲酸试验

    C. 胰糜蛋白酶降低

    D. 血清淀粉酶升高而血清脂肪酶不
       升高

    E. 血清脂肪酶升高

18. 胰腺癌时，升高最明显的肿瘤标志
    物是

    A. PSA

    B. AFP

    C. CA125

    D. CA15-3

    E. CA19-9

19. 胰液进入肠道，首先被激活的酶是

    A. 胰蛋白酶原

    B. 淀粉酶

    C. 激肽酶

    D. 弹力蛋白酶

    E. 磷脂酶 A

20. 造成胰腺组织坏死和溶血的重要的酶是
    A. 胰蛋白酶原
    B. 淀粉酶
    C. 激肽酶
    D. 弹力蛋白酶
    E. 磷脂酶 A

21. 唾液腺和胰腺都可以分泌，能催化淀粉和糖原水解的酶是
    A. 胰蛋白酶原
    B. 淀粉酶
    C. 激肽酶
    D. 弹力蛋白酶
    E. 磷脂酶 A

考 题 示 例

1. 怀疑急性胰腺炎时，首选的检测指标是【专业知识】
   A. 淀粉酶
   B. 淀粉酶同工酶
   C. 血清脂肪酶
   D. 尿脂肪酶
   E. 血清胰蛋白酶

2. 有关胰液的叙述，错误的是【相关专业知识】
   A. 胰液是胰腺内分泌、外分泌腺体两部分分泌的混合物
   B. 胰液主要含有淀粉、脂肪和蛋白质的消化酶
   C. 胰液的 pH 值为 7.4～8.4
   D. 胰液的主要成分为水
   E. 胰液分泌缺乏时可能导致消化、吸收不良

3. 血清中的淀粉酶可水解淀粉分子中的何种键【相关专业知识】
   A. $\alpha-1-$糖苷键
   B. $\beta-4-$糖苷键
   C. $\alpha-1，4-$糖苷键
   D. $\beta-1，4-$糖苷键
   E. A 和 C

4. 血清淀粉酶和脂肪酶于发作后明显升高，最常见于【专业知识】
   A. 急性胰腺炎
   B. 腮腺炎
   C. 急性胆囊炎
   D. 注射吗啡后 8h
   E. 消化性溃疡穿孔

5. 血清淀粉酶轻度升高，并以 S－Am 为主，胰脂肪酶正常，最常见于【专业知识】
   A. 急性胰腺炎
   B. 腮腺炎
   C. 急性胆囊炎
   D. 注射吗啡后 8h
   E. 消化性溃疡穿孔

6. 胰腺疾病诊断的指标不包括【基础知识】
   A. 血清淀粉酶
   B. 尿淀粉酶
   C. 胰脂肪酶
   D. 胰蛋白酶
   E. 脂蛋白脂肪酶

7. 患者，男，40 岁。6h 前大量饮酒后出现持续性上腹疼痛，阵发性加重，向腰背部放射，弯腰抱膝位可减轻。查体：上腹有压痛，轻度肌紧张。该患者应进行哪项实验室检查【基础知识】
   A. AST
   B. CK－MB
   C. PSA

D. AMY

E. ALP

8. 患儿，男，7 岁。发热，咽喉痛伴轻微上腹疼痛 2d，实验室检查白细胞正常，血清淀粉酶 900U/L，尿淀粉酶 1600U/L，淀粉酶同工酶检查为 S 型，血清脂肪酶未见异常，血尿肌酐正常。最可能的诊断是【基础知识】

A. 腮腺炎

B. 急性胆囊炎

C. 急性胰腺炎

D. 急性扁桃体炎

E. 急性咽炎

9. 急性胰腺炎过程中，增高最明显的血清酶是【专业知识】

A. ALT

B. CK

C. ALP

D. ACP

E. AMY

10. 患者，男，55 岁。腹部剧烈疼痛 1d，向背部放射，伴恶心、呕吐、腹胀、发热。查体：腹压痛、反跳痛、肠鸣音减弱。确诊最有价值的生化辅助检查是【专业知识】

A. ALT

B. AST

C. TNI

D. AMY

E. BUN

11. 可用于急性胰腺炎、腮腺炎诊断和鉴别诊断的是【专业知识】

A. PSA

B. CK－MB

C. CK－MM

D. 淀粉酶同工酶

E. 碱性磷酸酶同工酶

12. 患者，女，60 岁。上腹痛 2d 就诊。2d 前在进食后 1h 上腹正中隐痛，逐渐加重，呈持续性。既往有胆石症多年。查体：T 39℃，P 104 次/分，急性面容。上腹轻度肌紧张，压痛明显，可疑反跳痛。实验室检查：Hb 120g/L，WBC 22×10^9/L，N 86%，L 14%，血清淀粉酶 520U/L，尿淀粉酶 1530U/L。对此患者最可能的诊断是【专业知识】

A. 急性肠梗阻

B. 胃溃疡急性穿孔

C. 急性重症胰腺炎

D. 急性胃炎

E. 慢性胆囊炎急性发作

13. 不属于胰腺外分泌酶的是【基础知识】

A. 淀粉酶

B. 脂肪酶

C. 寡糖酶

D. 磷脂酶

E. 核糖核苷酸酶

14. 胰液中可以水解碳水化合物的酶是【基础知识】

A. 淀粉酶

B. 脂肪酶

C. 寡糖酶

D. 磷脂酶

E. 核糖核苷酸酶

15. 急性胰腺炎首选的检查是【专业知识】

A. 血常规

B. 尿常规

C. 血清、尿淀粉酶和血清、尿脂肪酶

D. 腹部 B 超

E. 腹部 X 线平片

16. 患者，男，38 岁。饮酒后出现腹痛，疼痛较剧烈，伴恶心、呕吐，呕吐后腹痛无明显缓解。血清淀粉酶 695U/L，

尿淀粉酶 845U/L。最可能的诊断是
【专业实践能力】

A. 急性脑膜炎

B. 急性心肌梗死

C. 急性病毒性肝炎

D. 急性胰腺炎

E. 急性胆囊炎

17. 产生唾液淀粉酶的唾液腺主要是【专业实践能力】

A. 腮腺

B. 颌下腺

C. 舌下腺

D. 唇颊腭部的腺体

E. 所有唾液腺

第十三章　内分泌疾病的检查

单元	细目	要点	要求	科目
内分泌疾病的检查	1. 甲状腺内分泌功能紊乱的检查	(1)甲状腺素代谢及其调节	熟练掌握	1, 2
		(2)甲状腺功能紊乱与其主要临床生化改变	掌握	2, 3
		(3)甲状腺素与促甲状腺激素测定及其临床意义、相关疾病的实验诊断程序	熟练掌握	3, 4
	2. 肾上腺内分泌功能紊乱的检查	(1)肾上腺激素代谢及其调节	熟练掌握	1, 2
		(2)肾上腺功能紊乱与主要临床生化改变	掌握	2, 3
		(3)肾上腺髓质激素代谢物测定在嗜铬细胞病诊断中的应用	掌握	3, 4
		(4)血、尿中糖皮质激素代谢物测定的临床意义	掌握	3, 4
	3. 下丘脑-垂体内分泌功能紊乱的检查	(1)下丘脑-垂体内分泌激素代谢及其调节	熟悉	1, 2
		(2)下丘脑-垂体内分泌功能紊乱与临床生化改变	熟悉	1, 2
		(3)生长激素测定的临床意义	熟悉	3, 4
	4. 性腺内分泌功能紊乱的检查	(1)性激素的功能及其分泌调节	掌握	1, 2
		(2)性激素分泌功能紊乱与临床生化改变	掌握	3, 4
		(3)性激素测定的临床意义、相关疾病的实验诊断选择	掌握	3, 4

注：1—基本知识；2—相关专业知识；3—专业知识；4—专业实践能力。

内 容 概 要

一、甲状腺内分泌功能紊乱的检查

（一）甲状腺素代谢及其调节

1. 合成部位和过程

甲状腺分泌的激素包括甲状腺素（T_4）和三碘甲状腺原氨酸（T_3）两种。甲状腺素在甲状腺滤泡上皮细胞中合成，其生物合成过程包括碘的摄取和活化、酪氨酸的碘化及缩合。

血液中的甲状腺激素 98% 为 T_4，T_3 仅为 2%，但 T_3 的生理活性比 T_4 大很多。血液中大于 99% 的 T_3、T_4 与血浆蛋白质结合，其中，主要与甲状腺素结合球蛋白（TBG）结合，此外还有少量与前白蛋白、白蛋白结合。只有约占血浆中总量 0.4% 的 T_3 和 0.04% 的 T_4 为游离的，而只有游离的 T_3、T_4 才能进入靶细胞发挥作用，与蛋白质结合的部分则对游离的 T_3、T_4 起调节、稳定的作用。

2. 分解代谢

分解代谢包括脱碘反应、脱氨基或脱羧基反应、结合反应，其中以脱碘反应为主。

3. 调节

（1）下丘脑-垂体-甲状腺轴的调节　甲状腺素的分泌直接受促甲状腺激素（TSH）的调节，而 TSH 的分泌受到下丘脑分泌的促甲状腺激素释放激素（TRH）的控制。血液中游离的 T_3、T_4 水平的波动，负反馈地引起下丘脑释放 TRH 和垂体释放 TSH 的增加或减少。

（2）血浆 TBG 的影响　血浆 TBG 正常而 T_3、T_4 分泌改变，可导致游离 T_3、T_4 的增减，而引起疾病。但是，血浆 TBG 浓度改变，也可导致甲状腺激素结合形式的动态平衡的变化，从而导致甲状腺分泌功能的改变。

4. 甲状腺素的生理功能

甲状腺素的生理功能包括：促进三大营养物质代谢，调节生长发育过程；提高大多数组织的耗氧量，促进能量的代谢，增加产能和提高基础代谢率。甲状腺素对糖类、蛋白质和脂肪的作用各不相同，其作用很复杂。

（二）甲状腺功能紊乱与其主要临床生化改变

1. 甲状腺功能亢进症

甲状腺功能亢进症（简称为甲亢）是由多种原因导致甲状腺素分泌过多引起的临床综合征，以毒性弥漫性甲状腺肿伴甲亢（Graves 病）最常见。甲亢患者血清总三碘甲状腺原氨酸（TT_3）、血清总甲状腺素（TT_4）升高，血清游离三碘甲状腺原氨酸（FT_3）、血清游离甲状腺素（FT_4）也升高。

2. 甲状腺功能减退症

甲状腺功能减退症（简称为甲减）是由多种原因引起甲状腺素合成、分泌或生物效应不足导致的内分泌疾病，以直接影响甲状腺合成和分泌 T_4、T_3 所致的原发性甲减最常见。甲减患者血清 TT_3、TT_4 降低，FT_3、FT_4 也降低。

（三）甲状腺素与促甲状腺激素测定及其临床意义、相关疾病的实验诊断程序

1. FT_3 和 FT_4

FT_3、FT_4 不受 TBG 影响，直接反映甲状腺功能状态。联合进行 FT_3、FT_4 和超敏 TSH 测定，是甲状腺功能评估的首选方案。FT_3、FT_4 升高主要见于甲亢，降低可见于甲减、垂体功能减退及严重全身性疾病。

2. TT_3 和 TT_4

（1）TT_4　TT_4 是判定甲状腺功能最基本的筛选试验指标。TT_4 测定受 TBG 等结合蛋白量和结合力变化的影响。TBG 升高常见于高雌激素状态，如人参或用雌激素治疗的患者、口服避孕药的妇女。低白蛋白血症（如肝硬化和肾病）及服用地西泮（安定）、睾酮等药物或先天性 TBG 低的患者 TT_4 则降低，此时应测定生理活性的 FT_3 和 FT_4 才能有效地评价甲状腺功能。

标本：测定 TT_4 用血清，应尽量避免溶血，因为溶血会对样品本身有稀释作用。

（2）TT_3　TT_3 也受 TBG 量的影响。TT_3 浓度的变化常与 TT_4 平行。

（3）临床意义　①TT_3 与 TT_4 浓度升高：主要见于甲亢。TT_3、TT_4 与 FT_3、FT_4 一起用于甲亢和甲减的诊断、病情评估、疗效检测。但在甲亢初期与复发早期，TT_3 一般升高很快，约 4 倍于正常值；TT_4 上升缓慢，仅为正常值的 2.5 倍，故 TT_3 是早期 Graves 病疗效观察及停药后复发的敏感指标。②TT_3 与 TT_4 浓度减低：主要见于甲减。甲减时，TT_4 或 FT_4 降低早于 TT_3 或 FT_3，血 TT_3 或 FT_3 降低仅见于疾病后期或病重者。此外，TT_3、TT_4 减低还可见于垂体功能低下、营养不良、肾病综合征、肾衰竭、严重的全身性疾病等情况。

3. 血清促甲状腺激素测定的意义及临床诊断

意义：在甲状腺功能改变时，TSH 的变化较 T_3、T_4 更迅速而显著，所以血中 TSH 是反映下丘脑-垂体-甲状腺功能的敏感试验指标，尤其对亚临床型甲亢和亚临床型甲减的诊断有重要意义。

TSH 增高可见于：原发性甲减、甲状腺素抵抗综合征、异位促甲状腺激素综合征、促甲状腺激素分泌肿瘤、应用多巴胺拮抗剂和含碘药物等。

TSH 降低可见于：甲亢、亚临床甲亢、库欣病、肢端肥大症、过量应用皮质醇和抗甲状腺药物时。

4. 促甲状腺激素释放激素兴奋试验

Graves 病时血 T_3、T_4 增高，反馈抑制 TSH，故 TSH 细胞不被兴奋。在静脉注射 TRH 后，TSH 有升高反应，可排除本病；若 TSH 不增高，则支持甲亢的诊断。但是，TSH 无反应还可见于单纯性甲状腺肿伴自主功能性结节、垂体疾病伴 TSH 分泌不足、促甲状腺激素瘤等。由于 TSHAb、超敏感 TSH（s-TSH）的推广，本试验已渐少用。

5. 甲状腺摄^{131}I率试验

甲亢者：摄取速度（峰前移）快，量多（摄取率提高），诊断甲亢的符合率达90%；缺碘性甲状腺肿也可升高，但无峰前移。本法可用于鉴别不同原因的甲亢，但不能用于病情观察。

甲减者：峰平坦且摄取率下降。

6. 三碘甲状腺原氨酸抑制试验（T₃抑制试验）

先测基础摄^{131}I率，然后口服T₃连续6d，再测摄^{131}I率，对比两次结果，正常人及单纯甲状腺肿者摄^{131}I率下降50%以上；甲亢患者不能被抑制，故摄^{131}I率下降小于50%。有冠心病、甲亢心脏病或严重甲亢者禁用本试验。

7. 甲状腺自身抗体试验

现已肯定某些甲状腺功能紊乱与自身免疫功能有关，未经治疗的Graves病患者，TSHAb阳性检出率可达80%～100%，有早期诊断意义，对判断病情活动、是否复发也有价值，还可作为治疗后停药的重要指标。

二、肾上腺内分泌功能紊乱的检查

（一）肾上腺激素代谢及其调节

肾上腺激素包括肾上腺皮质激素和肾上腺髓质激素。

1. 肾上腺皮质激素的代谢与分泌调节

（1）肾上腺皮质激素的分类　肾上腺皮质由外到内可分为球状带、束状带和网状带3个带。球状带分泌盐皮质激素，主要为醛固酮；束状带分泌糖皮质激素，主要是皮质醇及少量的皮质酮；网状带分泌雄激素和少量雌激素。这三类激素都是胆固醇的衍生物，称为类固醇激素。

（2）肾上腺皮质激素对物质代谢的作用　糖皮质激素可抑制糖的氧化、促进糖异生、加速肝糖原合成、减少过敏反应等；盐皮质激素可促进肾脏保钠排钾；雄激素以睾酮为主，除对生殖系统作用外，还可促进蛋白质合成、促进骨骼生长等。

（3）肾上腺皮质激素分泌的调节　肾上腺皮质激素的分泌主要受下丘脑-垂体-内分泌腺调节轴的控制。

下丘脑分泌、释放促肾上腺皮质激素释放激素（CRH），选择性地促进腺垂体分泌ACTH。ACTH可通过作用于肾上腺皮质束状带、网状带细胞膜上的ACTH受体来促进细胞增殖，使合成和分泌糖皮质激素、性激素增多。ACTH持续增高在早期可一过性地引起盐皮质激素增加。

2. 肾上腺髓质激素的代谢与调节

（1）种类　肾上腺髓质主要分泌肾上腺素、去甲肾上腺素、多巴胺，三者统称为儿茶酚胺。

（2）作用方式　肾上腺髓质激素通过交感-肾上腺髓质系统发挥作用。正常情况下，儿茶酚胺以一定量分泌并迅速被组织利用，必要时释放入血。

（3）代谢及排泄　肾上腺素和去甲肾上腺素的主要终产物是香草扁桃酸（VMA），

而多巴胺的主要终产物是高香草酸。大部分代谢产物与葡萄糖醛酸或硫酸结合后随尿排出。

(二)肾上腺功能紊乱与主要临床生化改变

1. 肾上腺皮质功能亢进（皮质醇增多）

各种原因造成肾上腺分泌过多的糖皮质激素（主要为皮质醇）所致的病症总称为皮质醇增多症。皮质醇增多症是肾上腺皮质的主要疾病。皮质醇增多症的病因主要有依赖 ACTH 和不依赖 ACTH 的情况。

（1）依赖 ACTH 的皮质醇增多症 依赖 ACTH 的皮质醇增多症有：库欣病，指垂体 ACTH 分泌过多，伴有肾上腺皮质增生，垂体多有微腺瘤，少数为大腺瘤；异位 ACTH 综合征，系垂体意外肿瘤分泌大量 ACTH，伴有肾上腺皮质增生，可见于肺燕麦细胞癌、胸腺癌、胰岛细胞癌、类癌等。

（2）不依赖 ACTH 的皮质醇增多症 不依赖 ACTH 的皮质醇增多症有肾上腺皮质腺瘤、不依赖 ACTH 的双侧性肾上腺结节性增生。

2. 肾上腺皮质功能减退症

（1）定义 肾上腺皮质功能减退症指慢性肾上腺皮质分泌糖皮质激素不足产生的综合征。

（2）病因 自身免疫、结核分枝杆菌或真菌感染、肿瘤或白血病等原因破坏了双侧肾上腺的绝大部分，引起原发性肾上腺皮质功能减退症（又称为 Addison 病）；由于下丘脑-垂体病变引起 ACTH 的分泌不足所致继发性肾上腺皮质功能减退症；儿茶酚胺的代谢异常的主要疾病是嗜铬细胞瘤，多为良性。

（三）肾上腺髓质激素代谢物测定在嗜铬细胞病诊断中的应用

临床检测儿茶酚胺的主要标本是血浆（清）和尿。试验前 2d 应停止饮用茶、咖啡等兴奋性饮料。

肾上腺素和去甲肾上腺素测定：嗜铬细胞瘤时，两者明显升高。若肾上腺素升高较去甲肾上腺素显著，则可能提示为肾上腺髓质嗜铬细胞瘤。原发性高血压、甲减、交感神经母细胞瘤等也可升高。两者降低见于甲亢、Addison 病等。

尿香草扁桃酸测定：VMA 是儿茶酚胺的主要代谢产物。尿 VMA 测定是内分泌试验的常规项目，可帮助了解体内儿茶酚胺的水平。该测定主要用于嗜铬细胞瘤的诊断和高血压的鉴别诊断。VMA 增高见于嗜铬细胞瘤、交感神经母细胞瘤、原发性高血压、甲减等；VMA 降低见于甲亢、原发性慢性肾上腺皮质功能减退症等。

（四）血、尿中糖皮质激素代谢物测定的临床意义

血皮质醇浓度直接反映肾上腺糖皮质激素的分泌情况；而 24h 尿皮质醇不受昼夜节律的影响，能可靠地反映皮质醇的浓度。血中皮质醇浓度增高主要见于肾上腺皮质功能亢进、肾上腺肿瘤、应急状态、妊娠、口服避孕药、长期服用糖皮质激素等；血中皮质醇浓度降低主要见于肾上腺皮质功能减退症、Graves 病、垂体功能减退等。

三、下丘脑-垂体内分泌功能紊乱的检查

(一)下丘脑-垂体内分泌激素代谢及其调节

1. 垂体内分泌的激素

垂体内分泌的激素分为腺垂体激素和神经垂体激素。

(1)主要的腺垂体激素及其作用 具体介绍如下。

生长激素(GH):促进机体生长。

促肾上腺皮质激素(ACTH):促进肾上腺皮质激素合成及释放。

促甲状腺激素(TSH):促进甲状腺素合成及释放。

卵泡刺激素(FSH):促进卵泡或精子生成。

黄体生成素(LH):促进排卵和黄体生成,刺激孕激素、雄激素分泌。

催乳素(PRL):刺激乳房发育和泌乳。

促黑素(MSH):促进黑素细胞合成黑色素。

(2)神经垂体激素 具体介绍如下。

抗利尿激素(ADH):具有抗利尿作用。

催产素(OT):促进子宫收缩、乳腺泌乳。

2. 下丘脑分泌的激素

下丘脑分泌的激素均为多肽,可通过分泌不同的激素调节腺垂体有关激素的释放。

(二)下丘脑-垂体内分泌功能紊乱与临床生化改变

1. 生长激素功能紊乱

生长激素缺乏症又称为垂体性侏儒症,是由于下丘脑-垂体-生长激素-生长介素中任一过程受损而产生的儿童及青少年生长发育障碍。按病因,它可分为:原因不明生长激素缺乏症;遗传性生长激素缺乏症;继发性生长激素缺乏症。

巨人症及肢端肥大症:由于生长激素分泌过多而致。若发病于生长发育期,则为巨人症;若在成年人时,则为肢端肥大症。

2. 生长激素功能紊乱的生化检查

血浆生长激素测定如下。

动态功能试验:属 GH 释放的兴奋试验,有运动刺激试验和药物刺激试验。它们均是在给刺激前、后取血测定 GH 水平,并结合临床判断结果。

GH 分泌抑制试验:对于怀疑巨人症或肢端肥大症者,可以考虑进一步做高血糖抑制 GH 释放试验。正常人服葡萄糖后,血清 GH 应降至 $2\mu g/L$ 以下,或在基础对照水平 50% 以下,但垂体腺瘤或异源性 GH 所致巨人症或肢端肥大症者不会被明显抑制,最低浓度在 $5\mu g/L$ 以上。该试验也有假阴性出现,应加以注意。

生长调节素-C(SM-C)即生长调节素结合蛋白测定:由于 SM-C 的血浆浓度不随 GH 分泌的脉冲式波动而变化,水平比较稳定,单次取血测定即可了解 GH 的功能状况,可作为判断 GH 功能的筛选方法。

任何生长激素缺乏症血 SM－C 浓度均下降，而巨人症及肢端肥大症则明显升高。但是，恶病质、严重肝病等 SM－C 浓度也可降低。

3. 催乳素瘤

催乳素瘤是功能性垂体腺瘤中最常见者，好发于女性，临床表现为泌乳、闭经、多毛等。男性以性功能减退、阳痿、不育为主。临床生化检查可见血清催乳素明显升高。

（三）生长激素测定的临床意义

如生长激素测定的结果远超出正常水平，结合临床症状，有助于巨人症及肢端肥大症的诊断，但因为 GH 分泌的时间性和半衰期（仅 20min），所以要注意取血和测定中需注意的问题。

四、性腺内分泌功能紊乱的检查

（一）性激素的功能及其分泌调节

性激素包括雄激素、雌激素、孕激素 3 类。

1. 雄激素的生理功能

（1）刺激胚胎期及出生后男性内、外生殖器的分化、成熟和发育。

（2）促进蛋白质合成的同化作用。

（3）促进肾合成红细胞生成素、刺激骨髓的造血功能等。

2. 雌激素的生理功能

（1）促进女性内、外生殖器的分化、成熟和发育，并与孕激素协同配合形成月经周期。

（2）对代谢的影响有促进肝合成多种运转蛋白、降低胆固醇、促进 HDL 合成等。

3. 孕激素的生理功能

孕激素的作用主要是与雌激素协同作用于子宫内膜，形成月经周期等。

血浆中的性激素 90％以上都与血浆蛋白质形成可逆结合，在肝脏中代谢，由尿和胆汁排泄。青年男性的睾酮分泌有昼夜节律，分泌高峰约在早晨 8 时，随着年龄的增大，分泌节律消失。测定早晨的睾酮水平可以对男性睾酮水平下降的程度做最好评价。女性雌激素的分泌主要通过血雌激素水平对垂体释放黄体生成素和卵泡刺激素的负反馈调节。孕激素水平的周期性变化亦受下丘脑-垂体-卵巢内分泌轴调节。

（二）性激素分泌功能紊乱与临床生化改变

1. 性发育异常

性发育异常是各种原因所致出生后性腺、第二性征及性功能发育异常的统称，包括性早熟、青春期迟缓和性幼稚病。性早熟者，血中性激素水平均远超出同龄、同性别的正常值，达到或超过青春期或成年人水平。青春期迟缓和性幼稚病者性激素水平明显降低。

2. 性激素合成酶缺陷

C－17，20 裂链酶缺陷、17－β 羟类固醇脱氢酶缺陷、5α－还原酶缺陷等可引起性功能紊乱。

3. 青春期后性功能减退症

性功能减退症指男性性成熟后由各种原因导致雄激素分泌不足产生的综合征；继发性闭经指生育期女性已有月经，出现闭经的现象。

（三）性激素测定的临床意义、相关疾病的实验诊断选择

1. 睾酮

睾酮是男性体内主要和唯一的有临床意义的雄激素。青春期睾酮分泌增加，其高水平一直持续到 40 岁，随年龄缓慢下降。睾酮测定可用作男性性功能减退或睾酮分泌不足的诊断，是评价男性不育症的方法之一。

2. 黄体生成素

黄体生成素可用于预测排卵和排卵异常的诊断。

3. 卵泡刺激素

卵泡刺激素滴度升高预示卵泡即将破裂，可以预测排卵和做排卵异常的诊断以及预测对超排卵药物的反应等。

4. 雌二醇

雌二醇（E_2）可作为女性早熟诊断指标之一，有助于男性乳房发育分析，评定女性雌激素减少症和过量产生的情况等。

5. 孕酮

孕酮（P）用作确证排卵以及对妊娠头 3 个月的妊娠意外，如先兆流产、异位妊娠的处理参考。

6. 催乳素

催乳素水平升高可引起泌乳、原因不明的不育症、无排卵伴闭经，严重者可有重度雌激素降低。高催乳素血症是导致女性不育的常见原因，测定催乳素对诊断累及女性生殖系统的疾病有重要的意义。

归 纳 总 结

1. 甲状腺主要合成和分泌 T_4 和 T_3 两种激素。T_3、T_4 主要与 TBG 结合。血液中游离 T_3、T_4 水平的波动，负反馈地引起下丘脑释放 TRH 和垂体释放 TSH 的增加或减少。

2. 甲状腺素测定包括 FT_4、FT_3、TT_4、TT_3 等；联合进行 FT_3、FT_4 和超敏感 TSH 测定，是甲状腺功能评估的首选方案；TT_4 是判定甲状腺功能最基本的筛选试验；TT_3 是早期 Graves 病疗效观察及停药后复发的敏感指标。

3. TSH 的分泌受下丘脑释放 TRH 的影响，不受 TBG 浓度的影响。血中甲状腺素水平的变化，可负反馈地导致血清 TSH 水平出现指数级的显著改变。TSH 增高可见于原发性甲减、甲状腺素抵抗综合征、异位促甲状腺激素综合征、促甲状腺激素分泌肿瘤、应用多巴胺拮抗药和含碘药物等；TSH 降低可见于甲亢、亚临床甲亢、库欣病、肢端肥大症、过量应用皮质醇和抗甲状腺药物时。

4. 肾上腺髓质合成、释放肾上腺素(E)、去甲肾上腺素(NE)、多巴胺(DA)。肾上腺髓质是嗜铬细胞瘤最好发部位。VMA 是儿茶酚胺代谢产物中最重要的化合物。

5. 肾上腺皮质可分为球状带(分泌盐皮质激素，主要为醛固酮)、束状带(分泌糖皮质激素，主要是皮质醇及少量的皮质酮)和网状带(分泌雄激素和少量雌激素)3 个带。

6. 肾上腺功能紊乱的检测包括皮质醇增多症、慢性肾上腺皮质功能减退症、先天性肾上腺皮质增生。

7. 糖皮质激素代谢物测定主要是 24h 尿 17-羟皮质类固醇(17-OHCS)、24h 尿 17-酮类固醇(17-KS)、血皮质醇及 24h 尿游离皮质醇和血浆促肾上腺皮质激素的测定。

8. 生长激素功能紊乱包括：①生长激素缺乏症；②生长激素分泌过多。

9. 注意掌握 GH 分泌抑制试验。

10. 性激素的功能主要包括雄激素、雌激素、孕激素 3 类的功能。

11. 血浆中的性激素 90% 以上都与血浆蛋白质形成可逆结合，在肝脏中代谢，由尿和胆汁排泄。青年男性的睾酮分泌有昼夜节律，分泌高峰约在早晨 8 时，随着年龄的增大，分泌节律消失。测定早晨的睾酮水平可以对男性睾酮水平下降的程度做最好评价。

12. 性激素分泌功能紊乱包括性发育异常、性激素合成酶缺陷、青春期后性功能减退症，以及雄激素、雌激素、孕激素的临床生化改变。

相 关 习 题

1. 血液中与血浆蛋白质结合的 T_3、T_4 比例大约是

   A. 0.67

   B. 0.90

   C. 0.99

   D. 0.74

   E. 0.58

2. 甲状腺素能降低

   A. 胰岛素分泌

   B. 血浆胆固醇水平

   C. 血浆游离脂肪酸水平

   D. 糖酵解

   E. 糖异生

3. 甲状腺素中含有

   A. 铁

   B. 硒

   C. 钙

   D. 碘

   E. 氯

4. 下面哪一种激素不属于腺垂体激素

   A. 生长激素

   B. 催产素

   C. 催乳素

   D. 促甲状腺激素

E. 促肾上腺皮质激素

5. 国内外推荐的甲状腺功能紊乱的首选筛查项目是
   A. TSH
   B. FT_3
   C. T_3
   D. T_4
   E. FT_4

6. 哪种疾病患者可检测出甲状腺素和 TSH 均升高
   A. 原发性甲亢
   B. 下丘脑性甲状腺素释放激素分泌不足
   C. 垂体促甲状腺激素分泌细胞腺瘤
   D. 库欣综合征
   E. 原发性甲减

7. 甲状腺素是一种含碘的
   A. 氨基酸衍生物
   B. 脂肪酶衍生物
   C. 核苷酸
   D. 儿茶酚胺
   E. 氨基酸多肽

8. 下面哪种作用是反馈调节
   A. TSH→T_3、T_4
   B. TSH→TRH
   C. TRH→TSH
   D. T_3、T_4→TSH
   E. T_3、T_4→TRH

9. 甲状腺素分泌过少时
   A. 组织耗氧量增加
   B. 促进细胞发育分化
   C. 神经系统兴奋性增加
   D. 出现呆小病或黏液性水肿
   E. 食欲增加

10. 血液中的 T_3、T_4 主要与哪种血浆蛋白质结合
    A. 甲状腺球蛋白

B. 甲状腺素结合球蛋白
C. 白蛋白
D. 前白蛋白
E. IGF－3

11. 新生儿甲状腺功能筛查时，正确的采血时间是
    A. 新生儿出生后的前 3d
    B. 新生儿出生后的 4～6d
    C. 分娩时取脐血或者出生后 7d
    D. 出生后立即采血
    E. 新生儿出生后 17d

12. 下列甲状腺素中不含碘的是
    A. TT_3
    B. TT_4
    C. FT_3
    D. FT_4
    E. TSH

13. 甲状旁腺功能亢进症多见
    A. 血钙升高，血磷降低
    B. 血钙降低，血磷升高
    C. 血钙升高，血磷升高
    D. 血钙降低，血磷降低
    E. 尿钙降低，尿磷升高

14. 有关甲状腺的疾病实验室检查，下列叙述哪项是错误的
    A. T_3 诊断甲亢比 T_4 灵敏
    B. 第一代 TSH 测定可用于原发性甲状腺功能减退症的诊断
    C. 超敏感 TSH 测定是原发性甲状腺功能亢进症诊断的好指标
    D. TBG 发生改变时，可测定游离 T_3、游离 T_4 反映甲状腺功能
    E. TT_3 是发挥生理作用的重要甲状腺素之一

15. 甲状腺主要合成和分泌
    A. 三碘甲状腺原氨酸
    B. TBG

C. TRH

D. TSH

E. 一碘甲状腺原氨酸

16. 原发性甲状腺功能减退症的最早表现中, 下列哪项升高

    A. TRH

    B. TSH

    C. TBG

    D. TGAb

    E. ACTH

17. 某患者的检查结果为 TT_3 升高、TT_4 升高、TSH 下降。该患者最可能的疾病是

    A. 原发性甲状腺功能减退症

    B. 继发性甲状腺功能减退症

    C. 原发性甲状腺功能亢进症

    D. 继发性甲状腺功能亢进症

    E. 甲状旁腺切除

18. 促甲状腺激素的英文缩写为

    A. GH

    B. TSH

    C. LH

    D. FSH

    E. TRH

19. 关于甲状腺素的叙述, 不正确的是

    A. 在甲状腺滤泡上皮细胞中合成

    B. 血液中 99% 以上的甲状腺素与血浆蛋白质结合

    C. 主要与甲状腺素结合球蛋白结合

    D. 结合的甲状腺素才能进入靶细胞发挥作用

    E. 其合成和分泌主要受下丘脑-垂体-甲状腺轴的调节

20. 原发性甲状腺功能减退症时

    A. TSH 升高、T_3 升高、T_4 升高

    B. TSH 降低、T_3 降低、T_4 降低

    C. TSH 降低、T_3 升高、T_4 升高

    D. TSH 无改变、T_3 降低、T_4 降低

    E. TSH 升高、T_3 降低、T_4 降低

21. 患者, 女, 40 岁。主要症状为怕冷、少汗、乏力、嗜睡、思维迟钝、记忆力不好、手和下肢水肿、月经量过多。实验室检查: 血浆胆固醇、甘油三酯升高, 血清 T_3、T_4 降低, 血清 TSH 降低, TRH 兴奋试验呈延迟反应。对该患者的诊断最可能是

    A. 垂体性甲状腺功能减退症

    B. 甲状腺性甲状腺功能减退症

    C. 下丘脑性甲状腺功能减退症

    D. 甲状腺癌

    E. 甲状腺功能亢进症

22. 甲状腺合成分泌的激素包括

    A. 甲状腺素

    B. 促甲状腺激素

    C. 促甲状腺激素释放激素

    D. 睾酮

    E. 雌激素

23. 下面哪一项的测定可以作为了解黄体功能的指标

    A. 孕烷二醇

    B. 雌激素

    C. 雌二醇

    D. 雌三醇

    E. 黄体酮

24. 血中激素浓度极低, 但生理作用却非常明显, 这是因为

    A. 激素的半衰期很长

    B. 激素分泌的持续时间很长

    C. 激素的特异性高

    D. 激素内存在高效能的生物放大系统

    E. 与血浆蛋白质结合率低

25. TRH 兴奋试验常为强阳性的疾病是

    A. Graves 病

B. 甲状腺腺样瘤

C. 垂体性甲状腺功能减退症

D. 异源性 TSH 综合征

E. 甲状腺性甲状腺功能减退症

26. 四碘甲状腺原氨酸来自

    A. 甲状腺

    B. 肾上腺髓质

    C. 肾上腺皮质束状带

    D. 肾上腺皮质网状带

    E. 肾上腺皮质球状带

27. 垂体分泌的激素包括

    A. 甲状腺素

    B. 促甲状腺激素

    C. 促甲状腺激素释放激素

    D. 睾酮

    E. 雌激素

28. 内分泌疾病常用的生化诊断方法不包括

    A. 检测血液中激素水平

    B. 激素释放刺激试验

    C. 检测激素所调节生理过程的生化标志物

    D. 激素释放抑制试验

    E. 检测激素合成的关键酶

29. 某患者血清铜减少,尿铜升高,应首先怀疑

    A. 肝炎

    B. 肝豆状核变性

    C. 肝癌

    D. Addison 病

    E. 库欣综合征

30. 幼儿期发生的生长激素缺乏症与甲状腺功能减退症的主要区别是

    A. 骨骼发育状况

    B. 性器官发育状况及第二性征表现

    C. 蛋白质合成

    D. 智力

    E. 身高

31. 甲状腺素的化学本质是

    A. 类固醇

    B. 氨基酸衍生物

    C. 脂肪酸衍生物

    D. 核苷酸

    E. 多肽及蛋白质

32. 甲状旁腺激素的英文缩写是

    A. GH

    B. PTH

    C. LH

    D. FSH

    E. TRH

33. 生长激素的英文缩写是

    A. GH

    B. PTH

    C. LH

    D. FSH

    E. TRH

34. 下列激素中,属于类固醇激素的是

    A. 甲状腺素

    B. 甲状旁腺激素

    C. 胰岛素

    D. 胰高血糖素

    E. 雌二醇

35. 激素包括多种化学本质,下列选项除外的是

    A. 核苷酸

    B. 多肽

    C. 蛋白质

    D. 氨基酸衍生物

    E. 类固醇

36. 导致尿酮体检测结果呈假阳性的是

    A. 左旋多巴

    B. 试纸条受潮

    C. 陈旧尿标本

    D. 维生素 C

E. 肾功能严重受损的患者

37. 下面哪种形式是睾酮的活性形式，并在男性生殖器官的分化形式和发育上起主要作用
    A. 雄烯二酮
    B. 脱氢异雄酮
    C. 雄烷二醇
    D. 5α-二氢睾酮
    E. 雌酮

38. 下列哪一项不是垂体性肾上腺皮质功能亢进的生化特性
    A. 葡萄糖耐量降低
    B. 血浆皮质醇升高
    C. 血钙降低
    D. 血钾降低
    E. 血钠降低

39. 糖皮质激素在干细胞中的主要代谢产物是
    A. 氢皮质醇
    B. 六氢皮质醇
    C. 四氢皮质醇
    D. 肾上腺皮质激素
    E. 以上均不是

40. 下面哪一种激素对糖皮质激素生成皮质素有促进作用
    A. 甲状腺素
    B. 胰岛素
    C. 胰高血糖素
    D. 生长激素
    E. 盐皮质激素

41. 孕妇血清雌三醇下降而雌二醇增高，常提示
    A. 早产
    B. 正常妊娠
    C. 多胎妊娠
    D. 雌激素增加
    E. 黄体酮增加

42. 儿茶酚胺的终末代谢物是
    A. 尿酸
    B. 氨基酸
    C. 尿香草扁桃酸
    D. 二氧化碳和水
    E. 以上均不是

43. 下面哪一项不是生长激素的作用
    A. 促进脑的发育
    B. 加速蛋白质的合成
    C. 促进肝糖原分解
    D. 促进软骨生长发育
    E. 对维持正常的性发育有重要作用

44. 成年人生长激素过度分泌会导致
    A. 侏儒症
    B. 巨人症
    C. 肢端肥大症
    D. 库欣综合征
    E. 肾上腺皮质功能不全

45. Addison 病患者哪一种激素水平会降低
    A. 雌二醇
    B. 睾酮
    C. 皮质醇
    D. 胰岛素
    E. hCG

46. 睾酮和雌酮的共同前体是
    A. 16α-羟雄烯二酮
    B. 16α-羟睾酮
    C. 雌二酮
    D. 雌三酮
    E. 雄烯二酮

47. 关于催乳素瘤的叙述，错误的是
    A. 功能性垂体腺瘤中最常见者
    B. 好发于女性
    C. 不发于男性
    D. 血清催乳素明显升高
    E. 临床表现之一是不育

48. 早晨 8 时，ACTH 明显降低的是
    A. Addison 病
    B. 先天性肾上腺皮质增生
    C. 下丘脑及垂体皮质醇增厚
    D. 异源性 ACTH 综合征
    E. 继发性肾上腺皮质功能减退症

49. 垂体分泌的激素不包括
    A. 生长激素
    B. 促甲状腺激素
    C. 生长激素释放激素
    D. 催产素
    E. 催乳素

50. 如果患者的实验室检查结果为血浆 ACTH 明显升高，而 ACTH 兴奋试验无反应，则对患者的诊断，最可能的是
    A. 下丘脑性或垂体性肾上腺皮质功能亢进症
    B. 肾上腺皮质腺癌
    C. 肾上腺髓质腺癌
    D. 异源性 ACTH 综合征
    E. 肾上腺皮质功能减退症

51. 对于多次测定基础 GH>10μg/L 的疑为巨人症或肢端肥大症者可考虑进一步检测
    A. 高血糖抑制 GH 释放试验
    B. ACTH 兴奋试验
    C. 地塞米松抑制试验
    D. GnRH 兴奋试验
    E. 尿 17 -羟皮质类固醇测定

52. 糖皮质激素的生理生化功能不包括
    A. 增加肝糖原和肌糖原含量
    B. 促进糖原异生
    C. 促进蛋白质合成
    D. 促进脂肪分解
    E. 有弱的储钠排钾作用

53. 患者，女，36 岁。主诉近年来明显肥胖，血压高，月经失调，体毛增多，抵抗力下降。查体可见患者向心性肥胖。实验室检查：血糖升高，葡萄糖耐量降低，血钠升高，血钾、血钙降低，血皮质醇升高，血浆 ACTH 升高，ACTH 兴奋试验强反应。对该患者的诊断最可能的是
    A. 下丘脑性或垂体性肾上腺皮质功能亢进
    B. 肾上腺髓质腺癌
    C. 肾上腺皮质腺癌
    D. 异源性 ACTH 综合征
    E. 肾上腺皮质功能减退症

54. 类固醇激素的前体是
    A. 胆固醇
    B. 蛋白质
    C. 葡萄糖
    D. 胺类
    E. 核酸

55. 生物活性最强的天然雌激素是
    A. 雌酮
    B. 雌二醇
    C. 黄体酮
    D. 孕烷二醇
    E. 雌三醇

56. 可以帮助鉴别诊断性幼稚病和青春期迟缓的指标是
    A. 性激素
    B. LH
    C. FSH
    D. GnRH 兴奋试验
    E. 甲状腺素

57. 不属于类固醇激素的是
    A. 糖皮质激素
    B. 睾酮
    C. 多巴胺

D. 醛固酮

E. 雌激素

58. 下丘脑-垂体激素的分泌主要受垂体各种激素作用的靶腺(细胞)释放的激素的反馈调节(长反馈),主要作用于腺垂体的激素是

A. 皮质醇

B. 甲状腺素

C. 雌二醇

D. 醛固酮

E. 生长激素

59. 黄体生成素的英文缩写为

A. GH

B. TSH

C. LH

D. FSH

E. TRH

60. 卵泡刺激素的英文缩写为

A. GH

B. TSH

C. LH

D. FSH

E. TRH

61. 下列关于性激素的叙述,错误的是

A. 血浆中的性激素 90% 以上都与血浆蛋白质形成不可逆结合

B. 在肝脏中代谢

C. 由尿和胆汁排泄

D. 睾酮的主要代谢产物为雄酮

E. 黄体酮的主要代谢产物为孕烷二酮

62. 下列关于 TSH 的叙述,不正确的是

A. 由垂体前叶分泌

B. 由 α 亚基和 β 亚基组成

C. TSH 测定采用血清标本,4℃ 稳定 5d

D. 刺激甲状腺的发育

E. TSH 增高见于甲亢

63. 去甲肾上腺素来自

A. 甲状腺

B. 肾上腺髓质

C. 肾上腺皮质束状带

D. 肾上腺皮质网状带

E. 肾上腺皮质球状带

64. 下列有关血清皮质醇测定的叙述中,不正确的是

A. 临床实验室常用的检测方法是免疫法

B. 血清皮质醇浓度包括结合和游离两部分的总和

C. 清晨采血检测其谷值,午夜采血检测其峰值

D. 采血时应避免外界刺激

E. 皮质醇水平存在昼夜节律

65. 对垂体腺瘤性和异源性 TSH 综合征性甲亢具有鉴别价值的是

A. 血清 TT_4、TT_3 测定

B. 血清 TSH 测定

C. 血清 FT_3、FT_4 测定

D. 血清甲状腺素结合球蛋白测定

E. TRH 兴奋试验

66. 血清甲状腺素和 TSH 浓度均升高的疾病是

A. Graves 病

B. 甲状腺腺样瘤

C. 垂体腺瘤

D. 甲状腺性甲减

E. 异源性 TSH 综合征

67. TRH 兴奋试验出现延迟反应表明

A. 垂体功能明显受损

B. 下丘脑和垂体功能均低下

C. 垂体功能亢进

D. 垂体本身无病变,下丘脑功能障碍

E. 下丘脑功能亢进

68. 午夜 ACTH 明显高于正常范围，昼夜节律消失的疾病不包括
  A. Addison 病
  B. 先天性肾上腺皮质增生症
  C. 下丘脑性或垂体性皮质醇增多症
  D. 异源性 ACTH 综合征
  E. 继发性肾上腺皮质功能减退症

69. 用于新生儿特发性呼吸窘迫综合征的检查是
  A. 胎儿肾成熟度检查
  B. 胎儿肺成熟度检查
  C. 胎儿肝成熟度检查
  D. 胎儿皮脂腺成熟度检查
  E. 胎儿唾液腺成熟度检查

70. 前列腺素的化学本质是
  A. 类固醇
  B. 多肽及蛋白质
  C. 氨基酸衍生物
  D. 脂肪酸衍生物
  E. 核苷酸

71. 关于 IGF-1 的叙述，错误的是
  A. 主要由肝细胞合成
  B. 一种细胞因子
  C. 血中浓度相对稳定
  D. 不受甲状腺素及催乳素的影响
  E. 大部分与血浆蛋白质结合

72. 评估卵巢功能的指标是
  A. 雌二醇
  B. 雌三醇
  C. 去氢表雄酮
  D. 皮质醇
  E. 17-羟类固醇

73. 生长激素的化学本质是
  A. 类固醇
  B. 核苷酸
  C. 脂肪酸
  D. 糖类
  E. 蛋白质

74. 催乳素的化学本质是
  A. 核苷酸
  B. 类固醇
  C. 糖类
  D. 脂肪酸
  E. 蛋白质

75. 生长激素分泌不足可致
  A. 呆小病
  B. Addison 病
  C. 肢端肥大症
  D. 侏儒症
  E. Graves 病

76. 生长激素分泌过度可致
  A. 呆小病
  B. Addison 病
  C. 肢端肥大症
  D. 侏儒症
  E. Graves 病

77. 甲状腺素分泌不足可致
  A. 呆小病
  B. Addison 病
  C. 肢端肥大症
  D. 侏儒症
  E. Graves 病

78. 甲状腺素分泌过度可致
  A. 呆小病
  B. Addison 病
  C. 肢端肥大症
  D. 侏儒症
  E. Graves 病

79. 糖皮质激素来自
  A. 甲状腺
  B. 肾上腺髓质
  C. 肾上腺皮质束状带
  D. 肾上腺皮质网状带
  E. 肾上腺皮质球状带

80. 醛固酮来自
   A. 甲状腺
   B. 肾上腺髓质
   C. 肾上腺皮质束状带
   D. 肾上腺皮质网状带
   E. 肾上腺皮质球状带

81. 少量性激素来自
   A. 甲状腺
   B. 肾上腺髓质
   C. 肾上腺皮质束状带
   D. 肾上腺皮质网状带
   E. 肾上腺皮质球状带

82. 女性内源性 17 - 酮类固醇几乎全部

来自
   A. 子宫
   B. 卵巢
   C. 肾上腺皮质
   D. 肾上腺髓质
   E. 肾小球

83. 促黑素的英文缩写是
   A. GH
   B. PTH
   C. LH
   D. MSH
   E. TRH

考 题 示 例

1. 有关 TSH、LH 和 hCG 结构的叙述，正确的是【基础知识】
   A. 由一个亚基组成
   B. 由 α、β 和 γ 3 个亚基构成
   C. α 亚基高度同源
   D. β 亚基高度同源
   E. β 亚基的前 30 个氨基酸序列相同

2. 人体内分泌系统调节的主要机制是【基础知识】
   A. 对外界刺激反射调节
   B. 外周神经系统对内分泌腺的调控
   C. 大脑皮质、边缘系统等高级中枢神经控制
   D. 下丘脑-腺垂体-内分泌腺调节轴
   E. 内分泌腺的自我调节

3. 关于甲状腺素的说法，不正确的是【基础知识】
   A. 血液中 $\geqslant 99\%$ 的 T_3、T_4 与血浆蛋白质结合
   B. 占血液中 T_3 总量的 0.4% 为游离

的 T_3
   C. 只有游离甲状腺素才进入靶细胞发挥作用
   D. 甲状腺素的代谢包括脱碘、脱氨基或羟基、结合反应
   E. 甲状腺素受下丘脑分泌的 TSH 和垂体分泌的 TRH 调节

4. 地方性甲状腺肿缺乏的元素是【专业知识】
   A. 钙
   B. 镁
   C. 碘
   D. 铁
   E. 锌

5. 促进神经系统发育的最重要的激素是【相关专业知识】
   A. 糖皮质激素
   B. 生长激素
   C. 盐皮质激素
   D. 甲状腺素

E. 肾上腺素

6. 血浆中含量最多的甲状腺素是【基础知识】

　　A. FT_3

　　B. TT_3

　　C. FT_4

　　D. TT_4

　　E. 总 T_3

7. 停经后典型的激素变化是【相关专业知识】

　　A. FSH 下降，LH 上升，E_2 下降

　　B. FSH 上升，LH 下降，E_2 上升

　　C. FSH 上升，LH 上升，E_2 下降

　　D. FSH 上升，LH 下降，E_2 下降

　　E. FSH 下降，LH 下降，E_2 下降

8. 可用于嗜铬细胞瘤诊断的是【专业实践能力】

　　A. FSH

　　B. GH

　　C. T_3、T_4

　　D. VMA

　　E. 血皮质醇

9. 与甲状腺功能亢进症无关的表现是【基础知识】

　　A. 肠蠕动减慢

　　B. 神经兴奋性升高

　　C. 心率加快

　　D. 甲状腺肿大

　　E. 基础代谢率明显升高

10. 肾上腺皮质分泌的激素不包括【基础知识】

　　A. 皮质醇

　　B. 醛固酮

　　C. 脱氢异雄酮

　　D. 雌激素

　　E. 肾上腺素

11. 调节生长激素分泌的是【专业实践能力】

　　A. GRH

　　B. GHRH

　　C. TRH

　　D. GnRH

　　E. PRH

12. 调节 FSH 和 LH 分泌的是【专业实践能力】

　　A. GRH

　　B. GHRH

　　C. TRH

　　D. GnRH

　　E. PRH

13. 激素发挥作用是通过【基础知识】

　　A. 线粒体

　　B. 粗面内质网

　　C. 高尔基体

　　D. 核仁

　　E. 受体

14. 判定甲状腺功能最基本的筛选试验为【基础知识】

　　A. T_3 抑制试验

　　B. 促甲状腺激素测定

　　C. 血清总甲状腺素测定

　　D. 甲状腺自身抗体试验

　　E. 血清总三碘甲状腺原氨酸测定

15. 可作为甲状腺功能紊乱治疗后的停药指标的是【基础知识】

　　A. T_3 抑制试验

　　B. 促甲状腺激素测定

　　C. 血清总甲状腺素测定

　　D. 甲状腺自身抗体试验

　　E. 血清总三碘甲状腺原氨酸测定

16. 去甲肾上腺素主要来源于【相关专业知识】

　　A. 肾上腺髓质

　　B. 球状带

　　C. 束状带

D. 网状带

E. 肝脏

17. 甲状腺合成 T_3、T_4 过程中摄取和活化的元素是【相关专业知识】

    A. 钙

    B. 磷

    C. 镁

    D. 碘

    E. 铁

18. 原发性甲状腺功能亢进症患者血中不可见哪项升高【相关专业知识】

    A. TSH

    B. FT_3

    C. FT_4

    D. TT_3

    E. TT_4

19. 主要作用于循环系统，使血压升高，增加心输入量的激素是【相关专业知识】

    A. T_3

    B. TSH

    C. E

    D. ACTH

    E. VMA

20. 由肾上腺髓质分泌的激素是【相关专业知识】

    A. 雄激素

    B. 雌激素

    C. 皮质醇

    D. 醛固酮

    E. 肾上腺素

21. 关于甲状腺功能减退症的说法，错误的是【相关专业知识】

    A. 起病于胎儿称为新生儿呆小病

    B. 起病于儿童称为幼年型甲减

    C. 起病于成年称为成年型甲减

    D. 黏液性水肿只会出现在呆小病患者

E. 病因包括促甲状腺激素或甲状腺不敏感

22. 血浆 T_3 和 T_4 含量增加时可反馈抑制哪种激素的分泌【专业知识】

    A. LH

    B. FSH

    C. ACTH

    D. GH

    E. TSH

23. 患者，女，40 岁。近来出现体重增多及向心性肥胖，四肢肌肉萎缩，腹部有紫斑，多毛。实验室检查：血糖增多，葡萄糖耐量减少，血红细胞增多，白细胞总数及中性粒增高，血 Na^+ 升高，K^+、Ca^{2+} 降低。临床诊断可考虑为【基础知识】

    A. 嗜铬细胞瘤

    B. Addison 病

    C. 肾上腺皮质功能亢进

    D. 甲状腺功能亢进症

    E. 泌乳素瘤

24. 患者，女，50 岁。患有甲状腺功能亢进症 10 余年，因感冒到医院就诊，体温 37.3℃，血常规：WBC $8.9 \times 10^9/L$，NE 81.1%。尿常规：尿蛋白（一）、尿糖（＋）、尿白细胞 0～3 个/HPF、尿红细胞 0～2 个/HPF。空腹血糖 4.89mmol/L，餐后 2h 血糖 6.34mmol/L，而其出现尿糖阳性可能属于【相关专业知识】

    A. 代谢性糖尿

    B. 内分泌性糖尿

    C. 肾性糖尿

    D. 应激性糖尿

    E. 暂时性糖尿

25. 能降低血液胆固醇水平的是【专业实践能力】

A. 甲状旁腺激素

B. 抗利尿激素

C. 醛固酮

D. 甲状腺素

E. 儿茶酚胺

26. 肾上腺髓质分泌【专业知识】

A. 盐皮质激素

B. 糖皮质激素

C. 性激素

D. 肾上腺素

E. 促激素

第十四章　临床化学常用分析技术

单元	细目	要点	要求	科目
临床化学常用分析技术	1. 临床化学常用分析方法	光谱分析技术、电泳技术、离心技术、层析技术、电化学分析技术的基本原理和应用	熟悉	1，2
	2. 酶和代谢物分析技术	(1)酶质量分析技术、原理和应用评价	熟悉	3，4
		(2)酶活性测定方法分类、原理、优缺点及应用	熟悉	3，4
		(3)工具酶的概念、代谢物测定中常用的指示反应、代谢物测定的方法分类及其特点	熟悉	1，3
	3. 临床化学方法的建立	(1)方法建立的根据	熟悉	2，3
		(2)方法的建立过程	熟悉	3，4
		(3)方法的评价	熟悉	3，4
		(4)方法建立后的临床观察	熟悉	3，4

注：1—基本知识；2—相关专业知识；3—专业知识；4—专业实践能力。

内 容 概 要

一、临床化学常用分析方法

（一）光谱分析技术的基本原理和应用

利用各种物质具有吸收、发射或散射光谱谱系的特点，对物质进行定性或定量分析的技术，称为光谱分析技术。

光谱分析技术有发射光谱分析技术（包括荧光分析法、火焰光度法和原子发射光谱法）、吸收光谱分析技术（包括可见-紫外分光光度法、原子吸收分光光度法和红外光谱法)和散射光谱分析技术(比浊法)。光谱分析技术可用于糖类、胺类、甾族化合物、DNA 与 RNA、酶与辅酶、维生素及无机离子等物质的测定。

原子吸收分光光度法是利用基态原子对特征谱线的光吸收作用而进行定量分析的一种技术。这种技术具有灵敏度高、选择性好、操作简便、分析速度快等优点，是微量元素检测十分有用的方法之一。

(二)电泳技术的基本原理和应用

电泳指在直流电场中，带电粒子向电性相反电极移动的现象。电泳技术是利用带电粒子在电场作用下定向移动的特性，对混合组分进行分离、纯化和测定的一项技术。电泳分析方法按支持介质不同分为：①醋酸纤维素薄膜电泳；②凝胶电泳；③等电聚焦电泳；④毛细管电泳。

(三)离心技术的基本原理和应用

离心技术是根据一组物质的密度和在溶液中的沉降系数、浮力等不同，用不同离心力使其从溶液中分离、浓缩和纯化的方法。

离心技术按照目的分为制备离心技术和分析离心技术。制备离心技术主要用于物质的分离、纯化，而分析离心技术主要用来分析样品的组成。

离心技术在生物化学检验中的应用主要有两个方面：①对悬浮液中的混合颗粒进行分离，如从全血中分离血清、血浆等；②分离两种密度不同的液相，如从有机溶剂和水的混合物中分离出有机相等。

离心技术按照原理分为普通离心法、差速离心法、密度梯度离心法等。①普通离心法：用来分离细胞、细胞膜或细胞碎片；②差速离心法：交替使用低速或高速离心，也可采用逐渐增加离心速度的方法，通过不断增加离心力使一个非均匀混合液内的大小、形状不同的粒子分步沉淀，因分辨率不高，常用于定性分离手段之前的粗制品提取；③密度梯度离心法：具有很高的分辨率，可同时使样品中各个组分得到分离。做法是将样品放在密度梯度介质中进行分离，可分为速率区带离心法和等密度区带离心法。

(四)层析技术的基本原理和应用

层析技术是利用不同物质理化性质的差异而建立的分离技术。所有的层析系统都由固定相和流动相组成。如待分离的混合物在两相中的分配(含量比)不同，且随流动相向前移动，各组分不断地在两相中进行再分配，分别收集流出液，可得到样品中所含的各单一组分，从而达到将各组分分离的目的。

层析技术主要有凝胶层析、离子交换层析、高效液相层析、亲和层析 4 种。

1. 凝胶层析

凝胶层析的固定相是多孔凝胶，各组分的分子大小不同，因而在凝胶上受阻滞的程度也不同。此法的优点是所用凝胶属于惰性载体，吸附力弱，操作条件温和，不需要有机溶剂，对高分子物质有很好的分离效果。凝胶层析可用于脱盐、分离纯化、测定高分子物质的分子量、高分子溶液的浓缩等。

2. 离子交换层析

离子交换层析是采用具有离子交换性能的物质作为固定相，利用它与流动相中的离子能进行可逆交换的性质来分离离子型化合物的方法。离子交换层析可用于分离氨基酸、多肽及蛋白质，也可用于分离核酸、核苷酸及其他带电荷的生物分子。

3. 高效液相层析

高效液相层析分离能力强，测定灵敏度高，可在室温下进行，应用范围广，主要用于分离蛋白质、核酸、氨基酸、生物碱、类固醇和类脂等物质。

4. 亲和层析

亲和层析是利用待分离物质与它的特异性配体具有特异的亲和力，从而达到分离目的的方法。亲和层析将可亲和的一对分子中的一方以共价键形式与不溶性载体相连作为固定相吸附剂，当含混合组分的样品通过此固定相时，只有与固定相分子中有特异性亲和力的物质，才能被固定相吸附结合，而无关组分随流动相流出。改变流动相的组分，可以将结合的亲和物洗脱下来。亲和层析中所用的载体称为基质。与基质共价连接的化合物称为配基。具有专一亲和力的生物分子对主要有抗原与抗体、DNA 与互补 DNA 或 RNA、酶与底物、激素与受体、维生素与特异性结合蛋白、糖蛋白与植物凝集素等。亲和层析可用于纯化生物大分子、稀释液的浓缩、不稳定蛋白质的贮藏、分离核酸等。

（五）电化学分析技术的基本原理和应用

电化学分析技术是利用物质的电化学性质测定化学电池的电位、电流或电量的变化而进行分析的方法。电化学分析技术包括电位分析法、电导法及电容量分析法等。①电位分析法：利用电极电位和浓度之间的关系来确定物质含量的分析方法，临床最常用的是电位分析法中的离子选择电极法；②电导法：通过对电阻的测定以求物质含量的分析方法；③电容量分析法：借助物理量的突变作为滴定分析终点的指示的分析方法。

二、酶和代谢物分析技术

（一）酶质量分析技术、原理和应用评价

利用电泳、色谱和免疫学等分析技术可直接测定酶（蛋白质）质量。高效液相色谱法、高效毛细管电泳、双相（二维）电泳、电喷雾-激光解析质谱等技术均可用于酶蛋白量的分析。采用免疫电泳、蛋白质印迹法（Western blotting）等方法可对酶蛋白水平进行半定量分析。采用酶免疫方法可对酶蛋白水平进行定量分析。酶免疫测定具有方便、准确、灵敏等特点，而免疫学检测法的成本较高。

（二）酶活性测定方法分类、原理、优缺点及应用

酶活性测定的方法有以下几种。①直接法：待测酶的酶促反应底物或产物有特征性的理化性质，通过特殊的仪器直接检测。②间接法：酶促反应底物和产物没有特征性的理化性质，通过另一个反应将底物或产物转化为有明显特征理化性质的另一个化

合物进行检测。③化学法：在酶促反应终止后加入另一试剂与底物或产物反应，转化为有色化合物，用分光光度法检测。④酶偶联法：采用另一个或几个酶（辅助酶和指示酶）将测定酶的某一产物转化为新的产物，当其他酶的反应速度与待测酶的反应速度达到平衡时，可以用指示酶的反应速度来代表待测酶的活性。

（三）工具酶的概念、代谢物测定中常用的指示反应、代谢物测定的方法分类及其特点

1. 工具酶的概念

通常把酶学分析技术中作为试剂用于测定代谢物浓度或酶活性的酶称为工具酶。

2. 代谢物测定中常用的指示反应

代谢物测定中常用的指示反应主要有脱氢酶指示系统和过氧化物酶指示系统。①脱氢酶指示系统：通过测定 NADH/NADPH 在 340nm 波长处吸光度的增加来计算待测物的浓度。②过氧化物酶指示系统：利用代谢物在酶催化反应中生成 H_2O_2，而过氧化物酶就可催化 H_2O_2 与 4 - AAP 和酚一起形成红色醌类化合物，进而通过在 500nm 波长处测定其吸光度来计算待测物的浓度。

3. 代谢物酶法测定的方法

代谢物酶法测定的方法分为终点法和动力学法。①终点法：又称为平衡法，测定反应完全后待测物或产物变化的总量。②动力学法：测定两个固定时间的吸光度差值，只要此期间待测物消耗<5%，就可以采用标准浓度对照法计算样本浓度，所以动力学法有时又称为固定时间法。终点法所需工具酶多，而动力学法要求工具酶的 K_m 足够大。终点法对仪器的电噪声和温控要求不严；动力学法要求仪器的电噪声小，吸光度应读准到 0.0001，温度变化<0.1%。产物的堆积和样品色原对动力学法影响较小，而对终点测定法影响较大。用终点法测定乳糜或溶血标本有时需设空白样本。

三、临床化学方法的建立

（一）方法建立的根据

临床化学方法应具有实用性和可靠性两方面的性能指标。要根据所用技术的原理和被测物质的物理、化学性质来确定其方法建立的原理。临床化学方法的实用性包括微量快速、费用低廉、应用安全；可靠性，即具有较高的精密度、准确度以及较大的检测能力。

（二）方法的建立过程

（1）根据方法选择的要求对已发表的各种检测方法进行比较与检验，确定哪些方法有充分的科学根据及真实的使用价值。

（2）候选方法（经初步选定的方法）确定后，要熟悉该法的原理、性能指标及相应的条件等。

（3）进行初步试验，评价候选方法所有的性能指标。

（三）方法的评价

临床化学方法评价的内容是通过试验途径来测定并评价方法的精密度与准确度，

在试验中测定的是不精密度与不准确度。不论精密度还是准确度，强调的都是误差，而评价试验的过程就是对误差的测定。方法评价试验包括以下几方面。①精密度评价：评价给出结果是可重复程度；②准确度评价：评价所给出的结果是否准确；③线性评价：判断对某一分析方法测得的浓度与设定的浓度之间的比例关系的范围；④干扰试验：评价方法给出的结果是否受非分析物影响及影响程度。

（四）方法建立后的临床观察

1. 参考值与医学决定水平的确定

参考值指在规定人群中抽样进行测定，由此得到的均数及分布范围，可作为它所代表人群的判断参考。

2. 医学决定水平和危急值

医学决定水平是临床按照不同病情给予不同处理的指标阈值。危急值指需要立即采取临床干预的测定值。

3. 临床病例观察

用于诊断的试验必须具备灵敏度与特异度两个基本特性，两者缺一不可。在诊断指标中，以真阳性率（TP率）对假阳性率（FP率）制图，并将相对的点连接起来得到的曲线称为受试者工作曲线（ROC curve）。根据诊断试验的受试者工作曲线，选择合适的诊断阈值，可比较两种不同诊断试验对诊断同种疾病的可靠性。

归 纳 总 结

1. 光谱分析技术是利用各种化学物质所具有的发射、吸收或散射光谱谱系的特征来确定其性质、结构或含量的技术。

2. 电泳指在直流电场中，带电粒子向带符号相反的电极移动的现象。

3. 层析技术是利用不同物质理化性质的差异而建立的分离技术。

4. 离心技术是根据一组物质的密度和在溶液中的沉降系数、浮力等不同，用不同离心力使其从溶液中分离、浓缩和纯化的方法。

5. 电化学分析技术是利用物质的电化学性质，测定化学电池的电位、电流或电量的变化进行分析的方法。

6. 酶学分析技术是以酶为试剂测定酶促反应的底物、辅酶、辅基、激活剂或抑制剂，以及利用酶促反应测定代谢物、酶活性及酶质量的一类方法。

7. 临床化学方法的建立、选择与所选临床化学方法、所需条件设备紧密相关。

相 关 习 题

1. 吸光度(A)与透光度(T)之间的关系是
   A. $A=T$
   B. $A=1/T$
   C. $A=-1/T$
   D. $A=\lg T$
   E. $A=-\lg T$

2. 用离子选择电极法测定离子浓度，实质上测的是离子的
   A. 浓度
   B. 绝对量
   C. 摩尔浓度
   D. 当量浓度
   E. 活度

3. 凝胶层析分离蛋白质所应用的原理是
   A. 蛋白质所带电荷的多少
   B. 蛋白质是白蛋白还是球蛋白
   C. 蛋白质所含酸性氨基酸的多少
   D. 在某个体系内该蛋白质含量的多少
   E. 蛋白质分子的大小

4. 将凝胶电泳与免疫化学方法结合起来的电泳技术为
   A. 醋酸纤维素薄膜电泳
   B. 转移电泳
   C. SDS – PAGE
   D. 琼脂糖凝胶电泳
   E. 等点聚焦电泳

5. 最早组织开展临床检验室室间质量评价活动的人是
   A. Belk 和 Sunerman
   B. Levey 和 Jennings
   C. J. O. Westgard
   D. T. P. Whitehead
   E. W. Shewhart

6. 下列蛋白质通过凝胶层析柱时最先被洗脱的是
   A. 马肝过氧化氢酶(分子量 247500)
   B. 肌红蛋白(分子量 16900)
   C. 血清白蛋白(分子量 68500)
   D. 牛 β 乳球蛋白(分子量 35000)
   E. 牛胰岛素(分子量 5700)

7. 重复性试验检测的是
   A. 偶然误差
   B. 比例误差
   C. 恒定误差
   D. 系统误差
   E. 灵敏度

8. 回收试验检测的是
   A. 偶然误差
   B. 比例误差
   C. 恒定误差
   D. 系统误差
   E. 灵敏度

9. 方法比较试验检测的是
   A. 偶然误差
   B. 比例误差
   C. 恒定误差
   D. 系统误差
   E. 灵敏度

10. 关于等电聚焦电泳，下列哪些叙述是错误的
    A. 等电聚焦电泳是目前电泳技术中分辨率较好的方法之一
    B. 特别适用于分子量不同而电荷相同的蛋白质的分离
    C. 利用具有线性 pH 梯度的电泳介质来分离物质

D. 适用于分子量相同而电荷不同的蛋白质或多肽的分离

E. 等电聚焦电泳还可以用于酶学研究

11. 经过详细研究，没有发现产生误差的原因或在某些方面不够明确的方法是
   A. 决定性方法
   B. 推荐方法
   C. 参考方法
   D. 常规方法
   E. 对比方法

12. 高效液相层析是一项新颖快速的分离技术，不具有下列哪个优点
   A. 分离能力强
   B. 测定灵敏度高
   C. 可在室温下进行
   D. 应用范围广
   E. 价格低廉

13. 离子选择电极法测定原理的理论依据是
   A. Heidelberger 曲线
   B. Nernst 方程式
   C. Raleigh 方程式
   D. 郎伯-比尔定律
   E. 盖斯定律

14. 测定恒定误差的试验是
   A. 重复性试验
   B. 回收试验
   C. 线性试验
   D. 干扰试验
   E. 检测能力试验

15. 我国使用变异指数得分(VIS)进行室间质评分时的"及格"标准为
   A. VIS≤50
   B. VIS≤80
   C. VIS≤150
   D. VIS≥200

E. VIS≥≥400

16. 我国使用变异指数得分(VIS)进行室间质评分时的"优良"标准为
   A. VIS≤50
   B. VIS≤80
   C. VIS≤150
   D. VIS≥200
   E. VIS≥≥400

17. 我国使用变异指数得分(VIS)进行室间质评分时的"有临床上不允许的误差"标准为
   A. VIS≤50
   B. VIS≤80
   C. VIS≤150
   D. VIS≥200
   E. VIS≥≥400

18. 散射比浊法测定的光信号是
   A. 透射光大小与样品浓度成正比
   B. 透射光大小与样品浓度成反比
   C. 散射光强弱与样品浓度成正比
   D. 散射光强弱与样品浓度成反比
   E. 散射光强弱与样品浓度呈正相关

19. 在区带电泳中，能产生电荷效应和分子筛效应的支持介质有
   A. 淀粉胶、醋酸纤维素薄膜、纤维素
   B. 纤维素
   C. 硅胶
   D. 淀粉胶、琼脂糖凝胶、聚丙烯酰胺凝胶
   E. 硅胶、纤维素、醋酸纤维素薄膜

20. 一般试验方法的回收率应为
   A. 100%±1%
   B. 100%±2%
   C. 100%±3%
   D. 100%±4%
   E. 100%±5%

21. 利用物质的电化学性质，测定化学电池的电位，电流或电量的变化进行分析的方法称为
    A. 电化学分析法
    B. 电位法
    C. 电导法
    D. 电容量分析法
    E. 电泳分析法

22. 自动生化分析仪的分析速度是按下列哪种分析方法为标准方法
    A. 速率法
    B. 终点法
    C. 拟一级反应速率法
    D. 电极测定法
    E. 干化学法

23. 340nm 波长处 NADH 的毫摩尔消光系数是
    A. 2.22
    B. 3.22
    C. 6.22
    D. 7.22
    E. 8.22

24. 某种有机物配成 2mmol/L 的水溶液，用 0.5cm 光径的比色杯测得吸光度为 0.100，据公式 $A = \varepsilon bc$（A：吸光度；b：光径，cm；c：浓度，mol/L）计算其摩尔吸光系数 ε 为
    A. 20
    B. 100
    C. 200
    D. 400
    E. 1000

25. 下列 5 种电泳中分辨率最高的是
    A. 醋酸纤维素薄膜电泳
    B. 淀粉胶电泳
    C. 琼脂糖凝胶电泳
    D. 非变性聚丙烯酰胺凝胶电泳
    E. 变性聚丙烯酰胺凝胶电泳

26. 等电聚焦电泳常用的 pH 梯度支持递质包括
    A. 聚丙烯酰胺凝胶
    B. 淀粉胶、葡聚糖凝胶
    C. 醋酸纤维素膜、聚丙烯酰胺凝胶
    D. 醋酸纤维素膜、琼脂糖凝胶
    E. 琼脂糖凝胶、葡聚糖凝胶

27. 精密度指的是
    A. 敏感度
    B. 特异度
    C. 重复性
    D. 诊断效率
    E. 稳定性

28. 选择试剂盒不必考虑的指标是
    A. 敏感度
    B. 特异度
    C. 重复性
    D. 诊断效率
    E. 稳定性

29. 电泳是指
    A. 在直流电场中，带电粒子向带符号相反的电极移动的现象
    B. 在交流电场中，带电粒子向带符号相反的电极移动的现象
    C. 在直流电场中，带电粒子向带符号相同的电极移动的现象
    D. 在交流电场中，带电粒子向带符号相反的电极移动的现象
    E. 在直流电场中，带电粒子向缓冲液泳动方向相反的方向移动的现象

30. 利用各种化学物质所具有的发射、吸收或散射光谱谱系的特征，来确定其性质、结构或含量的技术是
    A. 电化学分析技术
    B. 光谱分析技术

C. 层析技术

D. 电泳技术

E. 离心技术

31. 有极强的力，能起多级放大作用，可大大提高检测敏感度的是

A. 双抗体夹心法

B. 双位点一步法

C. 竞争法

D. 应用亲和素-生物素的酶联免疫吸附试验

E. 捕获法

32. 以淀粉胶、琼脂或琼脂糖凝胶、聚丙烯酰胺凝胶等作为支持介质的区带电泳法称为

A. 等电聚焦电泳

B. 毛细管电泳

C. 凝胶电泳

D. 醋酸纤维素薄膜电泳

E. 硝酸纤维素薄膜电泳

33. 常用来分析细胞、细胞膜活细胞碎片的方法是

A. 普通离心法

B. 差速离心法

C. 速率离心法

D. 等密度区带离心法

E. 分析性超速离心法

34. 一般用于分离大小相异而密度相同的物质的方法是

A. 普通离心法

B. 差速离心法

C. 速率离心法

D. 等密度区带离心法

E. 分析性超速离心法

35. 临床实验室中常被用于多种体液（血、尿、唾液、脑脊液等）中 Ca^{2+}、K^+、Na^+、Cl^-、F^- 和 HCO_3^- 等离子测定的方法

A. 电泳法

B. 离子选择电极法

C. 凝胶层析法

D. 离心法

E. 原子吸收分光光度法

36. 基于元素所产生的原子蒸汽中待测元素的基态原子对所发射的特征谱线的吸收作用进行定量分析的技术称为

A. 可见-紫外分光光度法

B. 原子吸收分光光度法

C. 荧光分析法

D. 火焰光度法

E. 比浊法

37. 利用待分离物质和它的特异性配体键具有特异的亲和力，从而达到分离目的的方法是

A. 离子交换层析

B. 凝胶过滤

C. 分子筛效应

D. 亲和层析

E. 分配层析

38. 临床生化实验室用水一般采用

A. 一级水

B. 二级水

C. 三级水

D. 四级水

E. 五级水

39. 利用有 pH 梯度的介质分离等电点不同的蛋白质的技术称为

A. 等电聚焦电泳

B. 毛细管电泳

C. 凝胶电泳

D. 醋酸纤维素薄膜电泳

E. 硝酸纤维素薄膜电泳

40. 原子吸收分光光度法属于

A. 发射光谱分析技术

B. 吸收光谱分析技术

C. 散射光谱分析技术

D. 紫外分光光度法

E. 荧光分析法

41. 属于散射光谱分析技术的是

A. 荧光分析法

B. 可见-紫外分光光度法

C. 比浊法

D. 火焰光度法

E. 原子吸收分光光度法

42. 利用电泳和电渗流的电动力学原理，在一种空芯的微小内径的毛细管中进行混合物的高效分离技术称为

A. 等电聚焦电泳

B. 毛细管电泳

C. 凝胶电泳

D. 醋酸纤维素薄膜电泳

E. 硝酸纤维素薄膜电泳

43. 利用流动相中的离子能与固定相进行可逆的交换性质来分离离子型化合物的方法是

A. 凝胶层析法

B. 吸附层析法

C. 分配层析法

D. 亲和层析法

E. 离子交换层析法

44. 将根据分离的粒子在梯度液中沉降速度的不同，使具有不同沉降系数的粒子处于不同的密度梯度层内分成一系列区带，达到彼此分离目的的离心技术称为

A. 普通离心法

B. 差速区带离心法

C. 密度梯度离心法

D. 速率区带离心法

E. 等密度区带离心法

45. 采用具有离子交换性能的物质作固相，利用它与流动相中的离子能进行

可逆交换的性质来分离离子型化合物的方法称为

A. 离子交换层析

B. 凝胶层析

C. 高效液相层析

D. 亲和层析

E. 分配层析

46. 吸收光谱分析技术包括

A. 亲和层析法

B. 火焰光度法

C. 电泳

D. 原子吸收分光光度法

E. 比浊法

47. 散射光谱分析技术包括

A. 亲和层析法

B. 火焰光度法

C. 电泳

D. 原子吸收分光光度法

E. 比浊法

48. 全自动生化分析仪测定血浆载脂蛋白使用的方法为

A. 免疫扩散法

B. 免疫电泳法

C. 免疫散射比浊法

D. 免疫透射比浊法

E. 酶法

49. 选择试验动物时，通常不需要考虑的是

A. 动物的种类

B. 动物的健康状况

C. 动物的年龄

D. 动物的性别

E. 动物的毛色

50. 下列测定方法的原理为发射光谱分析技术的是

A. 火焰光度法

B. 离子选择电极法

C. 化学比色法

D. 免疫比浊法

E. 放射免疫法

51. 有关尿液干化学检测原理，蛋白质测定用

A. 葡萄糖氧化酶法

B. 亚硝基铁氰化钠法

C. 吲哚酚法

D. pH 指示剂蛋白质误差法

E. 亚硝酸盐还原法

52. 有关尿液干化学检测原理，亚硝酸盐测定用

A. 葡萄糖氧化酶法

B. 亚硝基铁氰化钠法

C. 吲哚酚法

D. pH 指示剂蛋白质误差法

E. 亚硝酸盐还原法

53. 有关尿液干化学检测原理，酮体测定用

A. 葡萄糖氧化酶法

B. 亚硝基铁氰化钠法

C. 吲哚酚法

D. pH 指示剂蛋白质误差法

E. 亚硝酸盐还原法

54. 朗伯-比尔定律只适用于

A. 单色光，非均匀，散射，低浓度溶液

B. 单色光，均匀，非散射，低浓度溶液

C. 白光，均匀，非散射，低浓度溶液

D. 单色光，均匀，非散射，高浓度溶液

E. 白光，均匀，散射，高浓度溶液

55. 目前常用于脂蛋白电泳的技术

A. 普通醋酸纤维素薄膜电泳

B. 琼脂糖凝胶电泳

C. 转移电泳

D. 等电聚焦电泳

E. SDS 聚丙烯酰胺电泳

56. 目前最常用的血清蛋白电泳的方法是

A. 免疫扩散

B. 火箭免疫电泳

C. 对流免疫电泳

D. 免疫电泳

E. 琼脂糖凝胶电泳

57. 间接免疫荧光法的主要优点是

A. 简便易行

B. 特异性高

C. 非特异性荧光少

D. 抗原抗体均可检测

E. 检测不同抗原只需一种荧光抗体

58. 异硫氰酸荧光素（FITC）在紫外光的激发下所产生的荧光为

A. 灰蓝色

B. 黄绿色

C. 橙色

D. 暗红色

E. 橙红色

59. 关于聚丙烯酰胺凝胶电泳的说法，错误的是

A. 凝胶机械强度好

B. 气凝胶孔大小可调节

C. 无电渗作用

D. 区带电泳的一种

E. 无法分离核酸

60. 下列关于电泳的支持介质的叙述中，错误的是

A. 对支持介质的基本要求是有化学惰性

B. 支持物应有一定的坚韧度并适于保存

C. 电渗作用越大越差

D. 电渗方向与电泳方向相反时，电

泳速度加快

E. 电渗方向与电泳方向一致时，电泳速度加快

61. 临床实验室测定血氨较好的方法为
    A. 酶学法
    B. 干化学法
    C. 离子选择电极法
    D. 扩散法
    E. 气相色谱法

62. 能测定蛋白质分子量的电泳技术为
    A. 醋酸纤维素薄膜电泳
    B. 琼脂糖凝胶电泳
    C. 淀粉凝胶电泳
    D. 等电聚焦电泳
    E. SDS-PAGE

63. 比色分析中符号 A 表示
    A. 电流
    B. 吸光度
    C. 透光系数
    D. 透光度
    E. 溶液浓度

64. 血清蛋白电泳时通常用 pH 值为 8.6 的缓冲液，此时各种蛋白质带有的电荷为
    A. 白蛋白带正电荷，其他蛋白带负电荷
    B. 白蛋白带负电荷，其他蛋白带正电荷
    C. 白蛋白和其他蛋白均带正电荷
    D. 白蛋白和其他蛋白均带负电荷
    E. 白蛋白和其他蛋白均不带电荷

65. 在酶促反应过程中，用仪器监测某一反应产物或底物浓度随时间的变化所发生的改变，通过计算求出酶促反应初速度，属于哪种检测方法
    A. 一点法
    B. 两点法
    C. 浊度法

D. 双波长法

E. 连续监测法

66. 以 NADH 或 NADPH 为指示系统的酶活性测定，主波长应设置为
    A. 293nm
    B. 340nm
    C. 405nm
    D. 380nm
    E. 500nm

67. 以 NAD^+ 还原成 NADH 反应为基础的生化分析，采用波长及吸光度变化为
    A. 340nm，下降
    B. 405nm，下降
    C. 500nm，下降
    D. 340nm，上升
    E. 405nm，下降

68. 在一定试验条件下，由某个或某些恒定因素按照确定的一个方向起作用而引起的多次测定平均值与真值的偏离是
    A. 系统误差
    B. 随机误差
    C. 过失误差
    D. 总误差
    E. 允许总误差

69. 单底物酶促反应的最适底物浓度的确定原则
    A. $1K_m$
    B. $2K_m$
    C. $10 \sim 20K_m$
    D. $100K_m$
    E. 越大越好

70. 酶联反应中最后一个外加酶称为
    A. 偶联酶
    B. 辅酶
    C. 指示酶

D. 工具酶

E. 同工酶

71. 根据米氏方程，不符合底物浓度和米氏常数关系的是

A. 当底物浓度远大于米氏常数时，反应速度与底物浓度无关，呈零级反应

B. 当底物浓度远小于米氏常数时，反应速度与底物浓度成正比，呈一级反应

C. 当底物浓度与米氏常数相等时，反应速度为最大反应速度的一半

D. 度量两者的单位是相同的

E. 当底物浓度为米氏常数 1/3 时，反应速度为最大反应速度的 0.67 倍

72. 临床检测项目很多，相应的检测方法也很多，其选择原则是

A. 反应速度愈快愈好

B. 操作愈简便愈好

C. 消耗的成本愈低愈好

D. 强调准确度、灵敏度和精密度

E. 强调敏感度、精密度

73. NCCLS EP6 - A 文件用于评价

A. 精密度

B. 线性

C. 准确度

D. 偏倚

E. 干扰作用

考 题 示 例

1. 分子量为 200 的某种有机物配成 1mmol/L 的水溶液，用 0.5cm 的光径的比色体，使用某一波长光源，测得吸光度为 0.100，问该物质的摩尔消化系数为【专业知识】

A. 20

B. 100

C. 200

D. 400

E. 10

2. 符合朗伯-比尔定律的有色溶液稀释时，其最大吸收峰的波长【专业知识】

A. 向长波长方向移动

B. 向短波长方向移动

C. 不移动，但峰高值增大

D. 不移动，但峰高值降低

E. 不移动，峰值不变

3. 将凝胶电泳的高分辨率与免疫化学方法的高灵敏度结合起来的电泳技术为

【专业知识】

A. 醋酸纤维素薄膜电泳

B. 琼脂糖凝胶电泳

C. 免疫固定电泳

D. 等电聚集电泳

E. SDS - PAGE

4. 关于聚丙烯酰胺凝胶电泳的叙述，错误的是【专业知识】

A. 聚丙烯酰胺凝胶电泳是最早使用的电泳技术

B. 聚丙烯酰胺凝胶电泳是区带电泳的一种

C. 具有分子筛的作用

D. 凝胶上层加浓缩胶可提高分离效果

E. 分离血清蛋白可以得到 20 种以上的组分

5. 琼脂糖电泳时，从阳极至阴极乳酸脱氢酶同工酶区带依次为【专业知识】

A. LDH_2、LDH_1、LDH_3、LDH_4、LDH_5

B. LDH_5、LDH_1、LDH_2、LDH_3、LDH_4

C. LDH_3、LDH_1、LDH_2、LDH_4、LDH_5

D. LDH_1、LDH_2、LDH_3、LDH_4、LDH_5

E. LDH_4、LDH_1、LDH_2、LDH_3、LDH_5

6. 下列哪类方法不属于吸收光谱的测定【专业知识】

　　A. 火焰光度法

　　B. 荧光分光光度法

　　C. 原子吸收光谱法

　　D. 可见-紫外分光光度法

　　E. 透射比浊法

7. 化学发光酶免疫测定中常用的标记酶是【专业知识】

　　A. 转氨酶

　　B. 辣根过氧化物酶

　　C. 邻苯二胺

　　D. 单胺氧化酶

　　E. 胆碱酯酶

8. 在化学发光法的原理中，形成激发态的激发能来自【相关专业知识】

　　A. 激光

　　B. 化学反应

　　C. 钨灯

　　D. 卤素灯

　　E. 太阳灯

9. 电化学发光免疫分析在临床上应用广泛，在日常工作中一般不用于检测【专业实践能力】

　　A. 肿瘤标志物

　　B. 甲状腺素

　　C. 病毒标志物

　　D. 血药浓度

　　E. 免疫球蛋白

10. 血清蛋白醋酸纤维素薄膜电泳通常用缓冲液的 pH 值为【专业知识】

　　A. 5.6

　　B. 6.8

C. 7.6

D. 8.6

E. 9.6

11. 荧光酶免疫测定中常用来标记抗原或抗体的物质为【专业知识】

　　A. 吖啶酯类

　　B. 鲁米诺

　　C. 三联吡啶钌

　　D. ALP

　　E. 4-MUP

12. 采用超速离心沉淀法对脂蛋白进行分类，最上层的脂蛋白是【专业知识】

　　A. CM

　　B. VLDL

　　C. IDL

　　D. LDL

　　E. HDL

13. 以十八烷基硅烷键合相（ODS 或 C18）为固定相的高效液相色谱层析法的分离基础是【相关专业知识】

　　A. 孔径过滤

　　B. 离子交换

　　C. 氢键

　　D. 亲和

　　E. 分配层析

14. 对于单底物酶促反应，当底物浓度 [S] 远远小于酶的米氏常数 K_m 时，反应速度的变化为【专业知识】

　　A. 反应速度最大

　　B. 反应速度随底物浓度增加而加快

　　C. 增加底物浓度反应速度不受影响

　　D. 反应速度随底物浓度增加而减慢

　　E. 酶促反应呈零级反应

15. 聚丙烯酰胺凝胶电泳的分离原理除包括浓缩效应、电荷效应外，还包括【专业知识】

　　A. 重力效应

B. 电渗效应

C. 扩散效应

D. 分子筛效应

E. 渗透压效应

16. 用于分离不同分子大小的蛋白质的方法是【专业知识】

　　A. 琼脂糖凝胶电泳

　　B. 凝胶层析

　　C. 速率免疫比浊法

　　D. 免疫固定电泳

　　E. 普通离心

17. 下列何种方法可用于获得某种纯蛋白质【专业知识】

　　A. 琼脂糖凝胶电泳

　　B. 透析

　　C. 离子交换层析

　　D. 免疫固定电泳

　　E. 亲和层析

18. 测定光束通过溶液混悬颗粒后的光吸收或光散射程度的定量方法是【专业知识】

　　A. 荧光定量分析法

　　B. 散射光谱分析法

　　C. 发射光谱分析法

　　D. 吸收光谱分析法

　　E. 原子吸收光度法

19. 下列说法错误的是【专业知识】

　　A. 最常用的偶联指示系统有两个：一个是脱氢酶系统，另一个为氧化酶系统

　　B. 以脱氢酶为指示酶的系统测定的是辅酶Ⅰ（NAD$^+$）或辅酶（NADP$^+$）在540nm 处的吸光度增高来计算出被测物的浓度

　　C. 可以利用脱氢酶的逆反应，将 NAD(P)H 变为 NAD(P)，测定340nm 处吸光度的下降来计算被

测物的浓度

　　D. 终点法受到乳糜、黄疸和溶血的影响，测定时需设定样品空白

　　E. 为了消除内源性脱氢酶的干扰，在反应时一般加入乳酸脱氢酶的抑制剂

20. NADH 和 NADPH 在多少纳米处有特征性光吸收峰【专业知识】

　　A. 340nm

　　B. 430nm

　　C. 505nm

　　D. 580nm

　　E. 720nm

21. 酶偶联法测定酶活性浓度，若用脱氢酶催化的指示反应体系，则检测吸光度的波长应选择【专业知识】

　　A. 340nm

　　B. 450nm

　　C. 500nm

　　D. 560nm

　　E. 620nm

22. 酶促反应动力学定量时的观察对象是【专业知识】

　　A. 总单位时间内酶的减少或增加的量

　　B. 总单位时间内底物减少或产物增加的量

　　C. 总反应时间内酶的减少或增加的量

　　D. 总反应时间内底物减少或产物增加的量

　　E. 单位时间内酶的减少或增加的量

23. 关于影响酶活性测定的因素，下列选项最合适的是【专业知识】

　　A. 底物浓度

　　B. 酶促反应的最适 pH

　　C. 最适温度

D. 试剂中表面活性剂的作用

E. 以上都是

24. 下列说法错误的是【相关专业知识】

A. 在检测试剂中底物浓度、辅因子、活化剂、复构剂的种类和浓度均对酶的测定至关重要

B. 以底物的种类和浓度最为重要

C. 在多种底物中，K_m 最大的底物往往是此酶的生理底物

D. 米氏方程在选择酶测定底物浓度有着重要的指导作用

E. pH 值影响酶的稳定

25. 在何种情况下反应速度可达最大反应速度【专业知识】

A. 底物浓度足够大

B. 产物浓度足够大

C. 底物浓度足够小

D. 产物浓度足够小

E. 酶浓度足够小

26. SI 制的酶单位 Katal 的含义【专业知识】

A. 每秒钟能催化 $1\mu mol$ 底物的酶量为 1Katal

B. 每分钟能催化 $1\mu mol$ 底物的酶量为 1Katal

C. 每秒钟能催化 1 个单位的底物的酶量为 1Katal

D. 每分钟能催化 1 个单位的底物的酶量为 1Katal

E. 每秒钟能催化 1mol 的底物的酶量为 1Katal

27. 终点法自动生化分析可用于测定【专业知识】

A. TP、Alb

B. AST、ALT

C. CRE、Urea

D. LDH、γ-GT

E. CK、CK-MB

28. 发射光谱分析法是下列哪类测定法的原理【相关专业知识】

A. 火焰光度法

B. 离子选择电极法

C. 化学比色法

D. 免疫比浊法

E. 放射免疫法

29. 某溶液选定了某波长的光源，已读得吸光度在 0.1 以下，为了减少比色误差，应提高读数使其在 0.1～0.7 之间，应采取【相关专业知识】

A. 加强单色光强度

B. 换新灯泡

C. 提高溶液厚度

D. 同意比色杯中增加溶液体积

E. 更换滤光片

30. 在单位电场强度下，带电粒子的移动速度称为【专业知识】

A. 电泳速度

B. 电泳迁移率

C. 电泳速率

D. 电泳比移值

E. 电泳强度

31. 可见-紫外分光光度法的理论基础为【专业知识】

A. Lambert-Beer 定律

B. Rayleigh 方程式

C. Nernst 方程式

D. Heidelberger 曲线

E. ROC 曲线

32. 分离分子量相近但等电点不同的蛋白质组分的最适方法为【专业知识】

A. 醋酸纤维素薄膜电泳

B. 圆盘电泳

C. 密度梯度离心

D. 琼脂糖凝胶电泳

E. 等电聚焦电泳

33. 紫外光分光光度法属于【专业知识】

    A. 吸收光谱分析法

    B. 发射光谱分析法

    C. 散射光谱分析法

    D. 荧光分析法

    E. 反射光谱分析法

34. 用于纯化酶和受体蛋白的最好方法是【相关专业知识】

    A. 盐析法

    B. 凝胶层析

    C. 亲和层析

    D. 离子交换层析

    E. 有机溶剂沉淀法

35. 当检测结果在某一浓度作为医学解释是最关键的浓度时,称这一浓度为

    A. 平均浓度

    B. 平均水平

    C. 决定水平

    D. 阈值

    E. 临界水平

36. 考查候选方法的准确性应选用的评价试验为【相关专业知识】

    A. 重复性试验

    B. 对照试验

    C. 干扰试验

    D. 回收试验

    E. 校正试验

37. 为了检查某种检测方法的特异性,常在检测中加入一定浓度的其他成分以造成误差,这类试验称为【专业知识】

    A. 相关试验

    B. 方法比较试验

    C. 干扰试验

    D. 回收试验

    E. 放散试验

38. 在方法学评价中,一般认为相关系数是对于下列哪种情况的估计【专业知识】

    A. 偶然误差

    B. 系统误差

    C. 过失误差

    D. 相对偏差

    E. 操作误差

39. 重复性试验是考查候选方法的【专业知识】

    A. 随机误差

    B. 操作误差

    C. 方法误差

    D. 系统误差

    E. 实验误差

40. 理想的回收率与实际的回收率有一定的差距,这里所指的理想回收率应该是【专业实践能力】

    A. 50%

    B. 100%

    C. 120%

    D. 90%

    E. 99%

第十五章 临床化学自动分析仪

本 章 考 纲

单元	细目	要点	要求	科目
临床化学自动分析仪	临床化学自动分析仪的类型与性能评价	(1)临床化学自动分析仪的类型、工作原理、优缺点及性能评价	熟悉	3，4
		(2)临床化学自动分析仪的发展方向	熟悉	3，4

注：1—基本知识；2—相关专业知识；3—专业知识；4—专业实践能力。

内 容 概 要

一、临床化学自动分析仪的类型、工作原理、优缺点及性能评价

1. 自动生化分析仪的类型及工作原理

(1)连续流动式自动生化分析仪　连续流动式自动生化分析仪，又称为管道式自动生化分析仪，是测定项目相同的各待测样品与试剂混合后的化学反应，是在同一管道中经流动过程完成的。

(2)分立式自动生化分析仪　分立式自动生化分析仪按手工操作的方式编排程序，各个样品和试剂在各自的试管中起反应。用加样探针将标本加入各自的反应杯中，试剂探针按一定的时间自动定量加入试剂，经搅拌器混匀后，在一定的条件下反应。反应杯同时作为比色杯进行比色测定，比色杯依次通过光路，在不同时间内记录吸光度变化而进行测定。各环节按顺序依次操作，即"顺序分析"。

(3)离心式自动生化分析仪　离心式自动生化分析仪基于"同步分析"的原理。化学反应器装在离心机的转子位置，该圆形反应器称为转头。先将样品和试剂分别置于转头内，在离心机开动后，圆盘内的样品和试剂受离心力的作用而相互混合发生反应，最后流入圆盘外圈的比色槽内，进而通过比色计进行检测。在整个分析过程中，各标本与试剂的混合、反应和检测等每一步骤几乎是同时完成的，即"同步分析"。

(4)干片式自动生化分析仪　干片式分析，又称为干化学法(固相化学)，采用干式试剂片，用反射光度计检测。将一项测定中所需的全部或部分试剂预固定在载体中，根据 Kubelka‑Munk 理论，其反射率(R)与固相层的厚度(X)、单位厚度的光吸收系

数(K)及固相反应层的散射系数(S)有关。当 X 和 S 固定时，R 仅同 K 有关，而 K 的大小与待测物的浓度成正比。通过测定反射率的大小，可计算出待测物的浓度，这是利用分光检测系统进行检测的一类新型仪器。

2. 自动分析仪分析方法

（1）平衡法　平衡法（终点法）指加入标本和试剂后，当反应达到一定阶段时（或终点）测定吸光度值计算待测物质浓度的方法。被测物质在反应过程中应完全被转化或消耗掉，即达到反应的终点，可根据终点吸光度的大小求出被测物浓度。

（2）固定时间法　固定时间法（两点法）只测定给定时间内的反应变化。在时间-吸光度曲线上选择两个测光点，此两点既非反应初始吸光度亦非终点吸光度，这两点的吸光度差值可用于结果计算。

（3）连续监测法　连续监测法（速率法）可监测整个反应过程，根据所测得的吸光度变化直接计算结果。在测定酶活性或用酶法测定代谢产物时，连续选取时间-吸光度曲线中线性期（各两点间吸光度差值相等）的吸光度值，并可以此线性期的单位吸光度变化值（$\Delta A/\min$）计算结果。

3. 自动分析仪的优缺点

连续流动式自动生化分析仪在检测过程中，样品和样品之间需用空气进行隔离，或用空白试剂或缓冲液来隔离，检测分析是一个标本接一个标本在连续流动状态下进行的。

离心式自动生化分析仪所用样品量和试剂量均为微量级，分析速度快。

分立式自动生化分析仪是目前国内外多采用的设计模式，具有结构简单、检测速度快的特点。

干片式自动生化分析仪由于其干片为一次性使用，成本较高。

总的来说，各种不同类型的自动分析仪各有优缺点，归纳起来，优缺点如下。

（1）优点　检测速度快；检测灵敏度高；检测准确度高；检测精密度高；样品和试剂用量减少；能精确控制反应时间；能精确控制反应温度；能进行复杂的结果计算。

（2）缺点　选择次波长较困难；操作时间受限；操作复杂性受限；加试剂的次数受限制；选择和改变反应温度困难；样品量和试剂量的比例受限制；不适宜作参考方法；仪器维护和保养较复杂。

4. 自动分析仪的性能评价

（1）自动化程度　自动化程度指仪器能够独立完成化学测定操作程序的能力。自动化程度越高，仪器的功能越强。

自动化：能自动处理标本、自动加样、自动清洗、自动开关机等。

智能化：取决于其软件的功能，包括对数据分析和处理的能力，对故障的自我诊断能力等。

（2）分析效率　分析效率指在测定方法相同的情况下自动生化分析仪的分析速度。

分析速度：指单位时间（h）内完成的项目测试数。对不同类型的分析仪，由于其结构和设计原理及自动化程度的不同，分析效率均不同。

（3）应用范围　　应用范围包括仪器可测试的生化项目、反应的类型及分析方法的种类等。

应用范围广的分析仪不仅能测多种临床生化常规检验项目，还可进行药物监测和各种特殊蛋白的分析、微量元素测定等。分析方法除了分光光度法外，还有浊度比色法、离子选择电极法、荧光光度法等。

（4）分析的精密度和准确度　　自动生化分析仪的准确度取决于各部件的工作精确度、分析方法和精确的工作状态等。

（5）携带污染　　可采用新型的设计和各种操作来降低交叉污染的程度。

（6）相关性的比较　　不同仪器的测定结果之间存在一定的差别，为得到实验室之间的一致性，可用参考实验室的仪器进行校正。

（7）其他性能指标　　其他性能指标有仪器的最小反应液体积、取液量和测试速度等。

二、临床化学自动分析仪的发展方向

1. 国外自动生化分析仪的发展方向

国外自动生化分析仪的发展方向包括：采用多自由机械臂来协调各个功能模块之间的工作；具有多种模式的不同通道的液体处理装置可供选择，使仪器具有极强灵活性，能够满足各种分析要求；自动化工作站采用模块化设计思想，既便于实现高度集成，又便于满足用户要求；根据需要融合模块化的工作台面，节省空间，缩短试验时间，还具有高产量、高速度和高精度的优点。

2. 国内自动生化分析仪的发展方向

国内自动生化分析仪大多属半自动型，产品的型号种类少，自动化程度、精度、工艺质量、可靠性和稳定性与国外存在着一定的差距。近年来，国内已经开始自主研发全自动生化分析仪，并取得了一定的成果，在向自动化、一体化、计算机化、标准化的方向发展。

（1）自动化　　从样本处理开始至检验结果发出，都由机械代替人工操作。

（2）一体化　　分析仪将同时进行并完成样本分检及各种检测（如生化检测、免疫检测、血常规检测等）。

（3）计算机化　　计算机技术被广泛用于样本识别、测定过程及信息传递。

（4）标准化　　使测定方法、校准、通用性能、可比性等更趋于完善。

归 纳 总 结

1. 自动生化分析仪按反应装置的结构可分为连续流动式（管道式）、离心式、分立式和干片式 4 种；按自动化程度可分为全自动和半自动 2 种；按同时可测定项目可分为单通道和多通道 2 种。

2. 自动生化分析仪的性能评价：自动化程度、分析效率、应用范围、精密度和准确度、携带污染、相关性的比较及其他性能指标。

3. 自动生化分析仪的定量方法分为平衡法、固定时间法和连续监测法（速率法）。

4. 自动生化分析仪的优点：快捷、灵敏度高、准确度高、精密度高、微量、精确控温、自动计算等。

5. 自动生化分析仪的缺点：选择次波长较困难、操作时间受限、操作复杂性受限、改变反应温度困难、样品量和试剂量的比例受限制、不适宜作参考方法、仪器维护和保养较复杂。

相 关 习 题

1. 连续流动式自动生物分析仪的部件不包括

    A. 标本盘

    B. 离心机

    C. 混合管

    D. 恒温器

    E. 比色计

2. 可消除检测体系或样本浑浊的方法是

    A. 单试剂双波长法

    B. 单波长双试剂法

    C. 双波长法

    D. 双试剂法

    E. 双波长双试剂法

3. 自动生化分析仪在工作前进行自身工作状态调整，主要任务是

    A. 清洁仪器表面灰尘

    B. 测定 340nm 波长处滤光片空白读数

    C. 核对环境温度

    D. 输入日期、时间

    E. 冲洗管道

4. 自动生化分析仪性能评价指标不包括

    A. 总精密度

    B. 批内重复性

    C. 批间重复性

    D. 相关性

    E. 波长校正

5. 自动生化分析仪中连续监测法的读数方式为

    A. 在一定的时间范围内连续读取各吸光度值

    B. 反应尚未开始和反应终点时各读取吸光度值

    C. 终点附近读 2 个检测点取均值

    D. 在终点读取两点，计算两点吸光度值的差值

    E. 每经过比色窗口即读取 1 个吸光度

6. 自动生化分析仪中两点终点法的读数方式为

    A. 在一定的时间范围内连续读取各吸光度值

    B. 反应尚未开始和反应终点时各读取吸光度值

    C. 终点附近读 2 个检测点取均值

    D. 在终点读取两点，计算两点吸光度值的差值

    E. 每经过比色窗口即读取 1 个吸光度

7. 自动生化分析仪中一点终点法的读数方式为

    A. 在一定的时间范围内连续读取各吸光度值

B. 反应尚未开始和反应终点时各读取吸光度值

C. 终点附近读 2 个检测点取均值

D. 在终点读取两点，计算两点吸光度值的差值

E. 每经过比色窗口即读取 1 个吸光度

8. 自动生化分析仪可分为普通道和多通道 2 类，其分类原则是

A. 单通道和多通道数量

B. 仪器可测定项目的多少

C. 测定程序可否改变

D. 稀奇的复杂程序和功能

E. 是否可以同步分析

9. 薄片分析又称为

A. 连续流动式分析

B. 分立式分析

C. 离心式分析

D. 干化学分析

E. 层析分析

10. 以下关于自动生化分析仪的说法，错误的是

A. 离心式自动生化分析仪必定是单通道的

B. 血糖分析仪是专用分析仪

C. 仪器自动清洗吸样探针主要是为防止交叉污染

D. 自动生化分析仪的光学系统不必全部采用单色光

E. 朗伯-比尔定律不适用于干化学分析技术的浓度

11. 自动生化分析仪常用的分析方法不包括

A. 终点分析法

B. 连续监测法

C. 比浊测定法

D. 离子选择电极法

E. 电泳法

12. 离心式自动生化分析仪加样时，转头中的空槽也必须用相同方法加入蒸馏水是为了

A. 提高分析精密

B. 减少污染

C. 保持平衡

D. 校正零点

E. 做空白对照

13. 自动生化分析仪测定血清肌酸激酶时采用

A. 一点终点法

B. 两点终点法

C. 定时两点法

D. 连续监测法

E. 散射比浊法

14. 自动生化分析仪酶法测定血清胆固醇时采用

A. 一点终点法

B. 两点终点法

C. 定时两点法

D. 连续监测法

E. 散射比浊法

15. 自动生化分析仪用苦味酸法测定血清肌酐时采用

A. 一点终点法

B. 两点终点法

C. 定时两点法

D. 连续监测法

E. 散射比浊法

16. 自动生化分析仪可分为小型、中型、大型，其分类原则是

A. 单通道和多通道数量

B. 仪器可测定项目的多少

C. 测定程序可否改变

D. 仪器的复杂程序

E. 是否可以同步分析

17. 自动生化分析仪测定血清载脂蛋白 A、血清载脂蛋白 B 时采用
    A. 一点终点法
    B. 两点终点法
    C. 定时两点法
    D. 连续监测法
    E. 透射比浊法

18. 自动生化分析仪 BCG 法测定血清白蛋白时采用
    A. 一点终点法
    B. 两点终点法
    C. 定时两点法
    D. 连续监测法
    E. 透射比浊法

19. 离心式自动生化分析仪的待测样品在离心力作用下，在各自反应槽内与试剂混合并完成化学反应，这种测定模式是
    A. 离心分析
    B. 同步分析
    C. 顺序分析
    D. 流动分析
    E. 连续分析

20. 全自动生化分析仪与半自动生化分析仪的共同之处为
    A. 取样
    B. 加试剂混合
    C. 比色及结果显示
    D. 保湿样本
    E. 吸取样本

21. 有关全自动生化分析仪比色杯的叙述，正确的是
    A. 为普通光学玻璃
    B. 不能使用石英玻璃
    C. 可以使用不吸收紫外光的塑料
    D. 对比色杯的透光率没有要求
    E. 对比色杯的光径没有要求

22. 连续流动式自动生化分析仪去蛋白质利用的是
    A. 气泡
    B. 加热器
    C. 去蛋白剂
    D. 吸附剂
    E. 透析器

23. 低速离心的最大转速
    A. 在 6000r/min 以下
    B. 在 10000r/min 以上
    C. 在 25000r/min 以上
    D. 在 40000r/min 以下
    E. 在 60000r/min 以上

24. 关于干化学法检测尿比重，错误的叙述是
    A. 测定简便、精度高
    B. 受高浓度蛋白质的影响
    C. 蛋白质增多时测得值偏高
    D. 不受高浓度葡萄糖的影响
    E. 受放射造影剂的影响

25. 自动生化分析仪自动清洗加样针是为了
    A. 提高分析精密度
    B. 提高反应速度
    C. 提高分析的灵敏度
    D. 防止样品间的交叉干扰
    E. 防止试剂干扰

26. 自动生化分析仪按照反应装置分类可分为
    A. 连续流动式、离心式、分立式和干片式
    B. 单通道和多通道
    C. 小型、中型、大型及超大型
    D. 程序固定和程序可变型
    E. 全自动和半自动

27. 自动生化分析仪按照测定项目分类可分为

A. 连续流动式、离心式、分立式和干片式

B. 单通道和多通道

C. 小型、中型、大型及超大型

D. 程序固定和程序可变型

E. 全自动和半自动

28. 自动生化分析仪按照自动化程度分类可分为

    A. 连续流动式、离心式、分立式和干片式

    B. 单通道和多通道

C. 小型、中型、大型及超大型

D. 程序固定和程序可变型

E. 全自动和半自动

29. 目前在全自动生化分析仪上测定尿素最常用的方法是

    A. 酚-次氯酸盐显色法

    B. 尿素酶-谷氨酸脱氢酶偶联法

    C. 纳氏试剂显色法

    D. 二乙酰一肟法

    E. 脲酶-波氏比色法

考 题 示 例

1. 全自动生化分析仪比色杯的材料多用【专业知识】

    A. 光学玻璃

    B. 隔热玻璃

    C. 不吸收紫外光的塑料或石英玻璃

    D. 防爆玻璃

    E. 含特殊金属的玻璃

2. 关于自动生化分析仪，以下叙述错误的是【专业实践能力】

    A. 离心式自动生化分析仪必定是单通道的

    B. 比色杯可采用石英和聚丙烯塑料制作

    C. 仪器自动清洗样品探针主要为防止交叉污染

    D. 自动生化分析仪的光学系统不必全部采用单色光

    E. 孵育系统可以采用空气浴、水浴或油浴

3. 临床自动生化分析仪主要测定的是【专业知识】

    A. 发射光的强度

B. 吸光度

C. 反射光的强度

D. 荧光强度

E. 散射光的强度

4. 目前临床上常用的生化分析仪的类型是【专业知识】

    A. 离心式自动生化分析仪

    B. 连续流动式自动生化分析仪

    C. 分立式自动生化分析仪

    D. 干化学分析仪

    E. 管道式自动生化分析仪

5. 临床化学检验的检测对象主要为【基础知识】

    A. 人体各种细胞

    B. 人体组织

    C. 人体器官

    D. 人体血液、尿液及各种体液

    E. 人体感染的细菌或者病毒

6. 加样针上的探测感应器功能不包括【专业知识】

    A. 阻塞报警功能

    B. 防碰撞功能

C. 液面感应功能

D. 随量跟踪功能

E. 样品性状(溶血、黄疸)检查功能

7. 高速离心机的最大转速可达【专业实践能力】

    A. 6000r/min

    B. 7500r/min

    C. 12000r/min

    D. 18000r/min

    E. 20000r/min

8. 下面属于终点法的有【专业实践能力】

    A. 双波长法和比浊法

    B. 双波长法和回归法

    C. 回归法和多点 deta 法

    D. 多点 deta 法和比浊法

    E. 双波长法和多点 deta 法

9. 不属于连续监测法中干扰因素的是【相关专业知识】

A. 样品本身含有与化学反应有关的酶

B. 样品中某些代谢物或药物的干扰

C. 工具酶中混有杂酶

D. 自动生化分析仪的类型

E. 分析容器的污染

10. 自动生化分析仪的精密度测试包括【专业知识】

    A. 总精密度和批内重复性

    B. 总精密度和批间精密度

    C. 总精密度和准确度

    D. 批间精密度和批内重复性

    E. 批内重复性和准确度

11. 比色分析中符号 T 表示【基础知识】

    A. 吸光度

    B. 电流

    C. 消光系数

    D. 透光度

    E. 浓度

附录　生物化学检验课程标准

一、前言

为落实《国家职业教育改革实施方案》健全各类教学标准的要求，以《高等职业教育医学检验技术专业教学标准》为依据，以立德树人为核心，制定本课程标准。

生物化学检验课程揭示疾病基本原因和机制，根据发病机制建议合理的治疗，诊断特异性疾病，为某些疾病的早期诊断提供筛选试验，监测疾病的病情变化，治疗药物监测，辅助评价治疗效果。通过该课程学习，学生可掌握生化检验的基本理论和技术，能够规范地进行常用生物化学项目检测，具备一定的实验室质量控制及管理能力，达到生化检验岗位能力要求，并且具备临床医学检验技术士(师)资格考试中生物化学检验部分的相关知识，同时具有可持续发展能力，为毕业后能在各级卫生医疗机构、防疫机构、专业实验室等行业从事生物化学检验工作奠定必要的基础。

在此之前，先行课程有无机化学、有机化学、分析化学、生物化学、正常人体结构与机能等，与同时开设的临床检验基础、微生物学检验、免疫学检验等课程相辅相成，为后续分子生物学及检验、临床实验室管理课程的学习及毕业实习奠定基础。

二、课时和学分

（一）课时

126课时（其中理论66课时，实验实训课60课时）。

（二）学分

7学分（1学分/18课时，最小单位0.5分）。

备注：在具体执行时，课时和学分各校可在10%内浮动。

三、课程目标

（一）知识目标

1. 说明生物化学检验常用技术的基本原理和应用；说出室内质量控制的注意事项，自动生化分析仪的纯水制备方法、水质要求。

2. 总结血糖、血脂、蛋白质、电解质、肝功能、肾功能、心脏功能、胰腺、内分泌等标志物检验项目的原理、方法学评价及临床意义。

3. 说出全过程质量控制及室内质量控制的概念、室内质控图的绘制方法及误差分析、室间质量评价的方法与意义。

4.归纳临床常用的生化项目组合的原则及临床应用；总结生化检验项目英文，生化检验常见异常结果的影响因素；运用临床生化方法学比较与评价试验对新开项目进行评价。

5.归纳检验系统可报告范围、准确度评估、特异性检验评估、精密度检测评估等医学检验系统性能评价方法。

（二）技能目标

1.独立完成自动生化分析仪参数设置和新项目检验，参与实验室质控的实施及原因分析，进行结果的审核。

2.独立完成血糖、血脂、肝功能、肾功能等项目检测；按照操作规程处理仪器报警信息；能按照要求进行仪器设备使用及维护。通过学习试剂盒说明书，会进行相应新项目的测定。

3.规范完成接收和处理标本，独立进行常用生化试剂、标准液、质控品的配制，能够正确地判断、登记及报告危急值，对异常检验结果进行复检，分析检验过程中常见影响因素，并与临床和患者进行有效沟通。

（三）职业素养目标

1.培养遵法守纪、诚实守信的道德素养，履行道德准则和行为规范，具有社会责任感和社会参与意识。

2.培养爱岗敬业、精益求精的工匠精神，实事求是的工作态度，重视生物安全，具有良好的计量意识和质量意识。

3.培养敬佑生命和关爱患者的良好职业道德，养成良好的沟通能力和团队协作精神。

4.具有一定的自主学习能力和综合分析问题能力，养成记录的习惯。

四、课程内容

按照工作流程将生化项目检验前、检验中、检验后等序化编排实施教学，通过学习提升了岗位胜任力。需要先修无机化学、有机化学、生物化学、正常人体结构与机能等课程。课程增加了ISO15189实验室质量管理体系、异常标本处理案例分析、检验结果审核、临床沟通案例分析、异常结果复检和标本处理。

随着检验技术发展要及时增加教学内容，不同地区应结合当地疾病发病率、诊疗技术不同，适当增减教学内容；要挖掘有关职业素养的素材，结合课程内容开展教学等。本课程在知识、技能和职业素养培养目标的具体内容和要求见附录表1。

附录表 1　生物化学检验课程内容

单元（章）	知识目标	技能目标	职业素养
绪论	1. 说出生化检验岗位主要工作、内容、基本流程。 2. 说出生化检验在医学检验中的地位和作用。 3. 知道生化检验的研究领域和作用。	初步掌握生化检验工作流程、列举开展相关生化检验要求。	具备实验资料调查、文献检索知识及基本科研能力。
第一章 生物化学实验的方法和性能评价	1. 解释实验方法的分级标准、结果；归纳实验方法的选择原则及程序；理解实验性能评价的概念、分类来源、特点；说出检测系统性能评价的内容、应用、评价试验的种类、精密度、准确度、特异度、干扰、线性范围、灵敏度、方法性能判断指标、方法性能标准。 2. 归纳决定性方法、参考方法、常规方法的特点及应用范围、评价试验的原理、应用及注意事项、消除或避免误差的措施、列举消除干扰的方法。 3. 运用数据和结果，书写检测系统性能评价的书面报告；总结实验方法选择方法、评价过程过程中出现的问题、找出解决方法。	1. 在上级技师指导下会选择实验方法、进行评价前准备；制备评价试验方法、完成一个初步评价试验；独立完成确认实验方法的选择、检测系统初步评价试验、数据处理、最后确认线性范围实验的操作、数据处理及结果判断。 2. 熟练选择实验方法，熟练操作初步评价试验、分析检测系统评价试验结果，根据方法性能判断标准和指标，判断该方法是否能够被接受。	认真查阅资料、阅读专业书籍、与同事、医生沟通，选择符合自身实验室条件的实验方法；认真负责，做好实验前准备工作；具备一定的数据运算和处理知识；做好实验过程的记录，便于同题溯源；具有一定的自主学习能力及分析问题能力。
第二章 自动化仪器检验前准备	1. 解释常用检验仪器设备的工作原理及结构；说出检验项目及操作流程、说出常用仪器的安装环境。 2. 懂得常用仪器的使用说明书、试剂盒说明书；说出质控品、校准品的选择原则及应用。 3. 归纳自动化仪器检验前整理对质量控制的影响，找出解决方案；总结自动化仪器检验前的维护内容。	1. 在上级技师指导下会开机，启动操作软件，校准仪器；会添加试剂，清洗液；会清除液。 2. 独立完成常用仪器的开机、启动操作软件，校准等；会设置项目检测参数。 3. 熟练操作常用生化检验仪器，启动操作软件，校准、参数设置等；运用医疗仪器相关技术对自动化仪器进行检验前维护。	爱护仪器，及时维护、重视生物安全，具有良好的质量意识；具备一定的医用电子技术，计算机、医疗仪器维修技术方面的知识；具有一定的自主学习和综合分析问题能力。

续表

单元（章）	知识目标	技能目标	职业素养
第三章 酶学分析技术	1. 解释酶促反应进程曲线的含义；归纳酶活性测定最适条件的选择。 2. 解释酶活性的国际单位、K_m值、同工酶的定义；说出血液中酶的来源、血液中酶浓度的变化机制、临床上常见的血清酶。 3. 归纳酶活性测定连续监测法和定时法的区别和结果的计算方法；总结以工具酶在酶活性测定中的应用；运用K_m的特征选择最适底物，并能够根据K_m进行底物浓度的计算。	1. 在上级技师指导下根据检验项目设定酶活性测定的参数。 2. 独立完成ALT、ALP等各种酶的活性检验，并对结果进行初步判断。 3. 遇到报警情况时会迅速查看酶学检验项目的反应监测曲线，查找原因，并提出处理方案。	通过酶学分析技术的学习，重视酶在生化检验中的广泛应用；培养学生分析问题解决问题的能力，培养实事求是、认真负责的工作态度，重视检验质量和检验质量控制。
第四章 生化检验标本的采集与处理	1. 说出生化检验标本的种类及采集、储存的方法及分类。 2. 复述血液标本采集的部位、器材及过程。 3. 说出常见尿液、脑脊液、浆膜腔积液、羊水等标本的采集方法及用途。 4. 归纳血液、尿液等标本采集及处理的注意事项。 5. 总结标本因素对检验结果的影响。	1. 在上级技师指导下会进行静脉采血、毛细血管采血；辨认真空采血管，指导患者正确收集尿液标本。 2. 独立完成静脉采血；进行真空采血管的选择和使用；分离血清或血浆并选择合适方法对标本的分离；进行尿液、脑脊液、浆膜腔积液等标本采集及处理。 3. 熟练进行质量控制对采血的影响；关注对质量控制的影响，改进现有的新技术，改进血液、尿液、浆膜腔积液等标本采集及处理方法。	严格按照规范操作，保护患者隐私；有创伤性的标本采集前，应与患者沟通，消除恐惧紧张情绪；标本采集、储存、运送时，应严格消毒或无菌操作，具有生物安全意识；具有一定的自主学习能力和分析问题能力。

续表

单元（章）	知识目标	技能目标	职业素养
第五章 标本接收及处理	1. 知道标本接收的基本程序；归纳异常标本的类型及特点。 2. 列举标本拒收的常见原因；说出血清、血浆制备及储存方法；说出尿液、脑脊液、浆膜腔积液等标本的处理及储存方法。 3. 总结标本接收及处理环节对质量控制产生的影响。	1. 在上级技师指导下完成标本的接收；判断不合格标本及异常标本。 2. 独立完成标本的接收；能分离血清或血浆；独立完成尿液、脑脊液、浆膜腔积液等标本的分离处理；正确储存标本。 3. 熟练接收标本并处理标本；分析不合格标本产生的原因，找出解决方案；分析异常标本对生化项目的影响。	认真对待每一个标本，保护患者隐私；遇到异常标本时，与医生、患者、同事进行沟通、细心甄别；关爱患者，以患者的利益为重，标本接收和处理时，应做好生物防护；有一定的自主学习能力和综合分析问题能力。
第六章 葡萄糖及其代谢检验	1. 解释低血糖的概念，知道病因和临床分类，脑脊液葡萄糖、乳酸和丙酮酸测定时标本的采集与处理，血糖的来源、参考区间、去路及调节机制，阐述血糖测定方法、原理，并能根据临床意义对结果进行分析解读；说出尿糖、尿酮和血酮的测定方法、参考区间和临床意义，并能对异常结果进行分析。 2. 知道糖尿病急性代谢合并症的实验室检查、分型和诊断标准，并且能对实验室结果进行诊断、适应证、参考区间；说出OGTT的概念，复述和临床意义，并能对患者的结果的特性和检查作用。 3. 说出胰岛素测定及C-肽测定的临床应用；复述C-肽测定及C-肽释放试验的临床应用。	1. 正确采集和处理血液、尿液及其他体液标本。 2. 用常规方法独立完成血糖、OGTT、糖化血清蛋白的测定，并能根据其测定结果做出初步的判断。 3. 完成血糖、糖化血清蛋白和糖化血红蛋白的检测。	通过具体的案例让学生充分意识到一名优秀的检验医师不仅要保证结果的准确，要能与患者、临床进行沟通，更要具备发现问题和解决问题的能力。

续表

单元（章）	知识目标	技能目标	职业素养
第七章 蛋白质及其代谢检验	1. 列举血浆主要蛋白质的基本特征和功能；复述急性时相反应蛋白的概念、种类及其主要功能和分类；说出血浆蛋白质的功能和分类。 2. 解释疾病时血浆蛋白质的变化；列举血清总蛋白测定的方法、参考区间和临床意义；说出血浆蛋白常规测定方法的原理、方法评价、参考区间和临床意义；说出血清球蛋白测定的方法、参考区间、临床意义，尿液、脑脊液蛋白测定的方法、参考区间和临床意义。 3. 根据血清蛋白质电泳图谱的典型变化特征对相关疾病进行初步的诊断；说明尿液蛋白电泳的参考区间和临床意义。	1. 正确采集和处理血液、尿液及其他体液标本。 2. 用常规方法独立完成血清总蛋白、白蛋白、C反应蛋白的测定；根据其测定结果做出初步的判断。	培养学生良好的职业素质，使学生具备责任心、诚信意识、质量意识、生物安全意识，并且让学生树立为患者服务的意识。
第八章 血脂及其代谢检验	1. 知道脂蛋白、载脂蛋白的种类，并能解释其生理功能；说出脂蛋白紊乱与致动脉粥样硬化的关系。 2. 说出WHO高脂血症的分型及各型高脂血症的特点、说出血脂水平的划分标准。 3. 归纳脂代谢紊乱的测定方法学与评价；总结血脂分析测定的临床意义。	1. 在上级技师指导下完成血脂项目检验（测）；辨认琼脂糖凝胶电泳分析血浆脂蛋白的电泳图谱。 2. 独立完成血浆脂蛋白测定-琼脂糖凝胶电泳，能进行PL、FFA测定。 3. 能根据血脂水平的划分标准对检验数据进行科学分析。	培养尊重生命和关爱患者的良好职业道德，养成关心医生、患者、同事之间进行沟通的习惯，具有良好的沟通能力和团队协作精神。

续表

单元（章）	知识目标	技能目标	职业素养
第九章 肝胆疾病检验	1. 知道肝脏结构；说出肝、胆在物质代谢中的作用。 2. 解释生物转化的概念、意义和影响因素；叙述胆红素的生成、运输、转化和排泄过程。 3. 解释黄疸的概念、分类，并且能根据检查结果对黄疸类型进行初步的鉴别诊断；说出胆汁酸肠肝循环的概念和意义，肝功能试验测定的方法、方法评价、参考区间和临床意义，并分析这些试验结果，说出血清胆汁酸测定的原理、参考区间和临床意义，说出肝昏迷时的生化变化，并说出其临床意义。 4. 说出肝纤维化指标测定的项目，在各种急、慢性肝病时综合考虑应选择的试验，并说出其临床意义。	1. 正确采集和处理肝功能检验标本。 2. 能用常规方法独立完成血清肝胆功能的测定，并能做出初步的判断。 3. 在上级技师指导下能在全自动生化分析上完成肝胆功能项目检测。	1. 通过对传染性标本处理，培养生物安全意识。 2. 通过案例学习，养成密切联系临床、注重质量控制的意识，更要培养锻炼综合分析问题的能力。
第十章 肾功能检验	1. 概括肾脏的基本结构，归纳肾疾病时功能的变化特点，说出尿蛋白的临床意义、内生肌酐清除率的计算方法。 2. 说出肾功能的评价方法；说出反映肾小球滤过功能、肾小管重吸收功能的试验，分清肾功能检验的常用指标、早期指标及特殊功能试验。 3. 归纳肾功能试验的临床意义，能运用所学知识，对检验项目目的测定方法学评价与评价；总结肾功能试验项目目的测定方法学知识，对检验数据进行科学分析。	1. 在上级技师指导下完成肾功能检验（测）；列举出肾功能检验的常用指标、早期指标及特殊功能检验有哪些。 2. 独立完成肾功能检验的试验；能通过学习试剂盒说明书进行肾功能试验测定。 3. 熟练操作常用仪器设备，分析常见肾疾病的检验结果。	培养遵法守纪，崇德向善，诚实守信，热爱劳动的道德素养，履行道德准则和行为规范，具有社会责任感和社会参与意识。

续表

单元（章）	知识目标	技能目标	职业素养
第十一章 心肌损伤标志物检验	1. 复述常见心脏疾病的分类及临床分期；说出心力衰竭标志物的检测方法，解释其临床意义。 2. 解释心肌损伤标志物的概念；说出心肌损伤标志物的选择和应用评价。 3. 归纳心肌损伤标志物测定的临床意义；运用所学知识，根据心肌损伤标志物检验结果做出检验诊断。	1. 在上级技师指导下会心肌损伤标志物检验；能辨认心肌损伤的蛋白标志物、酶类标志物及心力衰竭标志物以及在心肌损伤的检测中的应用。 2. 独立完成危急（cTn）的报告；能通过学习试剂盒说明书进行心肌损伤标志物测定。 3. 熟练操作相关仪器；分析心肌损伤标志物的选择原则及应用评价；能对检验结果进行分析。	培养尊重生命和关爱患者的良好职业道德，养成与医生、患者、同事之间进行沟通的习惯；具有良好的沟通能力和团队协作精神。
第十二章 胰腺疾病检验	1. 概括胰腺的内分泌和外分泌功能的主要特点；说出胰腺疾病检验指标。 2. 复述淀粉酶测定、胰脂肪酶测定的方法学评价；说出胰液中主要电解质和消化酶及其生理功能。 3. 会归纳胰脂肪酶测定的原理和主要临床意义；结合患者临床体征做出初步的检验诊断。	1. 在上级技师指导下会胰腺外分泌功能试验检验；判断外分泌功能在胰腺疾病时的变化。独立完成胰脂肪酶测定；通过学习试剂盒说明书，进行相应项目胰蛋白酶测定。 2. 熟练操作血（尿）淀粉酶（AMY）测定；分析淀粉酶、脂肪酶测定检验结果，根据试验结果，运用到胰腺的疾病诊断中。	通过本章节的学习，认识到根据患者急腹症症状和体征，合理选择试验指标项目，有助于对急性胰腺炎的筛查及诊断；明确正确选择诊断项目，对疾病的类型、诊断和治疗监测具有重要价值；养成理论联系实践，检验联系临床的工作作风。

续表

单元（章）	知识目标	技能目标	职业素养
第十三章 内分泌疾病检验	1. 解释内分泌疾病检查影响因素；说出嗜铬细胞瘤实验室检查影响因素和检测方法。 2. 说出内分泌疾病实验室常用检测指标；说出各种激素相关代谢及其调节机制。 3. 归纳激素概念，作用方式及调节机制；总结甲状腺功能紊乱，肾上腺功能紊乱及性腺功能紊乱的实验室诊断指标及其应用；运用评价常见内分泌疾病常用指标。	1. 在上级技师指导下会性腺激素检测；辨认性腺功能紊乱的实验室诊断室应用。 2. 独立完成肾上腺皮质及髓质激素检测；能通过学习试剂盒说明书进行相应项目其他激素（生长激素、胰岛素、醛固酮类激素等）测定。 3. 熟练操作完成甲状腺疾病相关指标检测；分析甲状腺功能紊乱相关项目并用到内分泌疾病诊断中。	在实验实训过程中鼓励学生勤俭学习，精益求精，培养密切联系临床，精益求精的工作作风，培养锻炼综合分析问题的能力。
第十四章 电解质、微量元素及酸碱平衡指标分析	1. 说明电解质的代谢与调节，水盐代谢平衡与调节的判断方法。 2. 解释酸碱平衡与调节机制以及人体内必需的微量元素；说出有害微量元素对人体的毒性作用。 3. 归纳电解质，微量元素检测功能，常见电解质与微量元素检测的方法，原理及临床意义；总结单纯性酸碱平衡紊乱的分类与判断；标本采集与处理方法等；运用常用的指标进行案例分析。	1. 在上级技师指导下会 ISE 法 Na^+、K^+、Cl^- 检测；辨认人体必需及有害微量元素。 2. 独立完成血清微量元素测定。 3. 熟练操作电解质分析仪；分析血清 Na^+、K^+、Cl^- 及血清钙、镁、磷测定；运用结果进行合理判断。	利用所学知识，开展钠、钾、钙及微量元素等元素健康教育宣传工作。养成理论联系实践、检验联系临床的工作作风。
第十五章 妊娠和新生儿生物化学检验	1. 说出妊娠及新生儿相关疾病的实验室检验意义。 2. 说出妊娠及新生儿相关疾病的实验室检测项目、方法。 3. 解释妊娠期母体和胎儿健康状况的生物化学代谢评估。 归纳能总结妊娠及新生儿的主要生物化学变化；能总结妊娠及新生儿相关疾病的实验室检测结果；运用检测结果进行正确分析。	1. 在上级技师指导下会进行新生儿代谢性疾病筛查检验；能辨认新生儿代谢性疾病筛查检验内容。 2. 独立完成妊娠生化指标测定；能通过学习试剂盒说明书进行相应项目测定。 3. 会分析妊娠及新生儿相关疾病的实验室检测结果和检测具有重要价值监测如何采取预防措施。	合理地选择试验项目、明确正确选择试验项目对妊娠及新生儿的相关疾病的类型、诊断和治疗监测具有重要价值，养成理论联系实践，检验联系临床的工作作风。

续表

单元（章）	知识目标	技能目标	职业素养
第十六章 血药浓度检测	1. 知道药物在体内的基本过程；说出强心苷类、抗心律失常药、三环类抗抑郁药、抗狂躁药、氨基糖苷类抗生素、免疫抑制剂等临床中需要监测治疗浓度的药物。 2. 说出开展血药浓度监测的原因，血药浓度监测的常用参数；能说出药物在体内的基本过程及药物代谢动力学模型。 3. 归纳血药浓度监测的目的和意义；总结常用层析法和免疫化学法等测定方法及评价。	1. 在上级技师指导下学会血液样品的采集和处理；能辨认不同药物的药动学效应、药动学不同。 2. 独立完成标本的采集、预处理；能通过学习试剂盒说明书了解血药浓度的测定的方法及评价。 3. 熟练掌握层析法、免疫化学法、光谱法、毛细管电泳技术等常用血药浓度监测的方法；能分析常用血药浓度监测的方法学评价。	具有一定的自主学习能力和综合分析问题能力。
第十七章 检验结果审核、检验标本、仪器等后处理	1. 解释检验结果审核的原则和要求，知道生化试剂更换的比对实验要求。 2. 解释危急值的概念及常见处理方案；说出自动化仪器日保养、周保养和月保养要求。 3. 归纳常见标本类型和复检标准和程序，检验后标本的保存和处理要求；能运用所学知识解释溶血、脂血、黄疸、隔日血、抗凝血等标本对检验结果的影响。	1. 在上级技师指导下能够根据试剂更换要求完成生化试剂更换的比对试验并记录。 2. 能独立完成危急值的记录和处理，进行仪器的保养并记录。 3. 熟练地对异常检验结果进行复检，对检验后的标本进行后处理；能分析溶血、脂血、黄疸、隔日血、抗凝血等标本对检验结果的影响。	1. 培养尊重生命和关爱患者的良好职业道德，养成与医生、患者、同事之间进行沟通的习惯，具有良好的沟通能力和团队协作精神。 2. 具有一定的自主学习能力和综合分析问题能力，养成记录的习惯。

续表

单元（章）	知识目标	技能目标	职业素养
第十八章 室内质控分析与室间评价	1. 知道室内质控常见的失控原因分析及处理措施；说出实验室内部质控比对及室间质量评价的作用。 2. 复述室内质控品的选择要求和质控过程，Levey - Jennings 质控图和 Z-分数图绘制方法及应用；说出全过程质量控制及室内质量控制的概念。 3. 归纳 Levey - Jennings 质控规则和 Westgard 规则的区别；能总结检验前、检验中和检验后的质量控制要素。	1. 在上级技师指导下能进行室内质量控制的整体评价及原因分析；能对室间质量进行整体质量评估和原因分析。 2. 独立完成室内质控品的测定；在质控品批号更换时能模拟实施室内质量控制的实施方案；会绘制 Levey - Jennings 质控图和 Z-分数图。 3. 熟练配制质控品；能根据 Levey - Jennings 质控规则和 Westgard 规则判断当日质控结果并提出合理建议。	培养爱岗敬业、精益求精的工匠精神，实事求是、认真负责的工作态度；重视生物安全和检验质量控制，具有良好的计量意识和质量意识。

五、课程学业考核和评定

本课程建议采用过程性评价和终结性评价相结合。过程性评价占 40％～50％，包括平时作业、实验报告、课堂提问、期中测验、实验操作技能考核、学习态度等，在职业技能考核时，应注重工作态度、生物安全、质量意识、解决问题的能力等考核。终结性评价占 50％～60％，主要指期末综合理论知识及运用能力考试。本课程学业评定包括对理论知识、职业技能和职业素养的评定，具体见附录表2。

附录表 2　生物化学检验课程评价方法和内容

评价类型	评价方法	评价内容
理论知识 （40％）	过程性评价 （10％～20％）	主要是平时作业、课堂提问、章节测试、期中测验等。
	终结性评价 （20％～30％）	主要是期末考试，评价综合专业理论知识掌握和运用能力，尽量与临床医学检验技术士(师)资格考试接轨。
职业技能 （40％）	过程性评价 （10％～20％）	实验报告、实验实际操作表现、实验操作技能考核。
	终结性评价 （20％～30％）	①考核基础生物化学检验项目的测定。 ②项目考核评价综合分析能力。考核时随机抽取典型案例1份，分析病例资料，完成相应生物化学检验项目的测定，结合测定结果初步做出临床诊断。
职业素养 （20％）	过程性评价 （20％）	考勤，学习及工作态度、生物安全意识、质量观念、解决问题的能力、合作精神、敬业精神等纳入职业技能考核，在具体考核指标中体现。

注：常见生物化学检验项目包括血糖、血脂、肝功能、肾功能等项目。典型案例包括糖尿病、高脂血症、急(慢)性肝病、肾功能损伤、急性胰腺炎等。

六、课程实施建议

（一）教学基本条件

1. 专、兼任教师

专任教师具有高校教师资格；具备医学检验等相关专业本科及以上学历；具有扎实的理论和实践能力；具有较强的信息化教学能力。兼任教师主要从医院和相关企业聘任，具备良好的思想政治素质、职业道德和工匠精神，具有扎实的医学检验专业知识和丰富的实际工作经验，具有中级及以上相关专业职称。

2. 校内实训基地

具有生物化学检验常用仪器设备，主要包括全自动或半自动生化自动分析仪、电解质分析仪、电子天平、分光光度计、精密酸度计、电热恒温水浴箱、冰箱、电泳仪及电泳槽、电泳扫描仪、离心机、电热恒温干燥箱、微量加样器、加液器等，能够完成糖、脂、蛋白质，以及肝功能、肾功能等常规检验项目。可配备虚拟仿真实训平台，完成实训教学。

3. 校外实训基地

要求在二级甲等及以上综合性医院，设有独立的生化室，能够开展较多的生化检验项目。

（二）教材编选

按照国家规定选用与课程标准相配套的高职规划教材。建立由专业教师、行业专家等参与的教材选用机构，完善教材选用制度，经过规范程序择优选用教材。

（三）教学建议

1. 在教学过程中

要注重理论和实践相结合，与行业标准、临床医学检验技术士（师）资格考试大纲相结合等；教学方法可根据教学内容采用项目教学法、案例教学、工学结合法等不同教学方法；采用讲授、实验实训、示教、现场仪器操作、学生自学、讨论等多种形式，因材施教；充分利用医学检验技术专业教学资源库等各种网络资源，开展工学结合，学做一体化教学，提高教学效果。开展课程思政，提高学生职业素养，树立正确职业价值观。

2. 在实验实训中

充分利用校内、外实训基地教学资源开展实训，实验实训项目完成后，要对实验中出现的各种问题进行小结分析，启发学生思考，提高分析问题和解决问题的能力。

3. 在职业素养培养过程中

以培养职业素养的重要抓手，培养学生严谨认真的工作作风，精益求精和爱岗敬业精神，增强工作责任性，使学生的知识、技能和职业态度得到全面提升。

4. 开展教学诊改，持续提高教学质量

采取不同方式和途径，了解教学环节中存在的不足，提出改进措施和方法，持续提高教学质量。

（四）课程资源开发与应用

建设、配备与本课程有关的数字化教学案例库、数字教材等数字教学资源，能利用教学资源开展教学活动，种类丰富、形式多样、使用便捷、动态更新、满足教学要求。常用参考用书及学习网址如下。

1.《全国卫生专业技术资格考试指导临床医学检验技术（士）》，全国卫生专业技术资格考试用书编写专家委员会，编写，人民卫生出版社，最新版。

2.《临床医学检验技术（士）应试指导及历年考点串讲》，丁震，主编，北京航空航天大学出版社，最新版。

3.《生化检验》，徐克前，主编，人民卫生出版社，2014年。

4.《临床检验医学案例分析》，郑铁生，李艳，主编，人民卫生出版社，2020年。

5.《全国临床检验操作规程》(第四版)，尚红，王毓三，申子瑜，主编，人民卫生出版社，2015年。

6. 医学检验技术专业资源库智慧职教（职教云）网址：https：//zjy2. icve. com. cn/portal/login. html。

7. 国家卫生健康委临床检验中心网址：https：//www. nccl. org. cn/mainCn。

8. 检验医学网：http：//www. labmed. cn。

七、说明

本课程标准在全国高等职业教育医学检验技术课程标准研制专家组领导下，在研制工作组具体指导和编审推广组审核下完成。